全国中医药行业高等职业教育"十二五"规划教材

生 物 化 学

（供中医学、临床医学、针灸推拿、中医骨伤、护理、助产、中药学、药学专业用）

主　编　罗永富（湖南中医药高等专科学校）
副主编　左爱仁（江西中医药大学）
　　　　赵京山（河北中医学院）
　　　　张春蕾（黑龙江中医药大学佳木斯学院）
　　　　孙厚良（重庆三峡医药高等专科学校）
　　　　何　丹（四川中医药高等专科学校）
　　　　孙　聪（长春中医药大学）

U0273625

中国中医药出版社
·北 京·

图书在版编目（CIP）数据

生物化学/罗永富主编. —北京：中国中医药出版社，2015.8（2016.6重印）

全国中医药行业高等职业教育"十二五"规划教材

ISBN 978 - 7 - 5132 - 2495 - 6

Ⅰ.①生…　Ⅱ.①罗…　Ⅲ.①生物化学 - 高等职业教育 - 教材　Ⅳ.①Q5

中国版本图书馆 CIP 数据核字（2015）第 102647 号

中国中医药出版社出版

北京市朝阳区北三环东路 28 号易亨大厦 16 层

邮政编码　100013

传真　010 64405750

北京中艺彩印包装有限公司印刷

各地新华书店经销

*

开本 787×1092　1/16　印张 19.75　字数 441 千字

2015 年 8 月第 1 版　2016 年 6 月第 2 次印刷

书　号　ISBN 978 - 7 - 5132 - 2495 - 6

*

定价　45.00 元

网址　www. cptcm. com

全国中医药职业教育教学指导委员会

张美林（成都中医药大学附属医院针灸学校党委书记、副校长）

张登山（邢台医学高等专科学校教授）

张震云（山西药科职业学院副院长）

陈　燕（湖南中医药大学护理学院院长）

陈玉奇（沈阳市中医药学校校长）

陈令轩（国家中医药管理局人事教育司综合协调处副主任科员）

周忠民（渭南职业技术学院党委副书记）

胡志方（江西中医药高等专科学校校长）

徐家正（海口市中医药学校校长）

凌　娅（江苏康缘药业股份有限公司副董事长）

郭争鸣（湖南中医药高等专科学校校长）

郭桂明（北京中医医院药学部主任）

唐家奇（湛江中医学校校长、党委书记）

曹世奎（长春中医药大学职业技术学院院长）

龚晋文（山西职工医学院/山西省中医学校党委副书记）

董维春（北京卫生职业学院党委书记、副院长）

谭　工（重庆三峡医药高等专科学校副校长）

潘年松（遵义医药高等专科学校副校长）

秘书长　周景玉（国家中医药管理局人事教育司综合协调处副处长）

全国中医药行业高等职业教育"十二五"规划教材

《生物化学》编委会

前　言

中医药职业教育是我国现代职业教育体系的重要组成部分，肩负着培养中医药多样化人才、传承中医药技术技能、促进中医药就业创业的重要职责。教育要发展，教材是根本，在人才培养上具有举足轻重的作用。为贯彻落实习近平总书记关于加快发展现代职业教育的重要指示精神和《国家中长期教育改革和发展规划纲要（2010—2020 年）》，国家中医药管理局教材办公室、全国中医药职业教育教学指导委员会紧密结合中医药职业教育特点，充分发挥中医药高等职业教育的引领作用，满足中医药事业发展对于高素质技术技能中医药人才的需求，突出中医药高等职业教育的特色，组织完成了"全国中医药行业高等职业教育'十二五'规划教材"建设工作。

作为全国唯一的中医药行业高等职业教育规划教材，本版教材按照"政府指导、学会主办、院校联办、出版社协办"的运作机制，于 2013 年启动了教材建设工作。通过广泛调研、全国范围遴选主编，又先后经过主编会议、编委会议、定稿会议等研究论证，在千余位编者的共同努力下，历时一年半时间，完成了 84 种规划教材的编写工作。

"全国中医药行业高等职业教育'十二五'规划教材"，由 70 余所开展中医药高等职业教育的院校及相关医院、医药企业等单位联合编写，中国中医药出版社出版，供高等职业教育院校中医学、针灸推拿、中医骨伤、临床医学、护理、药学、中药学、药品质量与安全、药品生产技术、中草药栽培与加工、中药生产与加工、药品经营与管理、药品服务与管理、中医康复技术、中医养生保健、康复治疗技术、医学美容技术等 17 个专业使用。

本套教材具有以下特点：

1. 坚持以学生为中心，强调以就业为导向、以能力为本位、以岗位需求为标准的原则，按照高素质技术技能人才的培养目标进行编写，体现"工学结合""知行合一"的人才培养模式。

2. 注重体现中医药高等职业教育的特点，以教育部新的教学指导意见为纲领，注重针对性、适用性及实用性，贴近学生、贴近岗位、贴近社会，符合中医药高等职业教育教学实际。

3. 注重强化质量意识、精品意识，从教材内容结构、知识点、规范化、标准化、编写技巧、语言文字等方面加以改革，具备"精品教材"特质。

4. 注重教材内容与教学大纲的统一，教材内容涵盖资格考试全部内容及所有考试要求的知识点，满足学生获得"双证书"及相关工作岗位需求，有利于促进学生就业。

5. 注重创新教材呈现形式，版式设计新颖、活泼，图文并茂，配有网络教学大纲指导教与学（相关内容可在中国中医药出版社网站 www.cptcm.com 下载），符合职业院校学生认知规律及特点，以利于增强学生的学习兴趣。

在"全国中医药行业高等职业教育'十二五'规划教材"的组织编写过程中，得到了国家中医药管理局的精心指导，全国高等中医药职业教育院校的大力支持，相关专家和各门教材主编、副主编及参编人员的辛勤努力，保证了教材质量，在此表示诚挚的谢意！

我们衷心希望本套规划教材能在相关课程的教学中发挥积极的作用，通过教学实践的检验不断改进和完善。敬请各教学单位、教学人员及广大学生多提宝贵意见，以便再版时予以修正，提升教材质量。

国家中医药管理局教材办公室
全国中医药职业教育教学指导委员会
中国中医药出版社
2015 年 5 月

编写说明

　　《生物化学》是"全国中医药行业高等职业教育'十二五'规划教材"之一。本教材是依据习近平总书记关于加快发展现代职业教育的重要指示和《国家中长期教育改革和发展规划纲要（2010—2020年)》精神，为充分发挥中医药高等职业教育的引领作用，满足中医药事业发展对于高素质技术技能人才需求，由全国中医药职业教育教学指导委员会、国家中医药管理局教材办公室统一规划、宏观指导，中国中医药出版社具体组织，全国中医药高等职业教育院校联合编写，供中医药高等职业教育教学使用的教材。

　　本教材力求职业教育专业设置与产业需求、课程内容与职业标准、教学过程与生产过程"三对接"，"崇尚一技之长"，提升人才培养质量，做到学以致用。教材编写强化质量意识、精品意识，以学生为中心，以"三对接"为宗旨，突出思想性、科学性、实用性、启发性、教学适用性，在教材内容结构、知识点、规范化、标准化、编写技巧、语言文字等方面加以改革，从整体上提高教材质量，力求编写出"精品教材"。

　　全书分为上下两篇，上篇为生物化学基础理论，下篇为生物化学基本技能。上篇分为三大模块共十五章，第一模块（第一章至第五章）主要讨论生物分子的结构和功能；第二模块（第六章至第十二章）主要讨论物质代谢（合成与分解）；第三模块（第十三章至第十五章）主要讨论机能生化及与医学密切相关的内容。下篇共四章，包括生化实验基本知识与操作、常用生物化学实验技术原理及应用、基础生物化学实验项目、临床常用生物化学实验项目。本书综合兄弟院校的教学情况，对生物化学学科内容进行了整合。例如，将其他教材中的核苷酸代谢与核酸的生物合成整合为核酸代谢，并增加了核酸分解代谢等现代理论；将细胞间信号转导整合到物质代谢总论之中。将生物化学实验指导整合为下篇生物化学基本技能，使得教材更为适合职业教育特点。教材内容精炼，且融入了生物化学研究的新进展和新理论。本教材适用于高等职业教育院校中医学、临床医学、针灸推拿、中医骨伤、护理、助产、中药学、药学等专业的生物化学教学，也适用于成人高等教育专科层次医学类学员自学、复习之用。

　　全书采取分章编写，交叉审阅修改，集中讨论定稿，最后由主编统稿的机制。教材编写过程中，得到参编老师及参编单位领导、专家、教授的大力支持，得到了中国中医药出版社领导的关心与指导，在此一并表示衷心感谢。

　　由于水平有限，编写过程中虽然经过数次修改，仍难免存在不妥之处，敬请同行专家、广大教师和学生多提宝贵意见，以便再版时修订提高。

《生物化学》编委会

2015年6月

目 录

上篇 生物化学基础理论

下篇　生物化学基本技能

上篇 生物化学基础理论

第一章 绪 论

学习目标

掌握生物化学的概念；生物体的主要物质构成。

熟悉生物化学发展的三个阶段。

了解生物化学与其他生命科学的关系。

生物化学是研究生物体的化学本质及物质代谢规律的科学，即生命的化学。生物化学的研究对象为生物体，包括人体、动物、植物和微生物。医学生物化学的主要研究对象是人体，也涉及少量微生物。在过去的几十年中，生物化学在解释生命活动方面获得了重大成就。当今，几乎所有的生命科学领域（植物学、动物学、医学等）都在从事生物化学的研究。生物化学研究的目的在于从分子层面描述和解释所有出现在活细胞内部的化学过程，这对研究和理解整个有机体的变化过程具有极其重要的意义。生物化学是生物学的分支学科，是研究生命物质的化学组成、结构及生命活动过程中各种化学变化的基础生命科学。早期生物化学主要采用化学、物理和数学的理论和方法研究生物体的物质组成、分子性质、结构与功能、物质代谢变化规律等。随着研究的需要，生理学、遗传学、免疫学、细胞生物学和生物信息学等更多的理论和技术应用到生物化学的研究中，使生物化学研究不断深入、内容不断充实、应用愈发广泛、涉及领域不断扩大，成为生命科学中最重要的学科。

一、生物化学发展概述

在尿素被人工合成之前，人们普遍认为非生命物质的科学法则不适用于生命体，并认为只有生命体才能够产生构成生命体的分子。直到 1828 年，化学家弗里德里希·维勒（Friedrich Wöhler）成功合成了尿素，证明了有机分子可以被人工合成。

生物化学研究起始于 1833 年，安塞姆·佩恩（Anselme Payen）发现了淀粉酶。1897年，爱德华·毕希纳（Eduard Buchner）阐述了酵母细胞提取液的乙醇发酵过程。生物化学（biochemistry）这一名词在 1882 年就已经有人使用，但直到 1903 年，当德国化学家卡尔·纽伯格（Carl Neuberg）使用后，生物化学这一词汇才被广泛接受。随后生物化学不断发展，特别是从 20 世纪中期以来，随着各种新技术的出现，例如，色谱、X 射线晶体学、核磁共振、放射性同位素标记、电子显微学以及分子动力学模拟，生物化学有了很大的发展。这些技术使得研究多种生物分子结构和细胞内物质代谢途径成为可能。

生物化学从诞生发展到今天经历了非同寻常的过程，其发展史可分为三个阶段。

第一阶段：叙述生物化学阶段。18 世纪中期至 19 世纪末期为生物化学的初期阶段，即叙述生物化学阶段。此阶段主要研究生物体，尤其是人体的化学物质的组成、性质、结构等。此阶段的重要贡献有以下几个方面：①对糖类、脂质及氨基酸的性质进行了较为系统的研究；②发现了核酸；③从血液中分离出了血红蛋白；④证实了相邻氨基酸之间肽键的形成；⑤化学合成了简单的多肽；⑥发现酵母发酵产生醇和二氧化碳，为酶学的研究奠定了基础。

在此阶段值得人们永远记忆的科学家有德国药师舍勒（K. Scheele）、法国化学家拉瓦锡（A. L. Lavoisier）和法国微生物学家、化学家巴斯德（Louis Pasteur）。舍勒于 18世纪下半叶首次从动植物材料中分离出乳酸、柠檬酸、酒石酸、苹果酸、尿酸和甘油等物质。拉瓦锡通过实验证明有机体的呼吸与蜡烛的燃烧同样是碳氢化合物的氧化。在氧化过程中，消耗氧气生成了水和二氧化碳，同时放出热量。巴斯德在研究发酵现象时，证明了是酵母细胞导致了酒精发酵，即蔗糖在厌氧条件下转变为乙醇和二氧化碳。但巴斯德用细胞提取液进行发酵未取得成功，故误认为发酵离不开活的酵母细胞。1897 年，爱德华·毕希纳证明无细胞酵母提取液也能引起发酵，使人们对发酵现象的认识又前进了一步。

第二阶段：动态生物化学阶段。20 世纪初期，生物化学得到了蓬勃发展，进入了动态生物化学阶段，主要研究生物体内物质代谢与调节。此阶段的重要贡献有：①发现了人类必需氨基酸、必需脂肪酸及多种维生素；②发现并分离出了多种激素，有的激素获得了人工合成；③认识了酶的化学本质是蛋白质，结晶体制备获得成功；④用分析化学和同位素示踪技术基本确定了体内主要物质的代谢途径，例如，糖代谢途径的酶促反应过程、尿素的合成途径、三羧酸循环和脂肪酸 β 氧化过程等；⑤提出了生物能量代谢过程中的 ATP 循环学说。经过此阶段的研究，使人们对人体内物质代谢的概念和代谢状况有了更清楚的认识，并确立了"中间代谢"概念。

在此阶段作出了突出贡献的科学家有德国化学家费歇（E. Fischer）、克雷布斯（H. A. Krebs）和我国生物化学家吴宪等。吴宪教授在临床生物化学，尤其是血液分析、气体与电解质平衡、蛋白质化学，特别是蛋白质变性理论、氨基酸代谢和营养学等领域作出了杰出贡献，其研究成果在当时处于先导地位。

　　第三阶段：分子生物学时期。20 世纪中期，生物化学持续发展，这一阶段的主要研究工作是探讨各种生物大分子的结构与其功能之间的关系。20 世纪 50 年代，詹姆斯·沃森（James Watson）、弗朗西斯·克里克（Francis Crick）、罗莎琳·富兰克林（Rosalind Franklin）和莫里斯·威尔金斯（Maurice Wilkins）共同参与解析了 DNA 双螺旋结构，并提出 DNA 与遗传信息传递之间的关系。到了 1958 年，乔治·韦尔斯·比德尔（George Wells Beadle）和爱德华·劳里·塔特姆（Edward Lawrie Tatum）因为发现基因受到特定化学过程的调控而获得该年度诺贝尔生理学和医学奖。1988 年，科林·皮奇福克（Colin Pitchfork）成为第一个因 DNA 指纹分析证据而被判刑的谋杀犯，DNA 技术使得法医学得到了进一步发展。2006 年，安德鲁·法厄（Andrew Fire）和克雷格·梅洛（Craig Mello）因为发现 RNA 干扰现象对基因表达的沉默作用而获得诺贝尔奖。

　　在此阶段最具影响力的科学家是詹姆斯·沃森（James Watson）、弗朗西斯·克里克（Francis Crick）。

二、生物化学的主要研究内容及与其他生命科学的关系

（一）生物化学的主要研究内容

1. 生物体的物质组成　高等生物体主要由蛋白质、核酸、糖类、脂质以及水、无机盐等组成，此外还含有一些小分子有机化合物。正常成人体内含量最多的是水，占体重的 55%～67%，其次是蛋白质，占体重的 15%～18%。脂质占体重的 10%～15%，无机盐占体重的 3%～4%，核酸约占体重的 2%，糖类占体重的 1%～2%。除水和无机盐外，其他物质为生物体内所特有，故称为生物分子。其中小分子有机化合物如维生素、核苷酸等为生物小分子，核酸、蛋白质、脂质和糖类等为生物大分子。生物大分子是生物进化过程中形成的生物所特有的大而复杂的有机分子。生物大分子结构复杂、种类繁多，是体现各种生命现象最基本的物质基础，如繁殖、物质代谢、遗传、兴奋、肌肉收缩、生物信息转导、记忆等，无不与生物大分子特有的结构和功能有关。

2. 生物体的物质代谢　物质代谢的基本过程主要包括三大步骤：消化、吸收→中间代谢→排泄。其中，中间代谢过程是在细胞内进行的最为复杂的化学变化过程，包括合成代谢、分解代谢、物质互变、代谢调控、能量代谢几个方面的内容。据推测人活到 60 岁时就已经与外界环境交换了约 60000kg 的水，消耗了 10000kg 的糖类，1600kg 的蛋白质，1000kg 的脂质。这些物质的代谢一方面保证了生物体的繁殖、生长、发育、修复等一系列生物合成所需要的原材料；另一方面也为生物体的各种生命活动提供了巨大的能源。正是巨大的营养物质的供给，才维持了人的几十年甚至上百年的生命。由此可见，研究和学习人体的物质代谢，对于提高人类的生活质量、健康水平和延年益寿具有十分重要的理论意义和现实意义。因此，物质代谢是生物化学学习的重要内容之一。

3. 细胞信号转导　细胞内存在多条信号转导途径，而这些途径之间通过一定的方

式相互交织在一起，从而构成了非常复杂的信号转导网络，调控细胞的代谢、生理活动及生长分化。

4. 生物分子的结构与功能　通过对生物大分子结构的理解，揭示结构与功能之间的关系。

5. 遗传与繁殖　对生物体遗传与繁殖的分子机制的研究，也是现代生物化学与分子生物学研究的一个重要内容。

（二）生物化学与其他生命科学的关系

生物化学的研究成果主要应用于医学、营养学和农业领域。在医学方面，生物化学家致力于研究疾病的成因及治疗方法；在营养学方面，生物化学家研究如何维持健康以及营养不足的影响因素；在农业领域，生物化学家研究土壤和肥料，并试图找到改进农作物耕种和储存的方法，以及有效控制虫害；在工业方面，生物化学理论和技术的应用，促进了发酵、食品、制药等行业的长足发展。

分子生物学是与生物化学息息相关的学科，分子生物学是在分子水平上研究生命现象的科学，通过研究生物分子的结构、功能和生物合成等来阐明生命现象的本质，通常将研究核酸、蛋白质等生物大分子的结构、功能及基因结构、表达与调控的内容称为分子生物学。

遗传学主要研究生物体间遗传差异的影响。这些影响常常可以通过研究正常遗传组分（如基因）的缺失来推断，例如，研究缺少了一个或多个正常功能性遗传组分的突变型与正常表现型之间的关系。

三、近年来生物化学领域的新进展

（一）基因测序

基因测序是一种新型基因检测技术，能够从血液或唾液中分析测定基因全序列，预测罹患多种疾病的可能性，如癌症或白血病。

从 1977 年 Sanger 等人建立双脱氧链终止法以来，经过近三十年的发展，基因测序技术取得了长足的进步。传统的测序方法有 Sanger 双脱氧链终止法和化学降解法；第二代测序方法主要是循环芯片测序，目前常用的第二代测序技术平台包括 Solexa 测序技术、454 测序技术和 SOLID 测序技术；第三代测序技术则以单分子测序和直接测序为典型代表。此外，还有一些新发明的测序技术仍处于理论研究阶段。

（二）基因治疗

基因治疗是以改变人的遗传物质为基础的生物医学治疗方法，即将人体正常基因或有治疗作用的 DNA 片段导入人体靶细胞的治疗方法。它针对的是异常基因本身，可以进行基因矫正、基因置换、基因增补、基因沉默等。

将治疗基因导入人体的主要方式有 DNA 质粒直接注射、病毒载体感染等。目前基因治疗已应用于遗传病，如血友病等的治疗，在恶性肿瘤治疗方面的应用也已经开始尝试。

（三）生物芯片技术

生物芯片技术是在 20 世纪末发展起来的一种新的规模化生物分子分析技术，目前已经应用于生命科学的众多领域。生物芯片技术包括基因芯片技术和蛋白质芯片技术。

基因芯片技术可以在同一时间内分析大量的基因，实现了基因信息的大规模检测。主要用于基因表达检测、基因突变检测、功能基因组学研究、基因组作图和新基因的发现等多个方面。

蛋白质芯片技术具有快速和高通量等特点，可以对整个基因组水平的上千种蛋白质同时进行分析，是蛋白质组学研究的重要手段之一，已广泛应用于蛋白质表达谱、蛋白质功能、蛋白质间的相互作用的研究。在临床疾病的诊断和新药开发的筛选上也有很大的应用潜力。

近代生物化学发展史上我国科学家的贡献也是巨大的，除早期我国生物化学家吴宪外，新中国成立后我国生物化学也得到迅速发展，1965 年我国科学家首先采用人工方法合成了具有生物活性的结晶牛胰岛素，1981 年又成功地合成了酵母丙氨酰-tRNA，人类基因组计划中也有我国科学家的贡献。

知识链接

生物化学史上的里程碑

1828 年，弗里德里希·维勒用无机化合物氰化铵合成有机化合物尿素。

1833 年，安塞姆·佩恩发现第一个酶——淀粉酶。

1865 年，孟德尔的豌豆杂交实验和遗传定律，即现在的分离定律和自由组合定律。

1869 年，弗雷德里希·米歇尔发现遗传物质核素。

1877 年，霍佩·赛勒首次提出名词 Biochemie，即英语中的 Biochemistry。

1896 年，爱德华·毕希纳发现无细胞发酵。

1912 年，弗雷德里克·哥兰·霍普金斯发现食物辅助因子——维生素。

1926 年，奥图·瓦伯格发现呼吸作用关键酶——细胞色素氧化酶。

1929 年，古斯塔夫·恩伯登、奥托·迈尔霍夫和雅各布·帕尔纳斯阐明糖酵解作用机理。

1937 年，汉斯·阿道夫·克雷布斯阐明柠檬酸循环。

1944 年，艾弗里、麦克劳德、麦卡蒂三人著名的肺炎球菌实验证明 DNA 是细胞遗传信息的基本物质。

1953 年，詹姆斯·沃森和弗朗西斯·克里克等人阐明 DNA 三维结构。

1990 年，成立人类基因组计划（human genome project，HGP）协作组织，HGP 正式启动。

2000 年，HGP 协作组织提前绘制出了人类基因组框架图。

2001 年，HGP 协作组织公布人类基因组图谱及初步分析结果。

本 章 小 结

　　生物化学是研究生物体的化学本质及物质代谢规律的科学。生物化学从诞生到发展至今经历了三个阶段：叙述生物化学阶段、动态生物化学阶段、分子生物学时期。生物体主要由蛋白质、核酸、糖类、脂质以及水、无机盐等组成，此外还含有一些小分子物质。基因测序是一种新型基因检测技术，能够从血液或唾液中分析测定基因全序列，预测罹患多种疾病的可能性。基因治疗是以改变人的遗传物质为基础的生物医学治疗方法，即将人体正常基因或有治疗作用的 DNA 片段导入人体靶细胞的治疗方法。生物芯片技术是 20 世纪末发展起来的一种新的规模化生物分子分析技术，包括基因芯片技术和蛋白质芯片技术。

第二章　核 酸 化 学

学习目标

掌握核酸的分类和生物学功能；两种核酸（DNA 和 RNA）分子组成；核酸的基本化学键；DNA 二级结构（双螺旋结构）要点、碱基配对规律。

熟悉常见核苷酸的缩写符号；体内重要的环化核苷酸（cAMP 和 cGMP）；DNA 的变性、复性及应用；tRNA 和 mRNA 的结构特点及功能。

了解核酸的紫外吸收性质；DNA 的三级结构；基因与医学的关系等。

1869 年 F. Miescher 从脓细胞中提取到一种富含氮和磷元素的酸性化合物，因存在于细胞核中而命名为“核素”，20 年后才正式启用“核酸”这一名称。早期的研究仅将核酸看成是细胞中的一般化学成分，没有人注意到它在生物体内有什么功能。后续的研究才发现核酸是生命的基本物质之一，是遗传的物质基础，具有十分重要的功能，并广泛存在于所有动物、植物细胞和微生物体内。

第一节　核酸分子的化学组成

一、核酸的基本元素组成

核酸含有五种元素：C、H、O、N 和 P。其中 P 的含量比较稳定，通过测定 P 的含量来推算核酸的含量。RNA 的平均含磷量为 9.4%，DNA 的平均含磷量为 9.9%。

二、核苷酸

核苷酸是核酸的基本组成单位或构件分子。DNA 和 RNA 都是由一个个核苷酸头尾相连而形成。RNA 平均长度约为 2000 个核苷酸，而人类单倍基因组序列含有3.2×10^{9}个碱基对（base pairs，bp），即同等数量的核苷酸对。核酸彻底水解后产物为戊糖、碱基和磷酸（图 2-1）。

核酸 —水解→ 核苷酸 —水解→ { 核苷 —水解→ { 戊糖（核糖、脱氧核糖）；碱基（嘌呤碱、嘧啶碱） }；磷酸 }

图 2-1　核酸水解及水解产物示意图

（一）戊糖

组成核酸的戊糖有两种。DNA 所含的糖为 β-D-2-脱氧核糖；RNA 所含的糖则为
β-D-核糖。

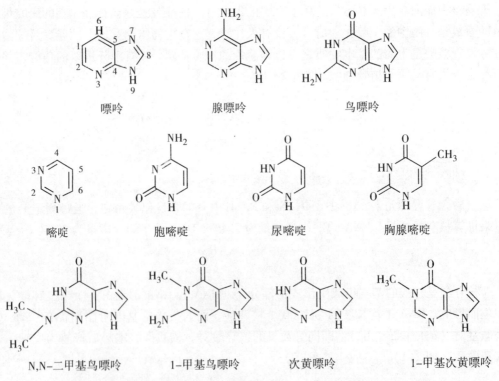

（二）碱基

核酸中的碱基分为两类：嘌呤碱和嘧啶碱。核酸中常见的嘌呤碱有两种：腺嘌
呤及鸟嘌呤。嘌呤是由嘧啶环和咪唑环并合而成的。常见的嘧啶碱有三种：胞嘧
啶、尿嘧啶和胸腺嘧啶。除上述五类基本碱基外，核酸中还有一些含量甚少的碱
基，称为稀有碱基，稀有碱基种类极多，大多数都是甲基化碱基。tRNA 中含有较
多的稀有碱基。

（三）核苷

核苷是戊糖与碱基的缩合物。戊糖或脱氧戊糖的 C-1′原子和嘌呤的 N-9 原子或嘧

啶的 N-1 原子缩合而成 N-糖苷键。核苷分为核糖核苷和脱氧核苷两大类。RNA 中含有腺苷（A），鸟苷（G），胞苷（C），尿苷（U）。DNA 中含有脱氧腺苷（dA），脱氧鸟苷（dG），脱氧胞苷（dC），脱氧胸苷（dT）。

| 腺嘌呤核苷 | 鸟嘌呤核苷 | 胞嘧啶核苷 | 尿嘧啶核苷 |

（四）核苷酸

核苷中的戊糖羟基被磷酸酯化形成核苷酸。核糖上有 3 个自由羟基，可以酯化分别生成 2′-核苷酸，3′-核苷酸和 5′-核苷酸。脱氧核糖上只有 2 个自由羟基，可以酯化分别生成 3′-核苷酸和 5′-核苷酸。生物体中游离的核苷酸大多数都是 5′-核苷酸。RNA 中含有腺苷酸（AMP）、鸟苷酸（GMP）、胞苷酸（CMP）和尿苷酸（UMP）；DNA 中含有脱氧腺苷酸（dAMP）、脱氧鸟苷酸（dGMP）、脱氧胞苷酸（dCMP）和脱氧胸苷酸（dTMP）。

三、核苷酸的其他形式与功能

（一）多磷酸核苷

含有两个或两个以上磷酸基团的核苷称为多磷酸核苷。5′-核苷酸的磷酸基还可进一步磷酸化生成二磷酸核苷（NDP）及三磷酸核苷（NTP），其中磷酸之间是以高能键相连。其中 ATP 是人体中最常见的可以直接利用的能源物质。

（二）环化核苷酸

体内重要的环化核苷酸有 3′,5′-环化腺苷酸（cAMP）和 3′,5′-环化鸟苷酸（cGMP）（图 2-2），它们不是核酸的组成成分，而是重要的调节物质。cAMP 和 cGMP 分别具有放大或缩小某些信号分子（如激素）的作用，因此，被称为激素的第二信使。

（三）辅酶类核苷酸

含有核苷酸的辅酶主要有辅酶 I（尼克酰胺腺嘌呤二核苷酸，NAD⁺）、辅酶 II

3',5'-环化磷酸鸟苷（cGMP）　　　　　3',5'-环化磷酸腺苷（cAMP）

图 2-2　cGMP 和 cAMP 结构示意图

（尼克酰胺腺嘌呤二核苷酸磷酸，$NADP^+$）、黄素腺嘌呤二核苷酸（FAD）及辅酶 A（CoA）。NAD^+ 及 FAD 是生物氧化体系的重要组成成分，在传递氢原子或电子中有重要作用。CoA 作为有些酶的辅酶成分，参与糖有氧氧化及脂肪酸氧化作用。

第二节　核酸的一级结构

一、核酸的种类

核酸主要分为脱氧核糖核酸（DNA）和核糖核酸（RNA）。原核生物和真核生物共有的 3 种主要 RNA 是 mRNA（messenger，RNA）、tRNA（transfer，RNA）和 rRNA（ribosomal，RNA）。其中 tRNA 分子量最小，占总 RNA 10%～15%，在蛋白质生物合成过程中携带活化的氨基酸。mRNA 半寿期最短，占总 RNA 5%～10%，是蛋白质合成的模板。rRNA 含量最多，占总 RNA 75%～80%，与蛋白质结合构成核糖体，是蛋白质合成的场所。

二、核酸中核苷酸的连接方式

核苷酸间的连接键是由一个核苷酸 3′-OH 与另一个核苷酸 5′-磷酸脱水形成 3′,5′-磷酸二酯键。

三、DNA 的一级结构

DNA 一级结构是指 DNA 分子的脱氧多核苷酸链中核苷酸的排列顺序或分子中碱基的顺序。DNA 的碱基顺序本身就是遗传信息存储的分子形式。生物界物种的多样性即寓于 DNA 分子中四种脱氧核苷酸千变万化的不同排列组合之中。多核苷酸链具有方向性，从 5′-末端到 3′-末端。

DNA 分子一级结构的表示方法有三种（图 2-3）：①结构式表示法：即写出所有元件。②线条式表示法：GCTA 表示不同的碱基。③文字式表示法：5′ pGpCpTpA3′ 或 5′pGCTA3′。

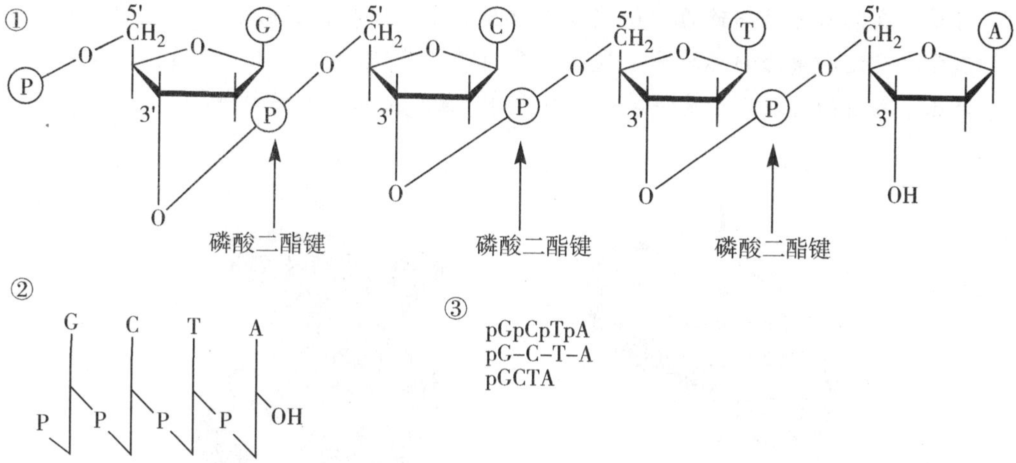

图 2-3 DNA 多核苷酸链的一个片段与缩写示意图
①多核苷酸链的一个小片段；②线条式缩写；③字母式缩写

第三节 DNA 的空间结构

一、DNA 的二级结构

在前人工作的基础上，Watson 和 Crick 于 1953 年提出 DNA 的双螺旋结构模型（图 2-4）。①DNA 分子由两条反向平行的多核苷酸链围绕同一中心轴构成右手双螺旋结构。螺旋表面有深沟和浅沟。②磷酸与脱氧核糖在外侧，形成 DNA 的骨架。嘌呤碱和嘧啶碱层叠于螺旋内侧，碱基平面与螺旋纵轴垂直，上下碱基平面之间的距离为 0.34nm。糖环平面与中心轴平行。③两条链间借嘌呤与嘧啶之间的氢键相连，匹配成对。碱基配对遵守 A 与 T、G 与 C 配对原则。A 与 T 之间形成 2 个氢键；G 与 C 之间形成 3 个氢键。④双螺旋的直径为 2nm，沿中心轴每旋转一圈有 10 个核苷酸，螺距为 3.4nm。⑤稳定双螺旋结构的主要作用力是氢键和碱基堆积力。横向作用力主要是碱基对之间的氢键；纵向作用力主要是碱基堆积力。

知识链接

DNA 双螺旋结构的发现是学科交叉产生的重大科研成果

对 DNA 双螺旋结构的发现做出重大贡献的科学家有克里克（F. Crick）、沃森（J. Watson）、威尔金斯（M. Wilkins）和弗兰克林（R. Franklin）四位，此外鲍林（L. Pauling）参与了竞争，多诺霍（J. Donohue）也提供了重要的参考意见。由于弗兰克林过早去世，1962 年诺贝尔生理和医学奖只授给了克里克、沃森和威尔金斯。这四位科学家中，沃森毕业于生物专业，克里克和威尔金斯毕业于物理专业，弗兰克林则毕业于化学专业。他们具有不同的知识背景，在同一时间都致力于研究遗传物质的分子结构，在既合作又竞争，充满学术交流和争论的环境中，发挥了各自的专业特长，为双螺旋结构的发现做出了各自的贡献，这是科学史上由学科交叉产生的重大科研成果。

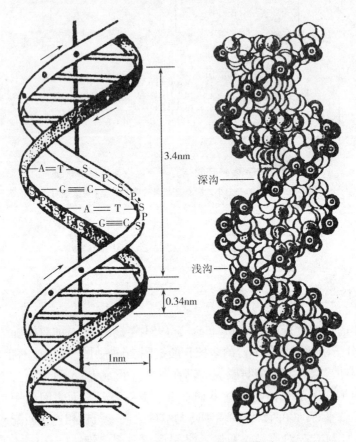

图 2-4　DNA 分子双螺旋结构模型

二、DNA 的三级结构

DNA 的三级结构指 DNA 在双螺旋结构基础上进一步扭曲盘旋形成的空间构象。超螺旋是 DNA 三级结构的主要形式（图 2-5）。有些 DNA 是以双链环状 DNA 形式存在，例如，细菌染色体 DNA、某些病毒 DNA、线粒体 DNA 和叶绿体 DNA 等，但多数 DNA 是以双链线状 DNA 形式存在，不论是哪种形式都可形成超螺旋。根据螺旋的方向不同可分为正超螺旋和负超螺旋，天然 DNA 一般都是负超螺旋，是由右手螺旋的 DNA 进一步扭曲形成的左手螺旋。负超螺旋易于解链，因此负超螺旋有利于 DNA 的复制、重组和转录等过程的进行。

真核生物的双链线状 DNA 通常与蛋白质结合，形成染色体。染色体的基本结构单位是核小体。核小体是由 DNA 双螺旋缠绕在组蛋白八聚体上形成的。每个核小体分为

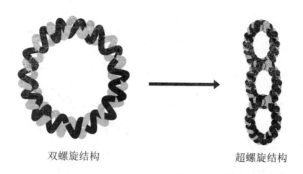

双螺旋结构　　　　　　　　超螺旋结构

图 2-5　原核生物 DNA 双螺旋结构与超螺旋结构示意图

核心颗粒和连接区两部分，核心颗粒是 146bp 长的双螺旋 DNA 以左手螺旋在组蛋白八聚体上缠绕 1.75 圈，其中组蛋白八聚体是由 H2A、H2B、H3 和 H4 各两分子组成；连接区是由约 60bp 双螺旋 DNA 和 1 分子组蛋白 H1 构成，平均每个核小体 DNA 约为 200bp。多个核小体形成串珠样结构，并进一步盘绕形成每圈六个核小体的染色质纤丝，其直径为 30nm，染色质纤丝组装成螺旋圈，再由螺旋圈进一步卷曲组装成棒状染色单体。

在人体细胞中，双螺旋的 DNA 分子可以依次压缩组装成核小体、核小体纤维、染色体等结构层次，人类体细胞中 46 条染色体的 DNA 总长可达 1.68m，经过螺旋化压缩，实际总长只有 200μm，压缩了大约 8400 倍。

第四节　RNA 的结构

RNA 分子量较小，种类繁多，功能具有多样性，主要包括 mRNA、tRNA 和 rRNA 三种。RNA 是单链线状分子，但是有的 RNA 分子中的某些区域可以自身回折形成局部双螺旋结构，RNA 双螺旋中的碱基配对并不严格，除了 A 与 U 配对和 G 与 C 配对外，G 也能与 U 配对。不能形成双螺旋的部分则形成突-环，称为发夹结构，属 RNA 的二级结构。RNA 的二级结构还可以进一步折叠形成三级结构。

一、mRNA 的结构与功能

（一）mRNA 的结构

mRNA 含量较少，种类较多。mRNA 在体内代谢很快，其中原核生物的 mRNA 的半衰期 1～3 分钟，而真核生物 mRNA 的半衰期有数小时或几天。真核生物成熟 mRNA 是由核内不均一 RNA（heterogeneous nuclear RNA，hnRNA）经剪接和修饰后形成的，再作为模板指导蛋白质的合成，一个 mRNA 分子只包含一条多肽链的信息。真核生物成熟 mRNA 的结构都有共同的特点：在编码区的两端是非编码区，5′-末端有帽子结构，3′-末端有多聚腺苷酸尾巴（polyadenylate tail，polyA 尾巴）。真核生物 mRNA 的结构见图 2-6。

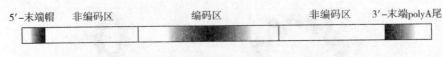

图 2-6　真核生物 mRNA 结构示意图

　　5′-末端的帽子结构是由鸟苷酸转移酶在 5′-末端催化形成的 7-甲基鸟苷三磷酸（m^7GpppN）。帽子结构可以与帽结合蛋白分子结合，有助于核糖体对 mRNA 的识别和结合，并保护 mRNA 不被核酸外切酶水解。

　　3′-末端的多聚腺苷酸（polyA）尾巴是由 polyA 转移酶于 3′-末端催化加上的由数十个到数百个腺苷酸连接而成的多聚腺苷酸结构。PolyA 尾巴与 polyA 结合蛋白相结合形成复合物，与 mRNA 从细胞核到细胞质的运输有关；随着 mRNA 存在时间的延长，polyA 尾巴会慢慢变短，与 mRNA 稳定性有关。

（二）mRNA 的功能

　　mRNA 以 DNA 分子中的一条链为模板进行转录，并将遗传信息传递给蛋白质，指导蛋白质的合成。mRNA 中蕴藏遗传信息的碱基顺序称为遗传密码（genetic code）。mRNA 从 5′-末端的第一个 AUG 开始，每三个相邻的核苷酸构成一个密码子（codon）。因此，mRNA 从 5′-末端到 3′-末端的核苷酸排列顺序就决定了多肽链中氨基酸的排列顺序。

二、tRNA 的结构与功能

（一）tRNA 的结构

　　tRNA 是细胞内分子量较小的 RNA，一般由 74 ~ 95 个核苷酸组成。tRNA 链中含有大量的稀有碱基，例如，假尿嘧啶核苷（ψ）、二氢尿嘧啶（DHU）、胸腺嘧啶核苷（T）等，其 3′-末端是 -CCA-OH 结构。

　　tRNA 的二级结构呈三叶草型，是由氨基酸臂、二氢尿嘧啶环（DHU 环）、反密码环、额外环和 TψC 环等五部分组成（图 2-7）。①氨基酸臂是结合氨基酸的部位，含有 5 ~ 7 个碱基对和部分未配对的核苷酸，其末端是 CCA 结构。②二氢尿嘧啶环由 8 ~ 12 个核苷酸组成，环内有二氢尿嘧啶，环的一端有一个双螺旋区，即二氢尿嘧啶臂。③反密码环由 7 个核苷酸组成，环中间的三个核苷酸是反密码子（anticodon），在合成蛋白质过程中，可与 mRNA 上相应的密码子形成碱基互补配对。环的一端组成一个双螺旋区即反密码臂。④额外环又称为可变环，不同的 tRNA 额外环的大小是不同的，是 tRNA 分类的重要依据。⑤TψC 环由 7 个核苷酸组成，环中含有假尿嘧啶核苷（ψ）和胸腺嘧啶核苷（T）并且形成 TψC 序列，环的一端形成一个双螺旋区，即 TψC 臂。

　　tRNA 三级结构呈倒"L"型（图 2-8）。三级结构是 tRNA 的有效形式。倒"L"结构中一横的端点上是 -CCA-OH 3′-末端，是结合氨基酸的部位；一竖的端点上是反密码环。

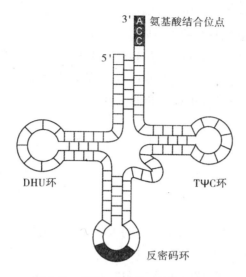

图 2-7 tRNA 三叶草型结构示意图

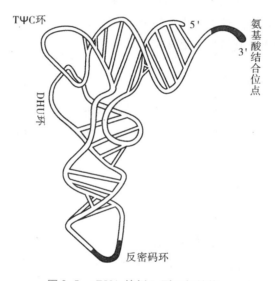

图 2-8 tRNA 的倒 L 型三级结构

（二）tRNA 的功能

在蛋白质生物合成过程中 tRNA 主要有携带、转运氨基酸和识别密码子的作用。tRNA 是转运氨基酸的载体，每一个 tRNA 可通过 3′-末端携带一种氨基酸，并将氨基酸转运到核糖体上。tRNA 通过反密码子与密码子互补配对识别 mRNA 上的密码子。

三、rRNA 的结构与功能

rRNA 分子为单链，局部区域可折叠形成双螺旋结构或发卡结构。原核生物的 rRNA 有 3 种，分别为 5SrRNA、16SrRNA 和 23SrRNA，而真核生物有 4 种，分别为 5SrRNA、5.8SrRNA、18SrRNA 和 28SrRNA。这些 rRNA 分子与蛋白质结合组装成核糖体，是蛋白质合成的场所。核糖体有两个亚基，分别称为大亚基和小亚基。原核生物的大亚基和小亚基由 23S 和 16SrRNA 分别与多种蛋白质组装而成；真核生物的大亚基由 28S、5.8S 和 5SrRNA 及多种蛋白质组成，小亚基则由 18SrRNA 与多种蛋白质结合组成。rRNA 上有 tRNA 和 mRNA 的结合位点，在合成多肽链的过程中核糖体主要依靠 rRNA 发挥作用，核糖体中的蛋白质可维持 rRNA 的构象和催化作用。

第五节　核酸的理化性质

一、核酸的一般性质

DNA 是白色纤维状固体，RNA 是白色粉末状固体，两者都微溶于水，不溶于乙醇，因此常用乙醇来沉淀 DNA。DNA 分子由于直径小而长度大，因此溶液黏度极高，RNA 分子黏度则小得多。溶液中的核酸在引力场中可以下沉，沉降速度与分子量和分子构象有关。核酸含酸性的磷酸基团，又含弱碱性的碱基，为两性电解质，可发生两性解离；因磷酸的酸性强，常表现酸性。由于核酸分子在一定酸度的缓冲液中带有电荷，因此可利用电泳进行分离和研究其特性。最常用的是凝胶电泳。

二、核酸的紫外吸收性质

由于核酸分子中嘌呤碱和嘧啶碱都含有共轭双键体系，具有强烈的紫外吸收，最大吸收峰是 260nm，可用于核酸的定性和定量测定，还可作为核酸变性和复性的指标。

三、核酸的变性、复性和分子杂交

（一）核酸的变性

核酸变性指核酸氢键断裂，螺旋松散，空间结构破坏，生物活性丧失的现象。变性因素包括加热、强酸、强碱、有机溶剂、尿素、射线等。加热变性时当双链 DNA 分子被解开一半时的温度，或者说达到最大吸收值一半时的温度称为熔解温度（melting temperature，T_m）。T_m 与下列因素有关：①T_m 值与核酸的均一程度有关。均一性愈高的样品，变性过程的温度范围愈小。②T_m 值与碱基组成有关。G-C 碱基对含量越多，T_m 值就越高；A-T 碱基对含量越多，T_m 值就越低。因为 G-C 之间有 3 个氢键，而 A-T 之间只有 2 个氢键。③T_m 值与介质离子强度成正比，溶液离子强度高时，T_m 值大。

（二）核酸的复性

变性 DNA 在适当的条件下，两条彼此分开的单链可以重新缔合成为双螺旋结构，这一过程称为复性。DNA 复性后，一系列性质将得到恢复，但是生物活性一般只能得到部分的恢复。DNA 复性的程度、速率与复性过程的条件有关。将热变性的 DNA 骤然冷却至低温时，DNA 不可能复性。但是将变性的 DNA 缓慢冷却时，可以复性。分子量越大复性越难。浓度越大，复性越容易。此外，DNA 的复性也与它本身的组成和结构有关。

（三）核酸的分子杂交

在 DNA 变性后的复性过程中，不同来源的 DNA 单链分子或 RNA 分子在同一溶液中，只要两种单链分子之间存在着一定程度的碱基配对关系，就可以在不同的分子间形成杂化双链，这种杂化双链可以在不同的 DNA 与 DNA 之间，也可以在 DNA 和 RNA，或 RNA 与 RNA 分子之间形成，这种现象称为分子杂交。分子杂交是核酸研究中的一个重要手段，在分子生物学和遗传学的研究中具有重要意义，可以用于分析样品中是否存在特定基因序列，基因序列是否存在变异，也可以用于研究基因的表达情况，因此，分子杂交广泛用于基因组研究、遗传病检测、刑事案件侦破及亲子鉴定、法医鉴定等领域，是分子生物学的核心技术。基因芯片等现代检测手段的最基本原理就是核酸分子杂交。

本 章 小 结

核酸的基本元素组成是 C、H、O、N 和 P。核酸的基本单位是核苷酸，核苷酸由碱基、戊糖、磷酸三部分组成。核苷酸包括一磷酸核苷（NMP）、二磷酸核苷（NDP）、三磷酸核苷（NTP）、环化核苷酸和辅酶类核苷酸。核酸主要分为 DNA 和 RNA（mRNA、tRNA 和 rRNA），核苷酸间的连接键是 3′,5′-磷酸二酯键。DNA 多核苷酸链中脱氧核苷酸的组成和排列顺序为 DNA 一级结构。DNA 的碱基组成符合 Chargaff 规则。DNA 的二级结构是双螺旋结构，稳定双螺旋结构的主要作用力是氢键和碱基堆积力。DNA 的三级结构是指 DNA 双螺旋进一步扭曲或再螺旋形成的高级结构。tRNA 的一级结构为单链，二级结构为三叶草形结构，三级结构为倒 "L" 形结构。真核生物 mRNA 的结构有明显特征，比如 5′-末端有甲基化的帽子，3′-末端有多聚腺苷酸尾巴等。rRNA 含量最多，主要与相应蛋白质一起构成蛋白质合成工厂——核糖体。核酸的一般性质是 DNA、RNA 都微溶于水，不溶于乙醇。核酸具有强烈的紫外吸收，而且最大吸收峰是 260nm。核酸的增色效应是当 DNA 分子从双螺旋结构变为单链状态时，在 260nm 处的紫外吸收值会增大。核酸变性指核酸氢键断裂，螺旋松散，空间结构破坏，生物活性丧失的现象。变性 DNA 在适当的条件下，两条彼此分开的单链可以重新缔合成为双螺旋结构，这一过程称为核酸复性。核酸分子杂交是不同来源的 DNA 分子放在一起热变性，然后慢慢冷却使其复性的过程，若这些异源 DNA 之间有互补或部分互补序列，则复性时会形成杂交分子。

第三章　蛋白质化学

■ 学习目标

　　掌握蛋白质的元素组成及特点、氨基酸的分类；肽键、多肽链、一级结构、空间结构的概念，相应结构类型及特点；蛋白质的理化性质，等电点、变性、沉淀概念及应用。

　　熟悉蛋白质的生理功能、营养价值和互补作用。

　　了解蛋白质结构与功能的关系。

　　蛋白质是生命的物质基础，普遍存在于生物界，是生物体内含量最丰富的有机化合物，约占人体固体成分的45%。蛋白质是结构的基础，广泛分布于机体几乎所有的组织器官中，同时也是功能的基础。组织结构与功能越复杂，其蛋白质种类也越繁多。

第一节　蛋白质的化学组成

一、蛋白质的元素组成及特点

　　元素分析结果表明，蛋白质的元素组成主要有碳、氢、氧、氮以及少量硫。有些蛋白质还含有少量的铁、锌、锰、碘、铜等。其中氮的含量相对恒定，平均为16%。体内含氮物质以蛋白质为主，因此，通过测定含氮量即可大致推算出样本中蛋白质的含量。这是凯氏定氮法测定蛋白质含量的理论依据。

$$样本中蛋白质含量（\%）=氮量/样本量（g/g）\times6.25\times100\%$$

二、氨基酸

　　蛋白质是高分子有机化合物，结构复杂、种类繁多，可用酸、碱或酶水解为氨基酸。氨基酸是蛋白质的基本组成单位。

（一）氨基酸的结构

　　存在于自然界中的氨基酸有300余种，但构成人体蛋白质的氨基酸只有20种，均有相应的遗传密码，被称为编码氨基酸或标准氨基酸。氨基酸的α-碳原子连有一个羧基和有一个氨基，故又称为 α-氨基酸（脯氨酸除外）。除甘氨酸外，其余氨基酸的 α-碳原子都是手性碳原子，有 D、L 两种构型，存在于天然蛋白质中的氨基酸均为 L-α-氨基酸。

$$
\begin{array}{ccc}
& COO^- & \\
& | & \\
H_3N^+ & \!\!\!-C- & H \\
& | & \\
& R &
\end{array}
\qquad\qquad
\begin{array}{ccc}
& COO^- & \\
& | & \\
H & \!\!\!-C- & {}^+NH_3 \\
& | & \\
& R &
\end{array}
$$

L-α-氨基酸　　　　　　　　D-α-氨基酸

在自然界中还有许多非编码氨基酸，例如，鸟氨酸、瓜氨酸等，也有 D-型氨基酸，大多存在于某些微生物产生的抗生素及个别植物的生物碱中。

（二）氨基酸的分类

氨基酸根据其 α-碳原子上连接的 R 侧链理化性质的不同分为非极性疏水氨基酸、极性中性氨基酸、酸性氨基酸和碱性氨基酸四大类。

表 3-1　氨基酸的分类

名称	缩写	分子量	等电点	结构式
1. 非极性疏水氨基酸				
甘氨酸（Glycine）	Gly（G）	75.05	5.97	$H-CH-COOH$，$\overset{|}{NH_2}$
丙氨酸（Alanine）	Ala（A）	89.06	6.00	$CH_3-CH-COOH$，$\overset{|}{NH_2}$
缬氨酸（Valine）	Val（V）	117.09	5.96	$\begin{array}{c}H_3C\\ \ \ \ \ CH-CH-COOH\\ H_3C\ \ \ \ \ \ \ NH_2\end{array}$
亮氨酸（Leucine）	Leu（L）	131.11	5.98	$\begin{array}{c}H_3C\\ \ \ \ \ CH-CH_2-CH-COOH\\ H_3C\ \ \ \ \ \ \ \ \ \ \ \ \ \ NH_2\end{array}$
异亮氨酸（Isoleucine）	Ile（I）	131.11	6.02	$CH_3-CH_2-CH-CH-COOH$，$\overset{\ \ |\ \ \ \ \ \ |}{CH_3\ \ NH_2}$
脯氨酸（Proline）	Pro（P）	115.13	6.30	$\begin{array}{c}CH_2-CH-COOH\\ H_2C\ \ \ \ \ \ \ \ \ \ \ \ \ \\ CH_2-NH\end{array}$

名称	缩写	分子量	等电点	结构式
苯丙氨酸（Phenylalanine）	Phe（F）	165.09	5.48	

2. 极性中性氨基酸

名称	缩写	分子量	等电点	结构式
甲硫氨酸（蛋氨酸）（Methionine）	Met（M）	149.15	5.74	CH_3—S—CH_2—CH_2—CH—COOH, NH_2
丝氨酸（Serine）	Ser（S）	105.06	5.68	HO—CH_2—CH—COOH, NH_2
苏氨酸（Threonine）	Thr（T）	119.08	5.60	CH_3—CH—CH—COOH, OH, NH_2
天冬酰胺（Asparagine）	Asn（N）	132.12	5.41	H_2N—C(=O)—CH_2—CH—COOH, NH_2
谷氨酰胺（Glutamine）	Gln（Q）	146.15	5.65	H_2N—C(=O)—CH_2—CH_2—CH—COOH, NH_2
酪氨酸（Tyrosine）	Tyr（Y）	181.09	5.66	HO—⬡—CH_2—CH—COOH, NH_2
半胱氨酸（Cysteine）	Cys（C）	121.12	5.07	HS—CH_2—CH—COOH, NH_2
色氨酸（Tryptophan）	Trp（W）	204.22	5.89	

3. 酸性氨基酸

名称	缩写	分子量	等电点	结构式
天冬氨酸（Aspartate）	Asp（D）	133.60	2.97	HOOC—CH_2—CH—COOH, NH_2

名称	缩写	分子量	等电点	结构式
谷氨酸（Glutamate）	Glu（E）	147.08	3.22	HOOC—CH$_2$—CH$_2$—CH—COOH, 下 NH$_2$
4. 碱性氨基酸				
赖氨酸（Lysine）	Lys（K）	146.13	9.74	H$_2$N—(CH$_2$)$_3$—CH$_2$—CH—COOH, 下 NH$_2$
精氨酸（Arginine）	Arg（R）	174.14	10.76	H$_2$N—C—NH—(CH$_2$)$_2$—CH$_2$—CH—COOH, NH, NH$_2$
组氨酸（Histidine）	His（H）	155.16	7.59	CH$_2$—CH—COOH, NH$_2$

一般情况下，非极性疏水氨基酸在水溶液中的溶解度较极性中性氨基酸要小，酸性氨基酸的侧链含有羧基呈酸性电离，碱性氨基酸的侧链含有氨基、胍基和咪唑基呈碱性电离。

20 种天然氨基酸中有两种较为特殊，脯氨酸与半胱氨酸。脯氨酸属于亚氨基酸，但此亚氨基仍可与另一氨基酸的羧基缩合形成肽键。两个半胱氨酸通过脱氢以二硫键相结合形成胱氨酸。蛋白质中有不少半胱氨酸是以胱氨酸形式存在的。

HOOC—CH—CH$_2$—SH + HS—CH$_2$—CH—COOH $\xrightarrow{-2H}$ HOOC—CH—CH$_2$—S—S—CH$_2$—CH—COOH

NH$_2$ NH$_2$ NH$_2$ NH$_2$

半胱氨酸   胱氨酸

（三）氨基酸的理化性质

1. 两性电离与等电点 所有氨基酸都含有酸性的羧基（-COOH）和碱性的氨基（-NH$_2$），属于两性电解质。同一氨基酸分子在不同 pH 值的溶液中解离方式不同，可带正负两种性质的电荷。当处于某一 pH 值溶液中的氨基酸解离后所带的正负电荷相等，成为兼性离子，呈电中性，此时溶液的 pH 值称为该氨基酸的等电点（isoelectric point，pI）。不同的氨基酸由于 R 侧链结构及解离程度不同而具有不同的等电点。当溶液的 pH 值小于等电点时，氨基酸带正电荷；当溶液的 pH 值大于等电点时，氨基酸带负电荷。溶液的 pH 可改变氨基酸的带电性质及电荷数量。

$$pH<pI \qquad pH=pI \qquad pH>pI$$

2. 氨基酸的紫外吸收特性 芳香族氨基酸因含苯环，具有共轭双键，可吸收一定波长的紫外线。其中酪氨酸和色氨酸在 280nm 波长附近有最强吸收峰，苯丙氨酸在 260nm 波长附近有最强吸收峰。大多数的蛋白质含有酪氨酸和色氨酸残基，所以，蛋白质溶液的吸光度（A_{280}）与蛋白质的含量在一定范围内成正比关系。

3. 茚三酮反应 氨基酸与茚三酮水合物共热时，氨基酸被氧化脱氨、脱羧，水合茚三酮被还原，其还原产物与氨及另一分子茚三酮缩合成为蓝紫色的化合物，最大吸收峰在 570nm 处。这一性质常被用于氨基酸的定性和定量测定。

第二节 蛋白质的分子结构

蛋白质是由许多氨基酸通过肽键连接形成的生物大分子。每种蛋白质都具有特定的生理功能和有序的三维空间结构。蛋白质的分子结构包括基本结构和空间结构。空间结构又称高级结构，包括二级、三级和四级结构等。基本结构又称一级结构，是蛋白质空间结构的基础。

一、蛋白质的基本结构

（一）肽键与肽

肽键是一个氨基酸的羧基和另一个氨基酸的氨基脱水缩合形成的化学键。

肽键具有特殊性质。C–N 键长（0.132nm）介于单键（0.146nm）和双键（0.124nm）之间，具有部分双键的性质，不能自由旋转。肽键相连的三个键与键之间的夹角均为120°。因此，与肽键相连的6个原子（C_{α}、C、O、N、H、C_{α}）始终处在同一平面上，构成刚性的"肽键平面"，或称肽单元（图3-1）。

氨基酸通过肽键相连形成的化合物称为肽。由2个氨基酸缩合形成二肽，3个氨基酸缩合形成三肽。一般10个以下氨基酸形成寡肽，由10个以上氨基酸形成多肽。

多个氨基酸通过肽键连接而形成的链状结构称为多肽链，多肽链中形成肽键的原子和α-碳原子交替重复排列构成主链骨架，伸展在主链两侧的R基被称为侧链。多肽链有两端，有自由α-氨基的一端称为氨基末端或N端；有自由α-羧基的一端称为羧基末

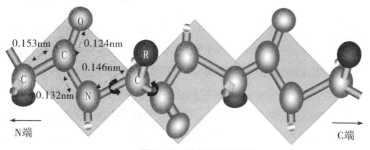

图 3-1 肽平面示意图

端或 C 端。肽链中的氨基酸因形成肽键而分子不完整被称为氨基酸残基。

体内存在着许多具有生物活性的低分子量寡肽和多肽，如谷胱甘肽、抗利尿激素、血管紧张素Ⅱ、β-内啡肽、催产素及表皮生长因子等。在代谢调节、神经传导等方面起着重要作用，统称为生物活性肽。

还原型谷胱甘肽（glutathione，GSH）是由谷氨酸的 γ 羧基与半胱氨酸和甘氨酸通过肽键相连形成的三肽化合物。分子中半胱氨酸的巯基是主要功能基团，具有还原性，使 GSH 成为体内重要的还原剂，具有保护细胞膜结构和细胞内酶蛋白分子中的巯基的还原性及生物活性的功能。还能与一些致癌剂、药物、重金属离子结合，阻断这些毒物与 DNA、RNA 及蛋白质结合。

还原型谷胱甘肽（GSH）

知识链接

生物活性肽

生物活性肽主要控制人体的生长、发育、免疫调节和新陈代谢，在人体内处于平衡状态，如果活性肽减少，人体的某些功能会发生重要变化。对于儿童来说，生长发育变得缓慢，甚至停止；对于成年人或老年人，免疫力就会下降，新陈代谢紊乱，内分泌失调，引起失眠、水肿、衰老等。例如，某些"脑肽"与机体的学习记忆、睡眠、食欲和行为都密切相关，多肽已经成为生物化学中引人瞩目的研究领域之一。

（二）蛋白质的基本结构

蛋白质的基本结构是指多肽链中氨基酸残基的组成和排列顺序，即一级结构。蛋白质分子一级结构是由遗传密码决定的，是空间结构和生物学功能多样性的基础。维持一级结构稳定的主要化学键是肽键，二硫键（-S-S-）也参与一级结构的形成（图3-2）。1953年英国化学家F. Sanger完成了牛胰岛素一级结构的测定。胰岛素由51个氨基酸残基组成，分为A、B两条多肽链，A链含21个氨基酸残基，B链含30个氨基酸残基。A、B两条链通过两个二硫键相连，A链第6与第11位半胱氨酸形成一个链内二硫键。

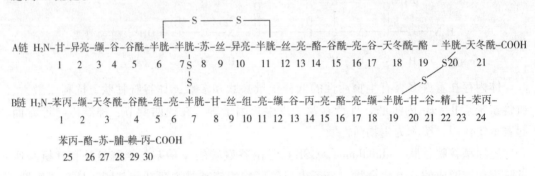

图3-2　牛胰岛素一级结构示意图

二、蛋白质的空间结构

蛋白质的空间结构是指蛋白质分子中原子、基团在三维空间的相对位置，是决定蛋白质性质和功能的结构基础。

（一）蛋白质的二级结构

蛋白质的二级结构是指某一段肽链中主链骨架原子的相对空间位置，不涉及氨基酸残基侧链的构象。在蛋白质分子中，由于肽单元之间相对旋转的角度不同，构成了不同类型的二级结构，主要包括α-螺旋、β-折叠、β-转角和无规卷曲等类型。

1. α-螺旋（α-helix）　肽单元以α-碳原子为转折点，绕其分子长轴顺时针旋转盘绕形成右手螺旋，螺旋一圈含3.6个氨基酸残基，螺距为0.54nm；螺旋之间每个肽键的羰基的氧（C＝O）与间隔第四个亚氨基的氢（N-H）形成氢键以维持二级结构的稳定性，氢键方向与α-螺旋长轴基本平行；氨基酸残基的R侧链伸向螺旋外侧（图3-3）。

2. β-折叠（β-pleated sheet）　肽单元以α-碳原子为转折点，折叠成相对伸展的锯齿或折纸状结构，两平面之间的夹角为110°，R侧链交错伸向锯齿或折纸状结构的上下方；两段以上的β-折叠结构平行排布，依赖肽键的羰基上的氧（C＝O）和亚氨基上的氢（N-H）形成氢键相连，氢键方向与肽链长轴垂直（图3-4）；若两条肽链走向相同，即N端、C端方向一致称为顺向平行，反之称为反向平行。

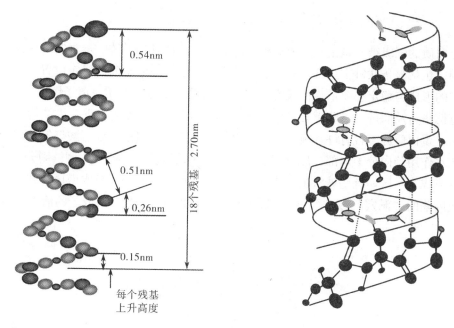

图 3-3 α-螺旋结构示意图

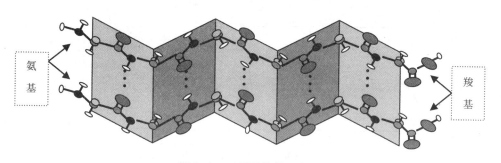

图 3-4 β-折叠结构示意图

注：○ 氢原子；⬭ 氧原子；● 氮原子；◐ 碳原子；⬮ R 基团

3. β-转角（β-turn 或 β-bend） 在球状蛋白质分子中，肽链通常会出现 180° 的倒转回折形成 U 型结构。这一结构由 4 个连续的氨基酸残基构成，结构的稳定性是由第一个氨基酸残基的羰基氧（C＝O）和第四个氨基酸残基的亚氨基氢（N-H）之间形成氢键来维持。β-转角的第二个氨基酸残基常为脯氨酸。

4. 无规卷曲 指各种蛋白质分子中没有任何规律可循的局部肽段的空间结构，是蛋白质分子中许多无规律的空间构象的总称。

5. 超二级结构 是两个或两个以上的二级结构在空间折叠中彼此靠近、相互作用形成有规则的二级结构的聚集体，具有特定的生物学功能，又称模体（motif）。超二级结构有多种形式，α 螺旋组合（αα）、β 折叠组合（βββ）和 α 螺旋 β 折叠组合（βαβ）等。

（二）蛋白质的三级结构

蛋白质的三级结构是指在二级结构、超二级结构的基础上进一步盘曲折叠构成的空间结构，包括整条肽链中全部氨基酸残基的所有原子在三维空间的排布位置。蛋白质三级结构的形成与稳定主要依靠次级键。常见次级键包括疏水作用、离子键（盐键）、氢键、范德华力及肽链内二硫键等（图3-5）。疏水作用是维持蛋白质三级结构最主要的作用力，蛋白质分子含有许多疏水基团，如亮氨酸、异亮氨酸和缬氨酸等氨基酸的 R 侧链因疏水作用趋向分子内部，形成疏水区，而大多数氨基酸的极性 R 侧链则分布在分子表面，形成亲水区。有些球状蛋白质分子的亲水表面上常有一些疏水微区，在分子表面上形成内陷的"洞穴"或"裂缝"，某些辅基镶嵌其中，是蛋白质分子的活性部位。

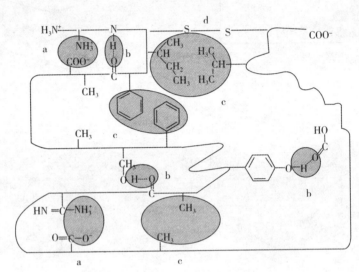

图3-5　维持蛋白质空间构象的各种化学键

a：离子键；b：氢键；c：疏水键；d：二硫键

一条多肽链构成的蛋白质形成的最高空间结构就是三级结构。例如，肌红蛋白是由153 个氨基酸残基构成的单链球状蛋白质，含有一个血红素辅基。分子量较大的蛋白质分子在形成三级结构时，由于多肽链上相邻的超二级结构紧密联系，进一步折叠形成一个或多个球状或纤维状的区域，折叠较为紧密，称为结构域（domain）。结构域一般由100 ~ 200 个氨基酸残基组成，具有独特的空间构象，承担不同的生物学功能。较小蛋白质的短肽链如果仅有 1 个结构域，则此蛋白质的结构域和三级结构即为同一结构层次。较大的蛋白质为多结构域，它们可能是相似的，也可能是完全不同的。例如，纤连蛋白含有 6 个结构域，且各司其职，分别可与纤维蛋白、肝素、细胞、胶原蛋白、肌动蛋白等配体结合（图3-6）。

（三）蛋白质的四级结构

由两条或两条以上的具有独立三级结构的多肽链相互作用，经非共价键连接成特定

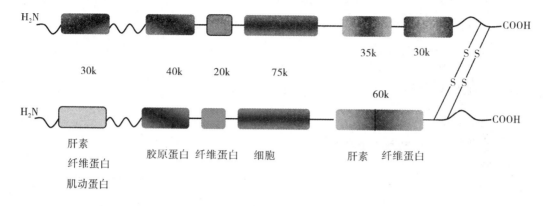

图3-6　纤连蛋白分子结构域（图中的数字表示分子量，k代表"千"）

的空间构象，即为蛋白质的四级结构。在四级结构中，每条具有独立三级结构的多肽链称为一个亚基。各亚基之间主要以离子键、疏水键、氢键等非共价键缔合成寡聚体。具有四级结构的蛋白质，亚基单独存在时不具有生物学活性，只有完整的四级结构寡聚体才有生物学功能。多亚基构成的蛋白质，亚基可以相同也可以不同。例如，血红蛋白就是含有两个α亚基和两个β亚基并按特定方式接触排布形成的具有四级结构的四聚体蛋白质。α、β两种亚基的三级结构极为相似，每个亚基都结合一个血红素辅基。蛋白质分子一级至四级结构关系见图3-7。

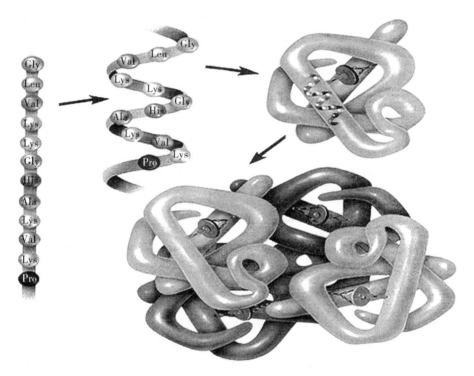

图3-7　蛋白分子一级至四级结构关系示意图

第三节　蛋白质结构与功能的关系

一、蛋白质一级结构与功能的关系

蛋白质一级结构是其空间结构、理化性质和生理功能的分子基础，一级结构相似的蛋白质往往具有相似的高级结构与功能。因此，可通过比较蛋白质的一级结构来预测蛋白质的同源性。同源蛋白质是由同一基因进化而来的一类蛋白质，其一级结构、空间结构和生物学功能极为相似。这些同源蛋白质在进化过程中，构成活性部位的氨基酸残基的种类和空间排布相对保守。例如，不同哺乳类动物的胰岛素分子都是由 51 个氨基酸分 A 链和 B 链组成，除个别氨基酸有差异外，其二硫键的配对位置和空间结构极为相似，表明其关键的活性部位相对保守。因此，在细胞内都执行着调节糖代谢等生理功能。

蛋白质分子中关键的氨基酸残基发生变化时，会严重影响空间结构，导致功能发生改变，甚至引发疾病。例如，镰刀形红细胞贫血症，其病因是血红蛋白基因中的一个核苷酸的突变导致该蛋白分子中 β-链第 6 位亲水性的谷氨酸被疏水性的缬氨酸取代。就是因为一级结构上的细微差别使患者的血红蛋白分子运输氧的功能下降，水溶性显著降低，容易发生凝聚，导致红细胞变成镰刀状，红细胞的脆性增大，当其通过狭窄的毛细血管时容易破裂引起贫血。由于蛋白质分子变异或缺失导致的疾病，称为"分子病"。

二、蛋白质空间结构与功能的关系

蛋白质特殊的生理功能有赖于其特定的空间结构，当空间结构发生变化时，其功能随之也会发生变化。例如，角蛋白中含有大量的 α-螺旋，使富含角蛋白的组织坚韧且有弹性。丝心蛋白分子中含有大量的 β-折叠，使蚕丝蛋白具有伸展和柔软的特性，肽链近于完全伸展，不能过度拉伸。

血红蛋白（hemoglobin，Hb）存在于红细胞中，是运输 O_2 的主要物质，未结合 O_2 时，Hb 的 4 个亚基之间依赖 8 个离子键紧密结合，称为紧张态（tense state，T 态）。随着 O_2 的结合，亚基之间的盐键断裂，空间结构发生变化，Hb 结构相对松弛，称为松弛态（relaxed state，R 态）。T 态 Hb 对氧亲和力低，不易与氧结合，R 态 Hb 对氧亲和力高，是 Hb 与氧的结合形式。在氧分压较高的肺毛细血管，促使 T 态转变成 R 态，有利于 Hb 与氧的结合。在氧分压较低的组织毛细血管，促使 R 态转变成 T 态，有利于氧合 Hb 释放更多氧供组织细胞利用。

生物体内蛋白质合成及修饰加工极为复杂，多肽链的正确折叠对形成三维结构至关重要。若蛋白质一级结构不变，但形成空间结构时折叠发生错误，会导致其功能发生变化，严重时可引发疾病，称为蛋白质空间构象病。例如，哺乳动物脑组织细胞膜上的一种糖蛋白是朊病毒蛋白，由 208 个氨基酸构成。正常的朊病毒蛋白构象以 α-螺旋为主，致病的朊病毒蛋白以 β-折叠为主，错误折叠的蛋白质形成抗蛋白水解酶的淀粉样纤维沉淀而导致疾病。例如，疯牛病、老年痴呆症、人纹状体脊髓变性病等。

疯 牛 病

1985年4月，医学家们在英国首先发现了牛患的一种新病，初期表现行为反常，烦躁不安，步态不稳，经常乱踢以致摔倒、抽搐等中枢神经系统错乱的变化。后期出现强直性痉挛，两耳对称性活动困难，体重下降，极度消瘦，痴呆，很快死亡。组织病理学检查发现，病牛中枢神经系统的脑灰质部分形成海绵状空泡，脑干灰质两侧呈对称性病变，神经纤维网有中等数量的不连续的卵形和球形空洞，神经细胞肿胀成气球状，还有明显的神经细胞变性、坏死和淀粉样沉积物。1986年11月，科学家将此病命名为牛海绵状脑病，又称"疯牛病"。

三、蛋白质的分类

（一）根据化学组成分类

根据蛋白质的分子组成不同可将蛋白质分为单纯蛋白质和结合蛋白质。

1. 单纯蛋白质 分子组成中除氨基酸外再无其他组分的蛋白质称为单纯蛋白质。自然界中许多蛋白质都属于此类，例如，清蛋白、球蛋白、精蛋白、组蛋白等。

2. 结合蛋白质 分子组成中除含有氨基酸构成的多肽链外还含有非氨基酸组分的蛋白质称为结合蛋白质。其中非蛋白质部分称为辅助因子，一般通过共价键与蛋白质部分相连。构成蛋白质辅助因子的种类很多，常见的有色素化合物、寡糖、脂类、磷酸、金属离子及核酸等。

（二）根据分子形状分类

根据其分子形状的不同可将蛋白质分为球状蛋白质和纤维状蛋白质。

1. 球状蛋白质 这类蛋白质形状近似于球形或椭球形，多数可溶于水。自然界中多数蛋白质属于球状蛋白。例如，胰岛素、血红蛋白、酶、免疫球蛋白等。

2. 纤维状蛋白质 这类蛋白质分子的长轴比短轴长10倍以上，呈长纤维状，多由几条肽链绞合成麻花状，大多数难溶于水。多数为结构蛋白，例如，胶原蛋白、角蛋白和弹性蛋白等。

第四节 蛋白质的理化性质

一、蛋白质的两性电离与等电点

蛋白质分子除两端的氨基和羧基可分别解离带电荷外，其侧链的某些基团也可以解离。例如，天冬氨酸的β-羧基、谷氨酸的γ-羧基、赖氨酸的ε-氨基、精氨酸的胍基和组氨酸的咪唑基等都可以解离。在一定pH条件下有的带正电荷，有的带负电荷。因此蛋白质分子也是两性电解质，在溶液中的解离状态以及带电状态受溶液pH值的影响。当溶液处于某一pH值时，蛋白质分子所带的正、负电荷相等，呈兼性离子状态，净电荷为零。此时，溶液的pH值称为该蛋白质的等电点（pI）。蛋白质的解离状态可用下式表示：

$$ pr\begin{cases} NH_3^+ \\ \\ COOH \end{cases} \underset{H^+}{\overset{OH^-}{\rightleftharpoons}} pr\begin{cases} NH_3^+ \\ \\ COO^- \end{cases} \underset{H^+}{\overset{OH^-}{\rightleftharpoons}} pr\begin{cases} NH_2 \\ \\ COO^- \end{cases} $$

正离子   兼性离子   负离子

pH<pI   pH=pI   pH>pI

含酸性氨基酸较多的蛋白质，等电点偏酸；含碱性氨基酸较多的蛋白质，等电点偏碱。当溶液的pH大于pI时，蛋白质带负电荷；当溶液的pH小于pI时，蛋白质带正电荷。体内多数蛋白质的等电点在7以下，故在生理条件下（pH为7.4）多以负离子形式存在。

蛋白质分子在偏离其pI的溶液中为带电颗粒，在电场中会向与其电性相反的电极泳动，这种通过荷电性质、数量和分子量不同的蛋白质在电场中泳动速度不同从而达到分离各种蛋白质的技术，称为蛋白电泳技术。蛋白质的两性解离与等电点的特性对蛋白质的分离、纯化和分析等具有重要的实用价值。

二、蛋白质的胶体性质

蛋白质是高分子化合物，分子量为10000～1000000kDa，其分子大小达到胶体颗粒1～100nm，故蛋白质具有胶体性质。蛋白质分子黏度大、扩散速度慢，不易透过半透膜。血浆蛋白等大分子胶体物质不能通过毛细血管壁，是影响血管内外水平衡的重要因素。球状蛋白质的表面多为亲水基团，在溶液中具有强烈的吸引水分子作用，使蛋白质分子表面被多层水分子包围形成水化膜，从而将蛋白质分子相互隔开。同时，亲水R侧链的大多数基团可以解离，使蛋白质分子表面带有一定量的同种电荷，相互排斥以防止聚集，因而分散在水溶液中的蛋白质是非常稳定的胶体溶液。当破坏蛋白质胶体颗粒表面的水化膜、中和电荷时，蛋白质可从溶液中析出沉淀。

三、蛋白质的变性作用

在某些理化因素的作用下，蛋白质的空间结构遭受破坏，从而导致其理化性质的改变和生物学活性的丧失，这种现象称为蛋白质变性。导致蛋白质变性的因素有很多，常见的有高温、高压、紫外线、超声波、强酸、强碱、重金属离子、生物碱试剂等。蛋白质变性的实质是维系蛋白质空间结构的次级键断裂，使有序的空间结构变为无序的松散状态，分子内部的疏水基团暴露出来，使其在水中的溶解度降低。蛋白质变性后，理化性质发生明显变化，表现为溶解度降低、黏度增加、结晶能力消失、易被蛋白酶水解，原有的生物学活性丧失。

临床上运用蛋白质变性理论指导消毒和灭菌、制备和保存疫苗、酶及血清等蛋白制剂的操作行为。

四、蛋白质的沉淀与凝固

在一定条件下，蛋白质疏水侧链暴露在外，肽链相互缠绕聚集从溶液中析出的现象称为蛋白质沉淀。沉淀蛋白质的方法有以下几种：

1. 盐析　盐析是分离蛋白质的常用方法之一。向蛋白质溶液中加入大量的中性盐以破坏蛋白质的胶体稳定性而使其析出，这种方法称为盐析。常用的中性盐有硫酸铵、硫酸钠、氯化钠等。各种蛋白质盐析时所需的盐浓度及 pH 不同，故可用于对混合蛋白质组分的分离。例如，用半饱和的硫酸铵沉淀出血清中的球蛋白，饱和硫酸铵可以使血清中的清蛋白、球蛋白都沉淀出来。盐析沉淀的蛋白质，经透析除盐，仍保证蛋白质的活性。调节蛋白质溶液的 pH 至等电点后，再用盐析法则蛋白质沉淀的效果更好。

2. 重金属盐沉淀　当溶液 pH > pI 时，银、汞、铜、铅等重金属离子可与带负电荷的蛋白质结合成不溶性盐而沉淀。这种方法一般会使蛋白质变性。临床上，在抢救误服重金属盐的中毒患者时，常常灌服大量蛋白质（牛奶、豆浆）等，与重金属离子形成不溶性络合物，便于催吐排出其重金属，从而减轻其对机体的损害。长期从事重金属作业的人员，提倡多吃高蛋白食物，防止重金属离子被机体吸收造成损害。

3. 生物碱试剂及某些酸类沉淀　当溶液 pH < pI 时，苦味酸、鞣酸、磷钨酸、磷钼酸、三氯乙酸等生物碱试剂的酸根离子可与带正电荷的蛋白质结合成不溶性盐而沉淀。生物碱试剂可引起蛋白质变性。

4. 有机溶剂沉淀　乙醇、丙酮等有机溶剂都是脱水剂，能破坏蛋白质分子表面的水化膜，使蛋白质解离程度降低从溶液中析出。在常温下，有机溶剂沉淀蛋白质往往引起变性，如乙醇消毒灭菌。在 0℃ ~ 4℃ 低温条件下用丙酮沉淀蛋白质，快速分离，一般不易变性。所以，此法可用于制备蛋白质。适当调整溶剂的 pH 值和离子强度，分离效果更好。

5. 加热凝固　蛋白质经强酸、强碱作用发生变性后，仍能溶解于强酸或强碱中，若将 pH 调至等电点，则蛋白质立即结成絮状不溶物，但此絮状物仍可溶于强酸强碱中。若再加热使此絮状物变成坚固凝块，不再溶于强酸或强碱中的现象称为蛋白质的凝固作用。

五、蛋白质的紫外吸收与呈色反应

1. 蛋白质紫外吸收性质　大多数蛋白质分子中含有酪氨酸和色氨酸残基，因此，蛋白质在 280nm 波长处有特征性吸收峰。在一定范围内，蛋白质 A_{280} 与其浓度成正比关系。利用此特性测定其在 280nm 处吸收度，可用于蛋白质的定量分析。

2. 茚三酮反应　蛋白质水解后的氨基酸可发生茚三酮反应生成蓝紫色化合物。

3. 双缩脲反应　含有两个或两个以上肽键的化合物在碱性溶液中加热可与硫酸铜

反应生成紫红色的化合物。此反应可用于蛋白质和多肽的定量测定。因氨基酸不出现此反应，故还可用于检查蛋白质的水解程度。

4. 酚试剂反应　蛋白质分子中酪氨酸能与酚试剂（磷钼酸与磷钨酸）反应生成蓝色化合物。此反应的灵敏度比双缩脲反应高 100 倍。

第五节　蛋白质的营养作用

一、蛋白质的生理功能

蛋白质是生命活动的主要承担者，具有重要的生理功能。例如，体内的物质代谢几乎都是在酶的催化下进行的，酶的化学本质大多都是蛋白质。肌肉收缩、血液凝固、机体防御、物质运输、细胞信号转导以及基因表达调控等生物体的各种活动都必须依赖蛋白质完成，蛋白质也是机体的能源物质。

二、蛋白质的营养价值

（一）氮平衡

氮平衡是指每日氮的摄入量与排出量之间的关系。蛋白质的含氮量平均约为 16%。食物中的含氮物质主要是蛋白质，主要用于体内蛋白质的合成。排出氮主要是粪便和尿液中的含氮化合物，是蛋白质在体内分解代谢的终产物。因此，测定摄入食物中的含氮量和排泄物中的含氮量可间接反映蛋白质合成代谢与分解代谢的状况。

1. 氮总平衡　摄入氮 = 排出氮，反映体内的蛋白质合成代谢与分解代谢处于动态平衡，见于正常成年人。

2. 氮正平衡　摄入氮 > 排出氮，反映体内蛋白质合成代谢大于分解代谢，见于生长发育期的儿童、孕妇、乳母和恢复期的患者。

3. 氮负平衡　摄入氮 < 排出氮，反映体内蛋白质合成代谢小于分解代谢，见于饥饿、严重烧伤或消耗性疾病患者。

（二）蛋白质生理需要量

根据氮平衡实验计算，当成人食用不含蛋白质的食物时，每天最低分解 20g 蛋白质。因食物蛋白来源广泛不可能完全被机体利用，故成人每天最低需要量为 30 ~ 50g，我国营养学会推荐成人每天蛋白质的需要量为 80g。

（三）必需氨基酸

人体内有 8 种氨基酸不能合成，必须由食物供给，称为必需氨基酸，包括赖氨酸、色氨酸、苯丙氨酸、蛋氨酸、苏氨酸、缬氨酸、异亮氨酸、亮氨酸。对于婴儿有 9 种，即加上组氨酸。其余氨基酸体内可以自我合成，不必由食物供给，称为非必需氨基酸。

由于蛋氨酸可转换为半胱氨酸（半胱氨酸可取代 80% ~ 90% 的蛋氨酸）、苯丙氨酸可转换为酪氨酸（酪氨酸可取代 70% ~ 75% 的苯丙氨酸），所以，在膳食中半胱氨酸充裕时可节省蛋氨酸，酪氨酸充裕时可节省苯丙氨酸。如果半胱氨酸和酪氨酸长期缺乏，可能引起蛋氨酸和苯丙氨酸消耗过多。所以，半胱氨酸和酪氨酸称为半必需氨基酸，也称为条件必需氨基酸。精氨酸和组氨酸能够在体内合成，但合成量不多，若长期缺乏也能造成负氮平衡，故有人也将其归为条件必需氨基酸。一般来说，蛋白质的营养价值的高低主要取决于食物蛋白质中必需氨基酸的种类和比例。动物蛋白质所含必需氨基酸的种类、比例和人体需要相近，营养价值高。

三、蛋白质的互补作用

营养价值较低的蛋白质混合食用，必需氨基酸相互补充从而提高蛋白质的营养价值，称为食物蛋白质的互补作用。例如，谷类蛋白质含赖氨酸较少而含色氨酸较多，豆类蛋白质含赖氨酸较多而含色氨酸较少，两者混合食用即可提高营养价值。某些疾病情况下，为保证病人需要，可进行混合氨基酸输液。

本 章 小 结

蛋白质是含氮化合物，根据含氮量可以计算蛋白质的含量。构成人体组织蛋白质的基本组成单位是 L-α-氨基酸，共有 20 种，可分为非极性疏水氨基酸、极性中性氨基酸、酸性氨基酸和碱性氨基酸四大类。氨基酸通过肽键连接形成肽类化合物。与肽键相连的 6 个原子处于同一个平面，构成肽单元。氨基酸属于两性电解质，当溶液的 pH 等于 pI 时，呈兼性离子的状态。蛋白质也属于两性电解质。

蛋白质的一级结构指多肽链中氨基酸残基的组成和排列顺序。维持一级结构稳定的化学键是肽键。空间结构包括二级、三级和四级结构。二级结构指局部多肽链的主链骨架若干肽单元盘绕折叠形成的空间排布，不涉及氨基酸残基侧链的构象，主要包括 α-螺旋、β-折叠、β-转角和无规卷曲等，维持其稳定的化学键是氢键。三级结构指整条肽链中全部氨基酸残基的所有原子在三维空间的排布位置，维持其稳定的化学键主要是次级键。四级结构指亚基之间的缔合，也主要是次级键维持稳定。

体内蛋白质种类繁多，各有其特定的结构和特殊的生物学功能。一级结构是空间结构的基础，也是功能基础。一级结构相似的蛋白质，其空间结构及功能也相似。蛋白质的空间构象与功能关系密切，空间构象发生改变，可导致其理化性质和生物学活性的丧失。

第四章 维 生 素

📖学习目标

　　掌握维生素的定义、特点；脂溶性维生素的主要生理功能及缺乏症；各种水溶性维生素的主要生理功能、活性形式及缺乏症。

　　熟悉 B 族维生素与辅酶的关系；维生素在代谢中的重要作用；引起维生素缺乏病的原因。

　　了解维生素的分类；各种维生素的主要来源、理化性质。

　　维生素（vitamin）是维持机体正常功能所必需体内不能合成或合成量不足、只能由食物供给的一类低分子有机化合物。维生素的需要量很少，每日仅以毫克或微克计算。

知识链接

维生素的发现与命名

　　维生素的发现是 19 世纪的伟大发现之一。

　　1897 年，艾克曼在爪哇发现只吃精磨的白米可患脚气病，未经碾磨的糙米能治疗这种病；并发现可治脚气病的物质能用水或酒精提取，当时称这种物质为"水溶性 B"。

　　1906 年，证明食物中含有除蛋白质、脂质、碳水化合物、无机盐和水以外的"辅助因素"，其量很小，但为动物生长所必需。

　　1911 年卡西米尔·冯克鉴定出在糙米中能对抗脚气病的物质是胺类（一类含氮的化合物），它是维持生命所必需的，建议命名为 vitamine〔即 vital（生命的）amine（胺）〕。以后陆续发现的维生素化学结构与性质不同，生理功能不同。许多维生素根本不含胺，不含氮，因此将最后字母"e"去掉即为 vitamin。

第一节 维生素的分类与特点

一、维生素的分类与命名

（一）维生素的分类

维生素按其溶解性可分为水溶性维生素和脂溶性维生素两大类。脂溶性维生素主要有维生素 A、维生素 D、维生素 E 和维生素 K。水溶性维生素主要有 B 族维生素和维生素 C 两大类。B 族维生素包括维生素 B_1、维生素 B_2、泛酸、维生素 PP、维生素 B_6、叶酸、生物素和维生素 B_{12}。

有些物质在化学结构上类似于某种维生素，经过简单的代谢反应即可转变成维生素，此类物质称为维生素原，例如 β-胡萝卜素能转变为维生素 A，称为维生素 A 原；7-脱氢胆固醇可转变为维生素 D_3，称为维生素 D 原。但要经许多复杂代谢反应才能形成的则不能称为维生素原，例如色氨酸经复杂的生化反应可转变为维生素 PP，不能称为维生素原。

除此之外，有些化合物的活性与维生素极为相似，被称为"类维生素"。例如，生物类黄酮、肉碱、辅酶 Q、硫辛酸、乳清酸和牛磺酸等；其中肉碱和牛磺酸由于对婴幼儿生长发育的重要作用而受到特别重视。肉碱在长链脂肪酸的 β-氧化中起关键作用，调节能量代谢；牛磺酸可保护视网膜、心肌，促进中枢神经系统发育和增强免疫力。新生儿特别是早产儿的配方食品中需要强化补充肉碱与牛磺酸。

（二）维生素的命名

维生素以发现顺序、生理功能、化学结构、来源与分布等多种方式命名。按其生理功能命名的有抗坏血酸、抗脚气病维生素、抗干眼病维生素、抗不育维生素、抗佝偻病维生素等；按其化学结构命名的有黄醇、硫胺素、核黄素、钴胺素等；按其来源或分布命名的有叶酸、泛酸等；常以发现顺序英文大写字母命名，例如，维生素 A、B、C、D、E、K 等。

二、维生素的特点

各种维生素的共同特点：①不是人体组织细胞的结构成分；②不是人体的能源物质；③体内不能合成或合成量不能满足人体需要；④主要生理功能是参与体内物质代谢和调节；⑤必须由食物供给且每日需要量较少；⑥所有维生素均为小分子有机化合物。除以上共同特点外，各种维生素的性质、代谢特点、功能等也有显著的差别。

第二节 水溶性维生素

水溶性维生素的主要特点：①均溶于水；②除维生素 B_{12} 的吸收需要内因子的参与

外其他水溶性维生素能自由地迅速吸收；③除了维生素 B_{12} 和大部分叶酸与蛋白质结合转运外，其余水溶性维生素均可在体液中自由转运；④多数储存量不多，所以需要经常补充（但维生素 B_{12} 的储存量可用数年）；⑤摄入过多可由尿排出，故均未见过蓄积中毒；⑥B 族维生素主要以辅酶形式参与物质代谢。

一、B 族维生素

（一）维生素 B_1

1. 化学本质及来源 维生素 B_1 又称硫胺素（thiamin）、抗脚气病因子和抗神经炎因子。在生物体内以硫胺素的硝酸盐、磷酸盐的形式存在。维生素 B_1 耐热不耐碱，氧化剂和还原剂均可使其失活。维生素 B_1 广泛分布于各类食物中，动物的内脏（肝、肾、心）、瘦肉、酵母、全谷类、豆类和坚果等是其主要来源。中药车前草中含量丰富。

2. 生理功能 维生素 B_1 在小肠吸收后经血运输，主要在肝及脑组织中被硫胺素焦磷酸激酶催化生成焦磷酸硫胺素（thiamin pyrophosphate，TPP）。TPP 在体内作为 α 酮酸脱氢酶系的辅酶，参与糖的代谢。此外，TPP 也是磷酸戊糖途径中转酮醇酶的辅酶，间接影响核酸的代谢。

维生素 B_1 还有抑制胆碱酯酶活性的作用。当维生素 B_1 缺乏时，胆碱酯酶活性升高，乙酰胆碱分解加速，神经传导受到影响，引起胃肠蠕动缓慢、消化道分泌减少、消化不良等症状。临床常用酵母片治疗小儿腹泻就是基于此理论。

3. 需要量与缺乏症 正常成人每日维生素 B_1 的需要量为 $1.0 \sim 1.5mg$。摄入不足会使丙酮酸氧化脱羧反应发生障碍，糖的分解代谢受阻，依赖糖的有氧氧化供能的神经组织供能不足以及神经细胞膜髓鞘磷脂合成障碍，导致慢性末梢神经炎和其他神经肌肉的变性病变，即脚气病。脚气病主要发生于高糖饮食、精制米、面及习惯性饮酒人群。临床上可通过测定红细胞中转酮醇酶的活性、尿中硫胺素与血中硫胺素的浓度来判定维生素 B_1 是否缺乏。

（二）维生素 B_2

1. 化学本质及来源 维生素 B_2 又称核黄素（riboflavin），其化学本质是 D-核醇和 6,7-二甲基异咯嗪（又称黄素）的缩合物。维生素 B_2 是橙黄色针状晶体，味微苦，水溶液有黄绿色荧光。维生素 B_2 对热稳定，在 $120℃$ 加热 6 小时仅少量破坏，但在碱性或光照条件下极易分解。维生素 B_2 广泛存在于动植物食物中，动物肝脏、心、肾、乳、蛋、豆类及酵母中含量尤为丰富。

2. 生理功能 维生素 B_2 从食物中被吸收后在小肠黏膜的黄素激酶作用下，与 ATP 合成黄素单核苷酸（flavin mononucleotide，FMN）。后者经焦磷酸化酶的催化进一步生成黄素腺嘌呤二核苷酸（flavin adenine dinucletide，FAD）。FMN 和 FAD 是维生素 B_2 的活性形式，构成黄素酶的辅酶，作为递氢体，参与生物氧化、脱氨基作用等重要的代谢供能过程，有助于头发、骨骼及指甲的生长，促进机体生长与发育；同时具有强化肝功能、调节肾上腺素的分泌、维护皮肤和黏膜的完整性等作用。

3. 需要量与缺乏症 维生素 B_2 与能量代谢有关，需要量随热量而定。一般成人按 0.5 mg/1000kcal 供给，我国成人男女需要量分别为 1.4 mg/d 和 1.2 mg/d。膳食中长期缺乏维生素 B_2 会导致细胞代谢异常。临床上主要表现为阴囊炎、唇炎、舌炎、口角炎、眼角膜炎等脂溢性皮炎。

（三）维生素 B_6

1. 化学本质及来源 维生素 B_6 为吡啶衍生物，包括吡哆醇（pyridoxine，PN）、吡哆醛（pyridoxal，PA 或 PL）和吡哆胺（pyridoxamine，PM）三种形式，体内活性形式是磷酸酯的化合物。维生素 B_6 为无色晶体，易溶于水和乙醇，稍溶于脂溶剂；对光、热和碱均敏感，易破坏损失。维生素 B_6 多存在于酵母、谷物、肝脏、蛋类、乳制品等食物中，也可由肠道菌群合成。

2. 生理功能 食物中的维生素 B_6 由非特异性磷解酶分解为 PL、PM 及 PN，在小肠腔内被吸收后运送至组织，由磷酸激酶催化形成磷酸吡哆醛（PLP）和磷酸吡哆胺（PMP），两者可相互转变。PLP 和 PMP 作为体内 60 多种酶的辅酶参与氨基酸、糖、脂肪及核酸代谢等过程。

维生素 B_6 是氨基酸代谢中转氨酶和脱羧酶的辅酶，能够催化酪氨酸、组氨酸、多巴、色氨酸脱羧，形成酪胺、组胺、多巴胺和 5-羟色胺等神经递质，临床上用于治疗早期癫痫病；参与半胱亚磺酸脱羧变成牛磺酸，临床用于治疗脉络丛及视网膜的环形萎缩；促进谷氨酸脱羧形成 γ-氨基丁酸，与中枢神经系统的抑制作用相关，故临床上用于治疗小儿惊厥和妊娠呕吐。

维生素 B_6 还是 δ-氨基-γ-酮戊酸（ALA）合酶的辅酶，与血红素合成密切相关，缺乏时可引起低血色素小细胞性贫血和血清铁升高，故维生素 B_6 临床上也用于防治镰形红细胞性贫血。

此外，PLP 也是糖原磷酸化酶的重要组成部分，参与糖原的分解过程。

3. 需要量与缺乏症 因食物富含维生素 B_6，同时肠道细菌又可以合成维生素 B_6，人类很少发生维生素 B_6 缺乏症。但抗结核药物异烟肼可以与吡哆醛缩合为异烟腙，减少磷酸吡哆醛的生成，故使用异烟肼药物时，应适当补充维生素 B_6。

疾病状态下的缺乏症为多发性神经病，表现为脂溢性皮炎、粉刺、贫血、忧郁和神经衰弱等症状。过量使用出现共济失调、远侧肢体的位置与震动感觉功能受损、腱反射消失等感觉神经系统症状。

（四）叶酸

1. 化学本质及来源 叶酸（folic acid）是含有蝶酰-谷氨酸结构的一类化合物的统称。叶酸为淡橙黄色结晶或薄片；微溶于水，不溶于乙醇、醚、丙酮和氯仿，但其钠盐极易溶于水；对热、光线、酸性溶液均不稳定，在中性及碱性溶液中对热稳定，烹调中损失可达 50% ~ 90%。天然叶酸广泛存在于动植物类食品中，尤以酵母、肝及绿叶蔬菜中含量较多。但在不同的食物中生物利用率差别甚大，例如，莴苣中的叶酸仅为25%的利用率，而豆类中叶酸利用率可高达96%。

2. 生理功能 食物中叶酸在肠道吸收后，经门静脉进入肝脏，在肝内二氢叶酸还原酶的作用下，转变为具有活性的四氢叶酸（tetrahydrofolic acid，FH_4）。FH_4是体内一碳单位转移酶系统中的辅酶，由叶酸在维生素 C 和 $NADH^+$ 存在下，经叶酸还原酶和维生素 B_{12} 的参与生成。膳食中的葡萄糖和维生素 C 能促进叶酸的吸收。

叶酸在体内以 FH_4 的形式发挥作用。FH_4 中 N^5 和 N^{10} 可单独或同时发生取代反应，携带甲酰基、亚甲基、甲炔基和亚氨甲基等不同氧化水平的一碳单位。FH_4 作为一碳单位代谢的辅酶和载体，参与体内嘌呤、嘧啶及胆碱的合成，进而影响 DNA、RNA 及蛋白质的生物合成。

FH_4 参与甘氨酸与丝氨酸的可逆转化及蛋氨酸和组氨酸的代谢，促进磷脂、肌酸和神经介质的合成，有助于骨髓中幼细胞的成熟，帮助调节胚胎神经细胞发育，防止新生儿先天性神经管缺陷症的发生。

FH_4 参与细胞器蛋白质合成中启动 tRNA 的甲基化过程，从而对正常血细胞的分裂和生成具有促进作用。当维生素 B_{12} 和叶酸缺乏或某些药物抑制了叶酸还原酶，使 FH_4 不能正常转化，可影响血细胞的发育和成熟，故临床常用于预防和治疗巨幼红细胞性贫血以及白细胞减少症。

此外，叶酸和烟酸协同能阻止自由基对染色体破坏，具有抗结肠癌、前列腺癌、宫颈癌等抗癌作用；还可作为辅助治疗剂，用于缓解精神分裂症、慢性萎缩性胃炎、抑制支气管鳞状转化以及防治因同型半胱氨酸血症而引起的冠状动脉硬化症、心肌损伤与心肌梗死等。

3. 需要量与缺乏症 叶酸来源广泛，同时肠道细菌也可合成，人类很少发生叶酸缺乏。在妊娠期细胞快速分裂或哺乳期生乳作用时，叶酸需要量增加，应适当补充叶酸。叶酸缺乏可引起巨幼红细胞性贫血和胎儿神经管畸形。

（五）维生素 B_{12}

1. 化学本质及来源 维生素 B_{12} 又称钴胺素，是唯一含有金属元素钴的维生素。哺乳类（人类）组织中最主要的辅酶形式为 5′-脱氧腺苷-钴胺素（辅酶 B_{12}）和甲基钴胺素（甲基 B_{12}）。维生素 B_{12} 为红色结晶，水溶液在 pH4.5 ~ 5 时最稳定，但在强酸、强碱或光照下其活性可被重金属及氧化还原剂所破坏。自然界只有微生物能合成维生素 B_{12}。植物性食品中维生素 B_{12} 含量甚少，豆类根瘤菌可部分合成。动物性食物也直接或间接来自于微生物，其中肝脏、瘦肉及乳中含量较多。

2. 生理功能 食物中的维生素 B_{12} 是以蛋白质结合型存在，在胃酸与胃蛋白酶作用下释放出来，与胃黏膜细胞分泌的 R 蛋白结合，在小肠中维生素 B_{12}-R 蛋白复合物分解后，与内因子结合才能在回肠部位被吸收。机体内的维生素 B_{12} 以甲基 B_{12} 和辅酶 B_{12} 的活性形式分别存在于胞浆和线粒体内，为琥珀酸 CoA 和蛋氨酸合成所必需。

维生素 B_{12} 作为 L-甲基丙二酸 CoA 变位酶辅酶参与琥珀酸 CoA 的合成。L-甲基丙二酸 CoA 变位酶催化 L-甲基丙二酸与琥珀酸的异构反应，使其分子内部重新排列转变为琥珀酸 CoA，进入到代谢途径。这一生化特性影响脂肪酸的正常合成，因此维生素 B_{12} 缺乏会造成髓鞘质变性退化，引发进行性脱髓鞘。先由周围神经开始，手指有刺痛感，后发展至脊柱后侧及大脑，发生记忆力减退，易激动，嗅味觉不正常，运动也不正常的神经系统的症状。

此外，维生素 B_{12} 作为同型半胱氨酸甲基转移酶的辅酶还参与蛋氨酸的转化过程。甲基 B_{12} 从 N^5-甲基四氢叶酸接受甲基，转移至同型半胱氨酸转变成蛋氨酸。这一生化反应对四氢叶酸及其衍生物的形成具有重要意义，进而影响叶酸的功能表达、嘌呤及胸腺嘧啶核苷酸的合成及组氨酸的代谢等。

3. 需要量与缺乏症 正常人每日维生素 B_{12} 需要量为 2 ~ 5μg，恶性贫血患者每日需肌注 100μg。由于维生素 B_{12} 广泛存在于动物性食品中，正常膳食者很难发生缺乏症。临床可由尿中甲基丙二酸排出量判断维生素 B_{12} 是否缺乏。

（六）维生素 PP

1. 化学本质及来源 维生素 PP 又称抗癞皮病因子，为吡啶衍生物，包括尼克酸（nicotinic acid）（又称烟酸）和尼克酰胺（nicotinamide）（又称烟酰胺）。尼克酸为白色针状结晶，微溶于水及乙醇，不溶于乙醚。是少数存在于食物中相对稳定的维生素，不容易被光、空气破坏，对碱稳定，即使经烹调及储存亦不会大量损失。尼克酰胺更易溶解，能溶于水、乙醇和乙醚。维生素 PP 在肝脏内可由色氨酸代谢转变而成，但转化效率有限，仍需从食物中摄取，在瘦肉、全谷物、动物内脏、啤酒酵母、坚果及绿叶蔬菜中含量丰富。

2. 生理功能 维生素 PP 在体内的活性形式为尼克酰胺-腺嘌呤-二核苷酸（nicotinamide adenine dinucleotide，NAD^+）和尼克酰胺-腺嘌呤-二核苷酸磷酸（nicotinamide adenine dinucleotide phosphate，$NADP^+$），即辅酶 Ⅰ（Co Ⅰ）和辅酶 Ⅱ（Co Ⅱ）。Co Ⅰ 和 Co Ⅱ 为脱氢酶的辅酶，是生物氧化过程中不可缺少的递氢体，催化细胞代谢过程中的氧化还原反应。以 Co Ⅰ 为辅酶的脱氢酶主要参与呼吸作用，即参与从底物到氧的电子传递作用的中间环节；而以 Co Ⅱ 为辅酶的脱氢酶类则通常与生物合成反应有关，主要将分解代谢中间物上的电子转移到生物合成反应中所需要电子的中间物上。近年来，尼克酸作为药物用于临床治疗高胆固醇血症。尼克酸能抑制脂肪动员，使肝中极低密度脂蛋白合成下降，从而降低血浆胆固醇浓度。

3. 需要量与缺乏症 维生素 PP 人体每日需要量与热能需要量成正比，是 B 族维生素中人体需要量最多者。不良饮食与疾病状态下缺乏造成糖代谢受阻，神经细胞能量不足引起功能受影响，导致癞皮病。临床表现为皮疹、消化系统及神经系统症状。初时全身乏力以及舌头和口腔疼痛，以后在两手、两颊、左右额及其他裸露部位出现对称性皮炎、直肠炎以及急躁、忧虑、抑郁等精神上的变化。严重缺乏会导致神经组织变性，出现皮炎（dermatitis）、腹泻（diarrhea）和痴呆（dementia）的典型症状，又称"三D"症状。该病症若过量补充维生素 PP 会引起血管扩张、脸颊潮红、痤疮及胃肠不适等症状，长期大量服用会损伤肝脏。此外，抗结核药物异烟肼与维生素 PP 结构相似，二者有拮抗作用。因而，若需长期服用此类抗结核药物，应注意补充维生素 PP。

（七）泛酸

1. 化学本质及来源 泛酸又名遍多酸，是由 β-丙氨酸通过肽键与 α,γ-二羟-β,β-二甲基-丁酸缩合而成的一种酸性物质。泛酸为白色粉末，有吸湿性，易溶于水，微溶于乙醇，几乎不溶于氯仿或乙醚。在中性溶液中耐热，对氧化剂和还原剂极为稳定，但在酸性及碱性溶液中加热易破坏。泛酸广泛存在于几乎所有的食物中，一般不缺乏。

2. 生理功能 泛酸经肠吸收后转化为 4-磷酸泛酰-巯基乙胺，成为辅酶 A（coenzyme A，CoA）和酰基载体蛋白（acyl carrier protein，ACP）的组成部分。CoA 作为酰基转移酶的辅酶涉及脂肪酸链的延长、丙酮酸和脂肪酸的氧化等，从而广泛参与糖、脂肪、蛋白质的代谢及肝的生物转化作用；ACP 主要参与脂肪酸、乙酰胆碱、胆固醇、卟啉、类固醇类激素等的合成过程。

泛酸在机体内以 CoA 和 ACP 的活性形式发挥其生理功效。能够促进抗体的合成；维持肾上腺的正常机能；加强皮肤水合功能，增强皮肤耐受力，可以改善干燥、粗糙、脱屑、瘙痒症状，治疗银屑病、接触性皮炎等多种皮肤病。

3. 需要量与缺乏症 由于泛酸在自然界分布广泛，肠道细菌也能合成，故人类很少发现其缺乏症。临床用泛酸协同治疗其他维生素 B 缺乏症及周围神经炎，还用于抗应激、抗寒冷、抗感染、抗过敏、防止抗生素的毒性及消除术后腹胀等。此外，泛酸与维生素 C 合用可治疗播散性红斑狼疮。

（八）生物素

1. 化学本质及来源 生物素又称维生素 H、辅酶 R，是由噻吩环和尿素结合而成的骈环，并带有一个戊酸侧链的化合物。生物素为无色针状结晶体，耐酸不耐碱，在常温下稳定，但在高温和氧化剂作用下失活。生物素有 α、β 两种异构体，广泛分布于酵母、肝、蛋类、花生、牛奶和鱼类等食品中。肠道细菌也能合成，人类未发现缺乏症。

2. 生理功能 生物素是体内多种羧化酶的辅酶，如乙酰辅酶 A 羧化酶、丙酮酸羧化酶、丙酰辅酶 A 羧化酶等，参与 CO_2 的固定过程。在组织内，生物素通过其分子侧链中戊酸的羧基与酶蛋白分子中赖氨酸残基上的 ε-氨基以酰胺键牢固结合，生成羧基生物素-酶复合物，又称生物胞素。生物胞素可将活化的羧基转移给相应的底物。

食物中结合态的生物素经肠道蛋白酶和生物素酶的作用，释放出游离生物素，在小肠近端被吸收。生物素的生理功能主要包括：①参与维生素 B_{12}、叶酸、泛酸的生物转化；②促进尿素的合成与排泄；③促进汗腺、神经组织、骨髓、男性性腺、皮肤及毛发的生长，减轻湿疹、皮炎症状，预防白发及脱发；④参与脂肪酸、糖类和蛋白质的合成与分解代谢。临床用于治疗动脉硬化、中风、脂质代谢失常、高血压、冠心病和血液循环障碍性疾病。

3. 需要量与缺乏症 生物素成人每日需要量为 100 ~ 200μg。生物素来源广泛，人类一般不易发生生物素缺乏症。蛋清中含有碱性抗生物素蛋白，能与生物素结合成为一种非常稳定，但无活性、难吸收的化合物。如果长期食用生鸡蛋，可妨碍生物素的吸收。此外长期使用抗生素会抑制肠道细菌的生长，也可导致生物素的缺乏。表现为疲乏、恶心、呕吐、皮炎、湿疹、萎缩性舌炎、脱屑性红皮病、轻度贫血及忧郁、失眠等神经症状。

（九）B 族维生素与辅酶

B 族维生素的主要生理功能是作为酶的辅助因子，通过酶参与体内物质代谢和调节。常见的 B 族维生素与酶的辅助因子的关系见表 4-1。

表 4-1 维生素与辅助因子的对应关系

维生素	辅酶或辅基名称	转移的基团
维生素 PP	NAD$^+$（尼克酰胺腺嘌呤二核苷酸，辅酶 Ⅰ）	氢原子（质子）
	NADP$^+$（尼克酰胺腺嘌呤二核苷酸磷酸，辅酶 Ⅱ）	
维生素 B$_2$	FMN（黄素单核苷酸）	氢原子
	FAD（黄素腺嘌呤二核苷酸）	
维生素 B$_1$	TPP（焦磷酸硫胺素）	醛基
泛酸	辅酶 A（CoA）	酰基
维生素 B$_{12}$	钴胺素辅酶类	烷基
生物素	生物素	二氧化碳
维生素 B$_6$	磷酸吡哆醛	氨基
叶酸	FH$_4$（四氢叶酸）	一碳单位

二、维生素 C

（一）化学本质及来源

维生素 C 又名抗坏血酸，是以内酯形式存在的 L-己糖衍生物。维生素 C 为无色片状结晶，味酸，不易溶于乙醇，不溶于脂溶剂。维生素 C 容易被氧化，加热、光照、碱性溶液及金属离子 Cu^{2+}、Fe^{3+} 加速其氧化。不当的储存与加工方式会造成维生素 C 的大量损失。新鲜水果及蔬菜中的有机酸及其他抗氧化剂可保护维生素 C 免于破坏。辣椒、鲜枣、番茄、橙子及松针中维生素 C 含量丰富；种子不含维生素 C，但能自体合成，因而豆芽中维生素 C 含量也较高。

（二）生理功能

维生素 C 与脱氢抗坏血酸的可逆转化形成氧化还原系统，参与体内的氧化还原反应。主要包括：①还原巯基：在谷胱甘肽还原酶作用下还原氧化型谷胱甘肽为还原型，从而清除脂质过氧化物，保护细胞膜的正常结构与生理功能；②还原高铁血红蛋白（MetHb）：维生素 C 将红细胞 MetHb 还原为血红蛋白（Hb），保证其运送氧气的能力；③还原 Fe^{3+}：维生素 C 将 Fe^{3+} 还原为 Fe^{2+}，促进食物中铁在小肠部位的吸收；④清除自由基：维生素 C 螯合金属离子，清除体内自由基，免除金属离子、臭氧、二氧化氮、酒精和四氯化碳等化学物质对蛋白质、核酸等生物大分子的氧化损伤，保护细胞、组织的正常结构与功能。

此外，维生素 C 还能促进免疫球蛋白的合成与稳定，增强机体免疫力，临床用于病毒性疾病等的支持性治疗；保护肝微粒体氧化还原酶系活性，阻断消化道亚硝酸胺致癌物的形成，临床用于防止癌的扩散、减轻抗癌药的副作用；螯合金属保护巯基酶，临床用于重金属解毒等。

（三）需要量与缺乏症

我国建议成人维生素 C 每日需要量为 60mg。单一饮食及疾病造成维生素 C 的缺乏导致坏血病，表现为毛细血管脆性增加、透过性增高和易破裂，出现牙龈、皮下及关节部位出血。维生素 C 缺乏使胶原蛋白合成障碍引起骨发育不全或退化，导致骨质疏松。单次大剂量服用时，未被吸收者在肠内残留，影响渗透压，引起维生素 C 中毒，可导致疲乏、呕吐、腹泻、荨麻疹、腹痛和尿结石等症状。

第三节　脂溶性维生素

脂溶性维生素的主要特点：①不溶于水，溶于脂质和多数有机溶剂。②随脂质吸收而吸收，脂性腹泻及胆道疾病时会妨碍吸收。③吸收后通过乳糜微粒或特殊的球蛋白运输。④体内储存量较多，多数储存于肝脏。维生素 E 广泛分布于肝脏、脂肪组织和生物膜中。⑤维生素 A、D 摄入过多会引起蓄积性中毒。

一、维生素 A

（一）化学本质及来源

维生素 A 是含有 β-白芷酮环的不饱和一元醇类，呈淡黄色。易溶于有机溶剂，对碱稳定，对酸不稳定，光照易形成二聚体或多聚体。天然的维生素 A 有 A_1 和 A_2 两种形式，A_1 又称视黄醇，A_2 又称 3-脱氢视黄醇。体内的活性形式包括视黄醇、视黄醛和视黄酸。

植物和真菌中的有些类胡萝卜素在体内可分解转变为维生素 A，并具有维生素 A 的生理作用，故称为维生素 A 原。维生素 A 原包括 β-胡萝卜素、叶黄素、番茄红素等类胡萝卜素。其中 β-胡萝卜素含有两个 β-紫罗兰酮环和四个异戊二烯侧链，可在小肠黏膜的加氧酶催化下加水断裂转变为维生素 A。但 β-胡萝卜素的生物利用率较低，与维生素 A 的折算系数为 1/6。维生素 A 与维生素 A 原多存在于鱼肝油、动物肝脏、绿色蔬菜、胡萝卜、南瓜中。

血浆中的维生素 A 是非酯化型的，与视黄醇结合蛋白（retinol binding protein, RBP）结合而被转运。后者又与已结合甲状腺素的前清蛋白（prealbumin, PA）相结合，形成维生素 A-RBP-PA 复合物，运至靶组织后，与特异受体结合后被利用。在视觉细胞内，视黄醇与细胞视黄醇结合蛋白结合。

（二）生理功能

1. 构成视觉细胞内感光物质——视色素　在视觉细胞内由 11-顺视黄醛与不同的视蛋白构成视色素。视色素有视红质、视青质、视蓝质及视紫红质等多种。锥状细胞内富含视红质、视青质及视蓝质，可以感受强光；杆状细胞内富含视紫红质，可以感受弱光或暗光。例如，当视紫红质感光时，视色素中的 11-顺视黄醛在光异构作用下转变为全反视黄醛，并与视蛋白分离而失色，同时引起杆状细胞膜的 Ca^{2+} 离子通道开放，Ca^{2+} 迅速流入细胞，产生神经冲动，冲动经传导致大脑而产生视觉。生成的全反视黄醛少量可在异构酶作用下重新异化为 11-顺视黄醛，而大部分则是被还原为全反视黄醇，经血液至肝脏，在肝脏转变为 11-顺视黄醇，合成视色素。其他视色素的感光过程与视紫红质相似。

2. 参与生物膜糖蛋白的合成　视黄醇的磷酸酯是糖蛋白合成中所需的寡糖基的载体。维生素 A 缺乏会影响上皮细胞糖蛋白及膜糖蛋白合成，导致上皮干燥、增生及角化。其中以眼、呼吸道、消化道、尿道和生殖道的上皮受影响最为显著。上皮组织不健全，抵抗微生物侵袭的能力降低，易感染疾病。泪腺上皮不健全，分泌活动会减少甚至停止，易产生干眼病，所以维生素 A 又称为抗干眼病维生素。

3. 其他作用　缺乏维生素 A 时，儿童可出现生长缓慢、发育不良，这可能与维生素 A 参与类固醇的合成有关；维生素 A 可控制细胞的增殖分化，抑制肿瘤细胞的生长等，虽然其作用机制尚未定论，但流行病学调查已经表明：维生素 A 的摄入与癌症的发生呈负相关；β-胡萝卜素是抗氧化剂，在氧分压较低时，能直接消灭自由基，而自由基已被证实是引起肿瘤和许多疾病的重要因素。

维生素 A 虽然有许多重要的生理功能，但使用过量则可引起中毒。长期每日用量超过 50 万 IU，可引起中毒，严重者可使生长停滞及造成肝脏不可恢复的损伤（细胞坏死、纤维化和肝硬化），目前多见于婴幼儿不合理使用维生素 A 或用鱼肝油治疗佝偻病所致。因为鱼肝油中维生素 A 的含量很高，在满足维生素 D 的治疗用量时，势必引起维生素 A 的蓄积性中毒，其早期表现为皮肤干燥、瘙痒、烦躁、厌食、毛发枯干易脱，应及早发现及时处理。

（三）需要量与缺乏症

人体每日需要量为 80μg，维生素 A 缺乏与过量均引起疾病。维生素 A 缺乏会引起暗适应能力下降，严重时发生夜盲症；黏膜、上皮改变，抵抗微生物侵袭的能力下降，易引发感染；泪腺分泌减少甚至停止，发生干眼病。此外，儿童缺乏会引起味觉、嗅觉减弱，食欲下降，生长迟缓。

二、维生素 D

（一）化学本质及来源

维生素 D 又称抗佝偻病维生素，是类固醇的衍生物。无色晶体，不易被酸、碱、氧化剂破坏，在 265nm 处有特征性的吸收峰。现在已知的维生素 D 有 D_2、D_3、D_4 和 D_5。它们的结构很相似，只是侧链有所差别，过去认为的维生素 D_1 实际上是维生素 D_2 和感光醇的混合物。在生物体内，以维生素 D_2（麦角钙化醇）和 D_3（胆钙化醇）的活性较高。

体内的维生素 D 来自于胆固醇的代谢。胆固醇首先氧化为 7-脱氢胆固醇，储存在皮下，在紫外线作用下转变为维生素 D_3，因而称 7-脱氢胆固醇为维生素 D_3 原。在酵母和植物油中有不能被人体吸收的麦角固醇，在紫外线照射下可以转变为能够被人体吸收的维生素 D_2，故称麦角固醇为维生素 D_2 原。

食物中的维生素 D 在进入机体后，首先以乳糜微粒的形式经淋巴入血，在血液中与一种特殊的载体蛋白——维生素 D 结合蛋白结合后被运至肝，在肝 25-羟化酶的催化下，维生素 D 的第 25 位碳原子加氧生成 25-(OH)-D_3，然后在肾脏经 1-羟化酶的催化，转变成有生物活性的 1,25-$(OH)_2$-D_3。

（二）生理功能

膳食中的维生素 D 在空肠、回肠部分与脂肪一起吸收，与乳糜微粒相结合由淋巴系统运送到肝脏。在肝脏经羟化成为 25-羟维生素 D_3〔25-(OH)-D_3〕，经血液运输至肾脏转化为 1,25-二羟维生素 D_3〔1,25-$(OH)_2$-D_3〕。其中，1,25-二羟维生素 D_3 为维生素 D 在体内的活性形式。作用于小肠黏膜、肾及肾小管上皮细胞，具有类激素调节作用。

1. 调节血清钙、磷浓度 维生素 D 具有调节钙、磷代谢的活性，维持血清钙、磷浓度的稳定。血钙浓度降低时，诱导甲状旁腺素（PTH）分泌，PTH 与 1,25-$(OH)_2$-D_3 协同作用，诱导合成钙结合蛋白，促进小肠黏膜对钙、磷的吸收和转运及肾小管重吸收；并动员骨钙，使血钙恢复到正常水平；血钙浓度高时，刺激甲状腺 C 细胞，产生降钙素（CT），阻止骨钙动员，促使钙及磷从尿中排出，使血钙、磷恢复正常值。维生素 D 摄入量不足，则血中钙与磷低于正常值，会出现骨骼变软及畸形。

2. 促进骨的代谢 维生素 D 具有调节钙的作用，有助于骨骼矿物质沉积与更新，为骨及牙齿正常发育所必需。在骨骼中，维生素 D 既促进钙、磷的吸收有助于新骨的钙化，又可将钙、磷从骨质中动员出来，在维持血钙平衡的同时使骨质不断更新。

3. 促进怀孕及哺乳期母体的钙输送至子体 乳腺为 1,25-$(OH)_2$-D_3 的靶组织之一，维生素 D 与乳汁中钙的水平有直接关系。怀孕及哺乳期间母亲可将自身骨质中的钙输送给子体，以维持胎儿或婴儿正常生长。

4. 其他 维生素 D 还可保护神经，抑制炎症，参与表皮细胞的生长与分化。对于癣病、湿疹、疥疮、斑秃和皮肤结核等皮肤病有一定的预防和治疗作用。另外，有研究发现胰脏 β 细胞内存在 1,25-(OH)$_2$-D$_3$，可能与胰岛素的分泌有关，但更多的作用机制尚不清楚。

（三）需要量与缺乏症

高脂膳食有利于维生素 D 的吸收，胆汁也可帮助其吸收。慢性胰腺炎、脂肪痢及胆道阻塞等疾病造成脂肪吸收障碍时会影响维生素 D 的吸收。维生素 D 长期过量摄入时会引起恶心、头痛、肾结石、肌肉萎缩、腹泻、口渴、体重减轻、多尿及夜尿等症状，严重中毒时则会损伤肾脏，使胃、肾、心脏及主动脉等软组织钙化，重者可致死亡。治疗维生素 D 过多时可用糖皮质激素以减低血清钙的水平。

儿童维生素 D 推荐量为 400IU/d。儿童缺乏维生素 D 时，钙和磷的吸收不足导致骨骼钙化不全，骨骼变软，软骨层增加、膨大，两腿因受体重的影响而形成弯曲或畸形，称为佝偻病。成人缺乏维生素 D 可引起软骨病。

三、维生素 E

（一）化学本质及来源

维生素 E 主要有生育酚和生育三酚两大类，其化学本质为 6-羟基苯骈二氢吡喃的衍生物。由于环上甲基的数目和位置不同，每一大类又可分为 α、β、γ 和 δ 四种。其中 α 生育酚在自然界分布最广、活性最高。维生素 E 是淡黄色油状物，对酸、碱和热都较稳定；在无氧条件下很耐热，温度高至 200℃ 也不被破坏。对氧较为敏感，易被氧化，因而能保护其他易被氧化的物质，可作为抗氧化剂；维生素 E 可被紫外线破坏，在 259nm 处有吸收峰。维生素 E 的酚羟基与酸形成的酯类比较稳定，是药用形式。值得注意的是，冷冻储存食物时，生育酚会大量丢失。

维生素 E 广泛存在于鸡蛋、肝脏、鱼类、植物油中。

（二）生理功能

维生素 E 的生理功能主要包括以下几个方面。

1. 与动物生殖功能相关　动物实验证明，缺乏维生素 E 时，雄性动物睾丸萎缩，不产生精子；雌性动物因胚胎和胎盘萎缩而引起流产，这可能与维生素 E 影响前列腺素类化合物（prostaglandin，PG）的合成有关。但人类尚未见因维生素 E 缺乏引起不育症的报导。临床上常用维生素 E 防治先兆流产和习惯性流产。

2. 抗氧化功能　具体表现为：①维生素 E 与超氧化物歧化酶（superoxide dismutase，SOD）、谷胱甘肽过氧化物酶（glutathione peroxidase，GSH-Px）和过氧化氢酶联合作用，构成体内抗氧化系统，维持细胞膜的完整性。维生素 E 缺乏者可发生溶血现象。②维生素 E 抑制体内胆固醇合成限速酶，改善脂质代谢。③维生素 E 能延缓动物成熟后蛋白质分解代谢的速度，防止自由基对脂质、DNA 及蛋白质损害的积累，以延缓衰老过程，用以改善帕金森病症状。

3. 促进血红素代谢 维生素 E 能提高血红素合成过程中的关键酶 δ-氨基-γ-酮戊酸（ALA）合酶及 ALA 脱水酶的活性，促进血红素的合成。新生儿缺乏维生素 E 可引起贫血，可能与血红蛋白合成减少及红细胞寿命缩短有关。

4. 其他 维生素 E 还可维持视网膜色素上皮组织正常功能；减少高 O_2^- 对机体的损害，减轻眼晶体纤维化；抑制半乳糖胺或 CCl_4 所致肝损伤的脂质过氧化；降低乳腺癌、肺癌、肠癌及膀胱癌的发病率等；对汞及铅中毒有一定的解毒作用。

（三）需要量与缺乏症

正常成年人每日对维生素 E 的需要量为 8～10mg。一般饮食基本能满足需要，所以维生素 E 一般不易缺乏。但低体重早产儿、脂肪吸收障碍者可缺乏，表现为红细胞脆性增加、溶血性贫血、尿中肌酸排出增多、神经退行性病变等。孕妇、哺乳期的妇女及新生儿等特殊人群应注意补充维生素 E。

知识链接

维生素 E 的抗衰老及美容作用

近年来，维生素 E 多被用来抗衰老，这与维生素 E 能防止不饱和脂肪酸氧化有关。清除自由基的肌肤自然健康，维生素 E 能中和自由基，将因日晒、污染产生的自由基消除，保护肌肤组织，改善皮肤弹性，使肌肤不至于过早出现细纹、松弛的状况；还能促进皮肤微血管循环，脸色看起来自然红润有活力。因而，维生素 E 在抗衰老方面有重要的意义。

四、维生素 K

（一）化学本质及来源

维生素 K 又称凝血维生素，是一系列 2-甲基-1,4-萘醌的衍生物的统称。维生素 K 有来自植物的维生素 K_1、来自微生物的维生素 K_2 以及人工合成的维生素 K_3 和 K_4 几种主要形式。维生素 K_1 是黄色油状物，K_2 是淡黄色结晶，均有耐热性。在碱性环境中不稳定，易被光照所破坏。人工合成的 K_3 及其磷酸酯、亚硫酸氢盐等衍生物为水溶性肠外用制剂。维生素 K 可由肠道内细菌合成，也可从食物中获取。菠菜、洋白菜等绿叶蔬菜中含量丰富；动物内脏、肉类与奶类含量居中；水果及谷物中含量很少。

（二）生理功能

维生素 K 的主要生理功能是促进凝血因子的成熟。体内无活性型凝血因子 Ⅱ、Ⅶ、Ⅸ、Ⅹ 及抗凝血因子蛋白 C 和蛋白 S 前体在 γ-谷氨酰羧化酶催化下，分子内部 4～6 个谷氨酸残基羧化转变为 γ-羧基谷氨酸。γ-羧基谷氨酸具有很强的螯合 Ca^{2+} 的能力。而

γ-谷氨酰羧化酶的辅助因子是维生素 K。此外，维生素 K 还可增加肠道的蠕动和分泌，延缓糖皮质激素在肝脏的分解灭活作用。近年来的研究发现维生素 K 具有止痛解痉的功效，尤其是对阿托品无效的胆道蛔虫所致的胆绞痛具有较好的疗效。维生素 K 对骨代谢具有重要作用。骨中骨钙蛋白和骨基质 γ-羧基谷氨酸蛋白都是维生素 K 依赖蛋白。服用低剂量维生素 K 的妇女，其股骨颈和脊柱的骨盐密度明显低于服用大剂量维生素 K 时的骨盐密度。

（三）需要量与缺乏症

成人每日对维生素 K 的需要量为 60 ~ 80μg。人类原发性维生素 K 缺乏较为罕见。消化道疾病、脂肪吸收障碍者会造成维生素 K 的吸收不足；抗生素抑制消化道菌群的生长，影响肠道维生素 K 的合成与摄入；新生儿肠道无菌，胎盘不易运输脂质，引起新生儿出血病等。因此，在临床上维生素 K 缺乏常见于胆道梗阻、脂肪痢、长期服用广谱抗生素患者以及新生儿，使用维生素 K 可得到纠正。过量使用则会导致溶血或加重婴儿高胆红素血症。

第四节 维生素与健康

维生素具有十分重要的生理功能，是维持人体健康所必需的营养素之一。维生素缺乏可出现相应缺乏病（症）。

一、维生素缺乏病（症）

由于生理或病理因素造成营养素需求增加，消化、吸收、利用等因素影响导致摄入不足，引起维生素缺乏的病症统称为维生素缺乏病。其病因有原发性摄入不足，也有继发性疾病引起吸收、利用障碍。

常见的维生素临床缺乏症可见表4-2。

表4-2 常见维生素缺乏症

名称	日需要量	缺乏症
维生素 A	80μg	夜盲症、干眼病、皮肤干燥、毛囊丘疹
维生素 D	5 ~ 10μg	儿童：佝偻病，成人：软骨病
维生素 E	8 ~ 10mg	人类未见缺乏症，临床用于治疗习惯性流产
维生素 K	60 ~ 80μg	偶见于新生儿及胆管阻塞患者
维生素 B₁	1.2 ~ 1.5mg	脚气病、末梢神经炎、小儿消化不良
维生素 B₂	1.2 ~ 1.5mg	口角炎、舌炎、唇炎、阴囊炎
维生素 PP	15 ~ 20mg	癞皮病
叶酸	200 ~ 400μg	巨幼红细胞性贫血，胎儿神经管畸形
维生素 B₁₂	2 ~ 3μg	巨幼红细胞性贫血
维生素 C	60mg	坏血病

二、引起维生素缺乏的原因

1. 摄入不足 因灾害或战争等社会因素引起的食物摄入不足；不良偏食习惯造成食物单一或需求升高，尤其是某人群的习惯性偏食甚至可导致某种营养缺乏病的流行；食物因加工烹调不合理，例如，食用精白米面、丢弃米汤、蔬菜先切后洗、叶酸受热损失等维生素遭到破坏；不良生活习惯、昏迷、精神失常或神经性厌食、手术及胃肠道阻塞等疾病引起维生素补充障碍均会使维生素的摄入不足。

2. 吸收不良 消化系统疾病或摄入脂肪量过少从而广泛地影响脂溶性维生素的吸收；手术切除使小肠功能受损，引起脂肪、叶酸、脂溶性维生素和维生素 B_{12}、铁等吸收不良；代谢运输机制受到抑制，例如，秋水仙碱造成绒毛的结构缺陷和酶的损害，使脂肪、乳糖、维生素 B_{12}、矿物盐等吸收不良。

3. 利用减少 组织器官疾病使维生素的利用率或储备能力下降，例如，肝硬化会使维生素 A、B_6、B_{12} 及叶酸的储存减少而出现缺乏；尿毒症时肾脏不能将 $25-(OH)-D_3$ 转变为活性 $1,25-(OH)_2-D_3$，导致肠道吸收钙的障碍。

先天遗传性缺陷引起的利用不足，例如，由于酶蛋白异常影响和辅酶的结合，表现出婴儿惊厥、贫血、高胱氨酸尿症等维生素 B_6 缺乏性疾病；肝细胞缺乏亚氨甲基转移酶时可引起叶酸的利用减少等。

4. 损耗增加 长期的慢性失血、发热、癌症、组织器官病变，例如，肝病、肾病、糖尿病、结核病会增加机体维生素的消耗，应该及时治疗而防止导致维生素缺乏的疾病。此外，寄生虫病会引起维生素损耗增加。

5. 需要增加 特殊人群，例如，青少年、孕妇、乳母及在特殊环境工作人群的生理代谢过程中，维生素需要量明显增加，要注意维生素缺乏病的防治。青少年生长旺盛，骨骼发育快，钙需要量增加，要注意相应维生素的补充；在细胞分裂时核酸合成增加，故妊娠的初期必须增加叶酸量以适应胎儿组织生长发育的需要；乳汁分泌期各种维生素的需要量都有明显增加，如果有维生素吸收不良、利用减少和损耗增加的情况，则更容易发生维生素缺乏。

6. 其他 如肝肾病变影响维生素的储存和活化导致维生素缺乏。

本 章 小 结

维生素是维持正常生理功能所必需的一类低分子化合物，体内不能合成或合成量很少，必须由食物提供。根据其溶解性分为脂溶性维生素（维生素 A、D、E、K）和水溶性维生素（维生素 B_1、B_2、PP、B_6、B_{12}，泛酸，生物素，叶酸，维生素 C）。

由于维生素主要由食物供应，如果维生素摄入量不足、吸收障碍、需要量增加、长期服用某些药物等就会引起维生素缺乏症。单一维生素不足导致特征性缺乏症状，例如，维生素 A 缺乏引起夜盲症、维生素 D 缺乏引起佝偻病或软骨症、维生素 B_{12} 缺乏导致恶性贫血等。但是过量食入某些维生素也会引起中毒。

第五章　酶

学习目标

掌握酶、酶活性中心、同工酶的概念；米氏方程的概念；底物浓度、抑制剂对酶促反应速率的影响。

熟悉酶的化学本质和组成；酶促反应的特点、酶催化作用的机理；酶原的概念、酶原激活的实质；温度、pH 对酶促反应速率的影响。

了解酶的命名及分类方法、酶浓度、激活剂对酶促反应速率的影响及酶在医学上的应用。

第一节　概　　述

一、酶的概念

酶（enzyme，E）是由活细胞产生的、对其底物具有高度专一性和高度催化效率的蛋白质。从 1926 年科学家从豆角中提取出脲酶证明其具有蛋白质特性开始，至今人们已分离纯化出数千种酶，经过物理和化学方法分析证明酶的化学本质是蛋白质。几十年来，酶是蛋白质的观念已得到认可，直到 20 世纪 80 年代初，科学家发现了具有催化活性的 RNA-核酶。核酶是具有高效、专一催化作用的核酸，主要作用于核酸。因此，酶的化学本质除有催化活性的蛋白质之外还包含同样有催化活性的核酸。本章主要讨论化学本质为催化活性蛋白质的酶。

酶所催化的反应称为酶促反应。在酶促反应中，酶所催化的物质称为底物（substrate，S）；反应的生成物称为产物（product，P）；酶所具有的催化能力称为酶的活性；如果酶失去催化能力称为酶失活。

生物体内绝大多数化学反应都依赖于酶的催化，可以说，没有酶的参与，生命活动一刻也不能进行。随着人们对酶分子的结构与功能、酶促反应动力学等研究的深入和发展，慢慢形成了一门新的学科——酶学。酶学与医学联系十分密切，人体的许多疾病与酶的异常紧密相关，许多酶还被用于疾病的诊断和治疗。酶学研究不仅在医学领域具有重要意义，而且对工农业生产实践、科学实践也有深远影响。

Edward Buchner 对酶学的历史性贡献

随着对酵母细胞的深入研究，19 世纪的欧洲掀起了研究生醇发酵机制的热潮。1850 年，法国科学家 Louis Pasteur 经实验断定，发酵离不开活的酵母细胞。虽然 Pasteur 的"活力论"遭到了 Liebig 等著名科学家的反对，但由于 Pasteur 在科学界的巨大声望，他的活力论一直得到普遍承认。直到 1897 年，德国生物学家 Edward Bochner 成功地用酵母提取液实现了发酵，并证明发酵作用与细胞的完整性及生命力无关。他发表了《无细胞的发酵》论文，从此结束了长达半个世纪的有关发酵本质的生命力论和机械论的争论。1903 年他和他的兄弟（Hans Buchner）出版了《酒化酶发酵》的论著，把酵母细胞的活力和酶化学作用联系到一起，推动了微生物学、生物化学、发酵生理学和酶化学的发展。由于在微生物学和现代酶化学方面做出的历史性贡献，Edward Buchner 获得了 1907 年的诺贝尔化学奖。

二、酶促反应的特点

酶与一般催化剂一样，在化学反应前后都没有质和量的改变，即只能催化热力学上允许的化学反应；只能加速反应的速率，而不改变反应的平衡点，即不改变反应的平衡常数。酶在反应中本身不被消耗，极少量的酶就可大大加速化学反应的进行。由于酶的化学本质是蛋白质，因此，酶促反应又具有不同于一般催化剂催化反应的特点和反应机制。

（一）高度催化效率

酶的催化效率极高，通常比非催化反应高 $10^8 \sim 10^{20}$ 倍，比一般催化剂高 $10^7 \sim 10^{13}$ 倍。例如，脲酶催化尿素的水解速度是 H^+ 催化作用的 7×10^{12} 倍。由此可见，酶的催化效率是很高的。

（二）高度专一性（或特异性）

酶与一般催化剂不同，对其所催化的底物具有较严格的选择性。即一种酶仅作用于一种或一类化合物，或一定的化学键，催化一定的化学反应并产生一定的产物，酶的这种特性称为酶的专一性或特异性。根据酶对底物选择的严格程度不同，可分为两种类型。

1. **绝对专一性** 有的酶只能作用于特定结构的底物分子，进行一种专一的反应，生成一定的产物。这种严格的选择性称为绝对专一性。例如，脲酶仅能对尿素起水解作用，生成氨和二氧化碳，对尿素的衍生物则没有催化作用。有些具有绝对专一性的酶可以区分光学异构体和立体异构体，只能催化一种光学异构体或立体异构体进行反应。例如，L-氨基酸氧化酶只能催化 L-氨基酸氧化，对 D-氨基酸则不起作用，这种特性又称为立体异构专一性。

2. 相对专一性　相对专一性就是一种酶能作用于一类化合物或一种化学键，发生一定的化学反应并生成相应的产物，这种不太严格的选择性称为相对专一性。例如，脂肪酶不仅水解脂肪，还能水解简单的酯类化合物。

（三）高度不稳定性

酶的化学本质主要是蛋白质，蛋白质是很脆弱的，容易受到多种理化因素（如高温、强酸、强碱、抑制剂等）的影响发生变性而失去催化活性。

（四）酶活性的可调节性

生物体在长期进化过程中，为适应内外环境的变化和生命活动的需要，逐步形成了对酶促反应的精细调控机制。其中包括酶的变构调节、共价修饰调节及酶含量的调节等。这些调节使体内各种代谢按照生理需要有条不紊地进行。如果体内酶活性的调控异常，各种代谢将发生紊乱。

三、酶促反应的机制

（一）显著降低化学反应的活化能

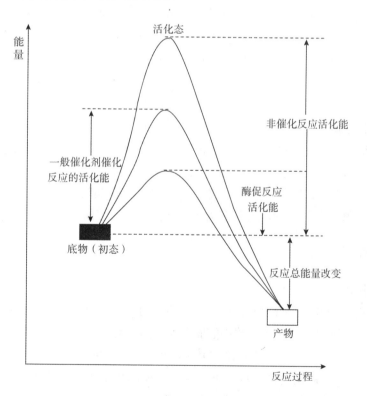

图 5-1　酶促反应活化能的改变示意图

化学反应中，由于反应物分子所含的能量高低不一，只有那些具备一定能量水平的活化分子才能进行化学反应。活化能是指在一定温度下，1mol 反应物从基态转变成过渡态所需要的自由能，即过渡态中间物比基态反应物高出的那部分能量。加快反应速率的关键是增加活化分子的数目，增加活化分子的数目的手段可以是为反应体系提供能量，例如加热。也可以采取降低反应活化能的方法，使更多的基态反应物转化为过渡态。酶与一般催化剂一样，通过降低反应的活化能提高反应速率，即使其底物分子只需要获得极少的能量便可进入过渡态（图5-1）。

（二）中间产物学说与诱导契合假说

研究发现酶在发挥其催化作用之前，必须先与底物结合，形成酶-底物复合物（即 ES 中间复合物），这种结合不是锁和钥匙的刚性结合，而是在酶与底物相互接近时，其分子相互诱导、结构相互变形而易于相互结合，这一过程称为酶-底物结合的诱导契合假说。ES 中间复合物很不稳定，很快分解成产物和游离的酶。

$$E + S \rightleftharpoons ES \Longrightarrow E + P$$

四、酶的命名与分类

（一）酶的命名

每一种酶均有其系统名称和推荐名称。在酶学研究早期，酶的名称多采用习惯名称，即多是根据发现者确定或根据酶所催化的底物、反应的性质以及酶的来源而定的，虽然简单，但有时出现同一酶有数个名称，或有的名称完全不能说明酶促反应的本质。为了克服习惯名称的上述缺点，1961 年，国际生物化学与分子生物学学会（IUBMB）以酶的分类为依据，提出系统命名法。系统命名法规定每一个酶都有一个系统名称，它标明酶的所有底物与反应性质，底物名称之间以"："分隔。由于许多酶促反应是双底物或多底物反应，且许多底物的化学名称太长，这使许多酶的系统名称过于复杂。为了应用方便，国际酶学委员会又从每种酶的数个习惯名称中选定一个简便实用的推荐名称。例如，催化 L-天冬氨酸与 α-酮戊二酸之间氨基转换的酶，系统命名为 L-天冬氨酸：α-酮戊二酸氨基转移酶，推荐名为天冬氨酸氨基转移酶。

（二）酶的分类

根据酶催化的反应类型，酶可以分为六大类：

1. 氧化还原酶类　催化氧化还原反应的酶属于氧化还原酶类。例如，乳酸脱氢酶、过氧化物酶、细胞色素氧化酶、琥珀酸脱氢酶、过氧化氢酶等。

$$反应通式：AH_2 + B \rightleftharpoons A + BH_2$$

2. 转移酶类　催化底物之间基团转移或交换的酶属于转移酶类。例如，甲基转移酶、转硫酶、乙酰转移酶、氨基转移酶等。

反应通式：$AR + B \rightleftharpoons A + BR$

3. 水解酶类 催化底物发生水解反应的酶属于水解酶类。根据其所水解的底物不同可分为蛋白酶、核酸酶、脂肪酶和脲酶等。

反应通式：$AB + H_2O \rightleftharpoons AOH + BH$

4. 裂合酶类 催化一种化合物裂解为两种化合物，或由两种化合物合成一种化合物的酶类，例如，脱水酶、水化酶、脱羧酶、醛缩酶等。

反应通式：$AB \rightleftharpoons A + B$

5. 异构酶类 催化各种同分异构体之间相互转化的酶类。例如，磷酸丙糖异构酶、消旋酶等。

反应通式：$A \rightleftharpoons B$

6. 合成酶类 催化两分子底物合成为一分子化合物，同时偶联有 ATP 的磷酸键断裂释放能量的酶类。例如，氨基酰-tRNA 合酶、谷氨酰胺合酶等。

反应通式：$A + B + ATP \rightleftharpoons AB + ADP + Pi$

国际系统分类法除按上述六类分类原则，将各种酶依次归类，同时，根据酶所催化的化学键的特点和参加反应的基团不同，将每一大类又进一步细分为亚类，赋予每种酶一个统一的分类编号。每种酶的分类编号均由四组数字组成，数字前冠以 EC（enzyme commission）。编号中第一个数字表示该酶属于六大类中的哪一类；第二组数字表示该酶属于哪一亚类；第三组数字表示亚-亚类；第四组数字是该酶在亚-亚类中的排序。

第二节 酶的结构与功能

一、酶的分子组成

酶的化学本质是蛋白质。由单一亚基即一条多肽链构成的酶称为单体酶，例如，牛胰核糖核酸酶 A。由多个相同或不同的亚基以非共价键连接组成的酶称为寡聚酶，例如，乳酸脱氢酶。此外，由几种不同催化功能的酶彼此聚合组成多酶复合物或称多酶体系。还有一些酶由于进化过程中基因的融合，使得在一条肽链上同时具有多种不同的催化功能，这类酶称为多功能酶，例如，哺乳动物体内的脂酸合成酶系。按其分子组成可分为单纯酶和结合酶。

（一）单纯酶

由单纯蛋白质构成的酶称为单纯酶。通常催化水解反应的酶属于此类酶，例如，蛋白酶、淀粉酶、脂酶、核酸酶等。

（二）结合酶

由结合蛋白质构成的酶称为结合酶。其中蛋白质部分称为酶蛋白，非蛋白质部分称为辅助因子。二者结合在一起称全酶。酶蛋白主要决定酶促反应的专一性及其催化机制；辅助因子主要决定酶促反应的性质和类型。当两者单独存在时，是无催化活性的，只有全酶才具有催化作用。

通常根据辅助因子与酶蛋白结合的紧密程度和作用特点不同可将其分为辅酶和辅基。辅酶与酶蛋白的结合比较疏松，通过透析或超滤的方法可将其除去。辅基则与酶蛋白结合很紧密，不能用透析或超滤方法将其除去。在酶促反应中，辅酶在接受质子或基团后可以离开酶蛋白，携带质子或基团参加另一反应并将其转移出去；而辅基不能离开酶蛋白。

辅助因子通常是小分子的有机化合物和金属离子。其中有机化合物多数为 B 族维生素的衍生物或卟啉化合物，它们在酶促反应中主要参与传递电子、质子（或基团）的作用。金属离子是最常见的辅助因子，常见的有 Na^+、K^+、Mg^{2+}、Zn^{2+}、Fe^{3+}/Fe^{2+}、Cu^{2+}/Cu^+ 等，体内大约有 2/3 的酶含有金属离子。

某些金属离子与酶结合紧密，成为酶构成的一部分，提取时不易丢失，不作为连接酶与底物的桥梁，称为金属酶，例如，碱性磷酸酶的 Mg^{2+}。某些金属离子则作为连接酶与底物的桥梁，这些金属离子为酶的活性所必需，与酶的结合是可逆的，这类酶称为金属激活酶，例如，己糖激酶催化葡萄糖反应时形成 Mg^{2+}–ATP 复合物。作为酶的辅助因子的金属离子其作用有：①作为酶活性中心的组成部分参与催化反应，帮助底物与酶活性中心的必需基团形成正确的空间排列，有利于酶促反应的发生；②金属离子可以中和电荷，减小静电斥力，有利于底物与酶的结合；③金属离子通过与酶的结合还可以稳定酶的空间构象；④形成三元复合物，即作为连接酶与底物的桥梁。

有些酶可以含有多种不同类型的辅助因子，例如，琥珀酸脱氢酶同时含有 Fe^{2+} 和 FAD，细胞色素氧化酶既含有血红素又含 Cu^+/Cu^{2+}。

二、酶的活性中心

酶是蛋白质，其分子比底物分子大得多。酶的特殊催化能力只局限在酶分子的一定区域。酶分子中氨基酸残基的侧链由不同的化学基团组成，其中一些与酶的活性密切相关的化学基团称为酶的必需基团。常见的必需基团有丝氨酸侧链上的羟基、组氨酸侧链上的咪唑基、半胱氨酸的巯基（–SH）、谷氨酸和天冬氨酸的羧基等。

酶分子中能与底物特异地结合并催化底物转变为产物，形成具有特定三维结构的区域称为酶的活性中心或活性部位。有些必需基团位于酶的活性中心内，有些必需基团则在酶的活性中心之外。存在于酶活性中心内的必需基团由结合基团和催化基团组成，结合基团识别并结合底物和辅酶，形成酶-底物过渡态复合物；催化基团则通过影响底物中的某些化学键的稳定性，以催化底物发生化学反应，最终转变成产物（图 5-2）。酶活性中心内的这些必需基团可能在一级结构上距离较远，甚至不在同一条多肽链上，但由于多肽链的折叠、盘曲形成高级结构后，它们彼此靠近，因而在空间结构上距离很近，共同组成酶的活性中心。辅助因子常参与酶活性中心的组成。

酶的活性中心是酶分子中具有三维结构的区域，常形成裂缝或凹陷。它们由酶的特定空间构象所维持，深入到酶分子内部，且多由氨基酸残基的疏水基团组成，形成疏水"口袋"。有些必需基团虽然不参加酶活性中心的组成，但为维持酶活性中心的空间结构和作为调节剂的结合部位所必需，这些基团称为活性中心外的必需基团。

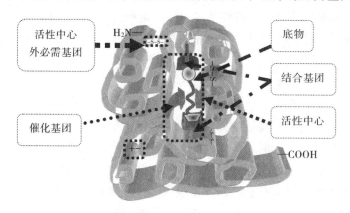

图 5-2　酶的活性中心示意图

三、酶原与酶原激活

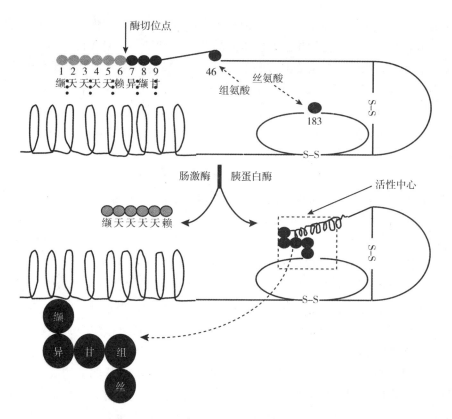

图 5-3　胰蛋白酶原激活示意图

多数酶在细胞合成时即具有活性，但有少数酶在细胞合成时，没有催化活性，需要经过一定的加工剪切才有活性。这类无活性的酶的前体称为酶原。在适当的条件下或特定的部位，无活性的酶原向有活性的酶转化的过程称为酶原的激活。酶原激活的实质是酶活性中心的形成或暴露过程。例如，胰蛋白酶原进入小肠后，在肠激酶的作用下，第6位赖氨酸残基和第7位异亮氨酸残基之间的肽键断裂，水解一段六肽，分子构象发生改变，形成酶的活性中心，成为有催化活性的胰蛋白酶（图5-3）。另外，胃蛋白酶原、弹性蛋白酶原、胰凝乳蛋白酶原及羧基肽酶原等也需经过水解一个或几个肽段后，才具备消化蛋白质的活性。

酶原只能在特定的部位、环境和条件下被激活，表现出酶的活性，这一特点具有重要的生理意义。消化道蛋白酶以酶原形式分泌可避免胰腺的自身消化和细胞外基质蛋白遭受蛋白酶的水解破坏，同时还能保证酶在特定环境和部位发挥其催化作用。临床上急性胰腺炎就是因为各种原因引起胰蛋白酶原等在胰腺组织被激活所致。生理情况下，血管内的凝血因子以酶原形式存在，血液不凝固。一旦血管壁被破坏，一系列凝血因子被激活，凝血酶原被激活生成凝血酶，最终催化纤维蛋白原转变成纤维蛋白，产生血凝块以阻止大量失血，起到保护机体作用。

四、同工酶

同工酶是指催化相同的化学反应，但酶蛋白的分子结构、理化性质甚至免疫学性质不同的一组酶。从分子遗传学角度看同工酶是"由不同基因或复等位基因编码，催化相同反应，呈现不同功能的一组酶的多态型"。由同一基因转录的mRNA前体经过不同的剪接过程，生成的多种不同mRNA的翻译产物（一系列酶）也属于同工酶。即使同工酶在一级结构上有差异，但其活性中心的三维结构相同或相似，因而催化相同的化学反应。现已发现一百多种同工酶，例如，乳酸脱氢酶（lactate dehydrogenase，LDH）、肌酸激酶等。其中研究最多的是乳酸脱氢酶。

动物的乳酸脱氢酶是一种四聚体酶。有两种类型的亚基，即骨骼肌型（M型）和心肌型（H型）。M型与H型按不同比例组合构成5种同工酶，即LDH_1（H_4）、LDH_2（H_3M）、LDH_3（H_2M_2）、LDH_4（HM_3）、LDH_5（M_4），均能催化乳酸与丙酮酸之间的化学反应。区带电泳是最常用的分离这5种同工酶的方法，即LDH_1、LDH_2、LDH_3、LDH_4、LDH_5，其中LDH_1最快，LDH_5最慢（图5-4）。

同工酶广泛地分布于机体的各组织器官中，但在各组织器官中的分布与含量不同，使不同组织与细胞具有不同的代谢特点及同工酶谱。我们可以借助于同工酶的测定和分析以用于某些疾病的辅助诊断。例如，心肌富含LDH_1，故当急性心肌梗死或心肌细胞损伤时，细胞内的LDH_1释入血中，从同工酶谱的分析中鉴定为LDH_1增高；正常LDH_5在肝和骨骼肌细胞中含量丰富，而急性肝炎患者血清LDH_5含量明显增高等，这对疾病的诊断有辅助作用。同工酶的研究已成为分子生物学的重要内容，在代谢调节、分子遗传、生物进化、个体发育、细胞分化以及肿瘤研究方面均有重要意义，在酶学、生物学及临床医学中占有重要位置。

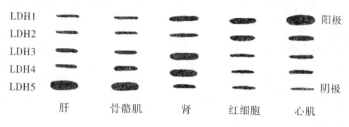

图 5-4　五种乳酸脱氢酶的分布

第三节　酶促反应动力学

酶促反应动力学是研究酶促反应速率以及各种因素对酶促反应速率影响机制的科学。影响酶促反应速率的因素主要有酶浓度、底物浓度、pH、温度、抑制剂及激活剂等。酶促反应速率是指酶促反应开始时的速度，简称初速度。研究酶促反应动力学具有重要的理论和实践意义。

在组织细胞中，酶的含量极低，一般难以用酶的质量数表示。但因酶具有极强的催化效率，故常用酶的活性来表示酶在组织中的含量。酶活性的大小是以酶促反应速率来衡量的。酶活性越高，酶促反应速率越快。科研或临床上一般用酶活性单位来表示样品中酶含量的多少。国际生化学会酶学委员会规定：在特定的条件下，每分钟催化 1 μmol 底物转化为产物所需酶量为 1 个国际单位。实际工作中，有时可根据具体的工作条件和酶的催化性质，采用特定的酶活性单位。临床检验中酶活性的测定，就是在底物足量的情况下，测定酶促反应速率的大小，即测定单位时间内底物浓度的减少量或产物的增加量（一般测定产物生成量）来反映酶活性的高低。

一、底物浓度的影响

在其他反应条件不变的情况下，底物浓度［S］的变化对反应速率的影响呈矩形双曲线（图 5-5）。当［S］很低时，反应速率随［S］的增加而呈正比增加（一级反应期）。在上述基础上再增加［S］，反应速率有所增加，但不再呈正比关系。当［S］已经很高的基础上继续增加［S］，因酶的活性中心已被底物饱和，反应速率不再增加（零级反应期），达最大反应速率（maximum velocity，V_{max}）。此时所有酶的活性中心均被底物所饱和。

（一）米氏方程

1913 年 Leonor Michaelis 和 MaudL. Menten 根据酶-底物中间复合物学说，经过大量实验，得出单底物反应速率（v）与底物浓度［S］的数学关系式，即著名的米-曼方程，简称米氏方程（Michaelis equation）：

$$v = \frac{V_{max}\,[S]}{K_m + [S]}$$

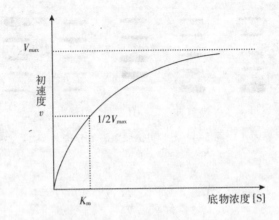

图 5-5　底物浓度与酶促反应速率的关系示意图

式中 v 为反应速率，V_{max} 值为最大反应速率，［S］为底物浓度，K_m 值为米氏常数。

（二）K_m 值与 V_{max} 值的意义

1. K_m 值　为酶促反应速率为最大反应速率一半时的底物浓度，其单位为 mol/L。当 v 等于 V_{max} 值的一半时，米氏方程可变换为：

$$\frac{V_{max}}{2} = \frac{V_{max}\,[S]}{K_m + [S]}$$

经整理得 K_m = ［S］。

2. K_m 值是酶的特征性常数之一　K_m 值与酶的结构、底物和反应环境的 pH、温度和离子强度有关，而与酶浓度无关。各种酶的 K_m 值是不同的，大多数酶的 K_m 值为 10^{-6} ~ 10^{-2} mol/L。

3. K_m 值在一定条件下可表示酶对底物的亲和力　K_m 值越大，表示酶对底物的亲和力越小；K_m 值越小，酶对底物的亲和力越大。因为 K_m 值越小，意味着达到最大反应速率时的底物浓度越低，说明酶结合底物的能力强。如果一种酶可以催化几种底物发生反应，每一种底物各有一个特定的 K_m 值，其中 K_m 值最小的底物是该酶的最适底物。最适底物与酶的亲和力最大。

4. V_{max} 值　为酶完全被底物饱和时的反应速度，是酶促反应的最大速度，与酶浓度呈正比。

二、酶浓度的影响

当底物足够大时，即当［S］≫［E］时，反应中底物浓度［S］的变化量可以忽略不计。此时，酶浓度越大，酶促反应速率越大，两者呈现正比关系。在细胞内，通过改变酶浓度来调节酶促反应速度，是细胞调节代谢速度的一种方式。

三、温度的影响

温度对酶促反应速率的影响具有双重性。一方面，随着反应体系温度的升高，底物分子的热运动加快，分子碰撞的机会增加，酶促反应速率加快；另一方面，当温度升高达到一定临界值时，升高温度可使酶蛋白变性失活，使酶促反应速率减慢。大多数酶在60℃时开始变性，80℃时多数酶的变性已不可逆。酶促反应速率达最大时的反应系统温度称为酶的最适温度。当反应温度低于最适温度时，温度每升高10℃反应速率可提高1.7～2.5倍。当反应温度高于最适温度时，随着温度的升高，反应速度则因酶蛋白变性反而降低。

各种酶的最适温度是不同的，哺乳类动物组织中酶的最适温度多在35℃～40℃之间，植物细胞中的酶的最适温度稍高，通常在40℃～50℃之间，微生物中的酶最适温度差别较大。1969年从美国黄石国家森林公园火山温泉中分离得到一种能在70℃～75℃环境中生长的水生栖热菌（*Thermus aquaticus*），从该菌的yT1株中提取到的*Taq* DNA聚合酶，其最适温度为72℃，95℃时该酶的半寿期长达40分钟。此酶作为工具酶已被广泛应用于DNA的体外扩增。

酶的最适温度不是酶的特征性常数，它与反应时间有关。在研究和应用酶时都需要在最适温度下进行，所以测定酶的最适温度是有实用意义的。低温可降低酶的活性，但一般不会使酶蛋白变性而破坏，随着温度的回升，酶的活性又恢复。临床上低温麻醉就是利用酶的这一性质以减慢细胞代谢速度，提高机体对氧和营养物质缺乏的耐受性，利于手术治疗。低温保存菌种和生物制剂也是基于这一原理。高温杀菌则是利用高温使酶蛋白变性失活这一特性，从而导致细菌快速死亡。

四、pH 的影响

溶液的pH对酶活性影响很大，酶在一定的pH范围内才有催化活性。环境pH过高或过低均会使酶的活性下降甚至失活，从而降低酶促反应速度。原因在于环境pH能影响酶、底物或辅酶的解离状态，也可影响酶活性中心的空间构象，从而影响酶与底物结合的稳定性，进而影响酶的活性。当酶活性中心、辅酶（或辅基）的可解离基团呈现酶与底物结合并催化底物发生反应的最佳解离状态时，酶促反应速度最快。研究表明，pH对酶促反应速度的影响存在最适pH。酶催化活性最高时反应体系的pH称为酶促反应的最适pH（图5-6）。虽然不同酶的最适pH各不相同，动物体内多数酶的最适pH接近中性。但也有例外，例如，胃蛋白酶的最适pH约为1.5，肝精氨酸酶的最适pH为9.8。

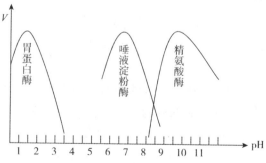

图 5-6　pH 对酶促反应速率的影响示意图

酶的最适 pH 也不是酶的特征性常数，它受底物种类和浓度、缓冲液种类与浓度以及酶的纯度等因素的影响。溶液 pH 高于或低于最适 pH 时，酶活性都有所下降，远离最适 pH 时还会使酶蛋白变性失活。因此，临床上患者出现酸中毒或碱中毒时需要及时纠正，以保证体内各种酶处于正常活性，使代谢正常进行。在测定酶活性时，应选用适宜的缓冲液以保持酶活性的相对稳定。

五、激活剂的影响

凡是使酶活性增加的物质统称为酶的激活剂。大多数激活剂为无机离子、小分子有机物或蛋白类大分子。例如，Cl^- 是唾液淀粉酶最强的激活剂，RNA 酶需 Mg^{2+} 作为激活剂，脱羧酶则需要 Mg^{2+}、Mn^{2+}、Co^{2+} 为激活剂等。激活剂的激活作用主要通过如下几条途径实现：①与酶分子中的氨基酸侧链基团结合，稳定酶发挥催化作用所需的空间结构；②作为底物（或辅酶）与酶蛋白之间的联系桥梁；③作为辅酶或辅基的一个组成部分来协助酶的催化作用。激活剂的作用是有一定的专一性的，一种酶的激活剂对另一种酶来说，也可能是一种抑制剂。不同浓度的激活剂对同一种酶活性的影响也不相同。根据功能的不同可将激活剂分为两类。有些激活剂是酶促反应进行必不可少的，其作用类似底物，但不被反应所转变，这类激活剂称为必需激活剂。实际上这类激活剂本身就是酶的一部分，缺少时酶活性会丧失。例如，己糖激酶只有在 Mg^{2+} 存在时才有活性。有些激活剂不存在时，酶仍有一定的催化活性，但催化效率较低，加入激活剂后，反应大大加快，这类激活剂称为非必需激活剂。它们主要通过与酶、底物或酶-底物复合物结合以提高酶的催化活性。例如，Cl^- 对唾液淀粉酶的激活作用属于此类。

六、抑制剂的影响

凡能使酶活性下降而不引起酶蛋白变性的物质统称为酶的抑制剂（inhibitor，I）。加热、强酸等因素使酶发生变性而失活，不属于抑制作用范畴。抑制剂通过与酶活性中心或活性中心之外的调节位点结合而抑制酶的活性。根据抑制剂和酶作用方式及抑制作用是否可逆，可将酶的抑制作用分为不可逆性抑制与可逆性抑制两类。

（一）不可逆性抑制作用

抑制剂与酶活性中心内的必需基团以共价键结合，使酶失活。这种抑制剂一般不能用透析、超滤等简单的方法去除，属不可逆性抑制作用。不可逆性抑制剂可分成专一性不可逆抑制剂和非专一性不可逆抑制剂。

1. 专一性不可逆抑制剂 只能专一性地与酶活性中心内的某些必需基团不可逆结合，引起酶的活性丧失，这种抑制剂称为专一性不可逆抑制剂。例如，敌敌畏、1059 等有机磷杀虫剂能专一地与胆碱酯酶活性中心的丝氨酸羟基结合，使其失活，使胆碱能神经末梢分泌的乙酰胆碱不能及时分解而堆积，引起迷走神经过度兴奋，表现出一系列中毒症状，例如，恶心、呕吐、腹痛、腹泻、头晕、乏力、惊厥、昏迷等。临床上常通过用解磷定（PAM）解救有机磷化合物类中毒患者，机理是解磷定能置换结合于胆碱酯酶上的磷酰基，从而解除有机磷化合物对羟基酶的抑制作用。

2. 非专一性不可逆抑制剂　抑制剂与酶分子中一类或几类基团作用，不论是必需基团与否，皆可共价结合。由于必需基团被抑制剂结合，从而导致酶的失活。这种抑制剂称为非专一性不可逆抑制剂。某些重金属（Pb^{2+}、Cu^{2+}、Hg^{2+}）、As^{3+}等，能与酶分子的巯基（–SH）进行不可逆结合，以巯基作为必需基团的酶（通称巯基酶），会因此受到抑制，属于此种类型。化学毒剂"路易士气"则是一种含砷的化合物，它能抑制含巯基酶的活性，从而使人畜中毒。

$$\begin{array}{ccc} \text{Cl} & & \text{SH} \\ \backslash & & / \\ \text{As}-\text{CH}=\text{CHCl} + \text{E} & \longrightarrow & \text{E} \end{array}\begin{array}{c}\text{S}\\ \diagdown\\ \diagup\\ \text{S}\end{array}\text{As}-\text{CH}=\text{CHCl} + 2\text{HCl}$$

　　路易士气　　　　　　巯基酶　　　　酶–砷化合物　　　　　盐酸

用二巯基丙醇（british anti lewisite，BAL）或二巯基丁二酸钠等含巯基的化合物可使酶恢复活性。

$$\text{E}\begin{array}{c}\text{S}\\ \diagdown\\ \diagup\\ \text{S}\end{array}\text{As}-\text{CH}=\text{CHCl} + \begin{array}{c}\text{CH}_2-\text{SH}\\ |\\ \text{CH}-\text{SH}\\ |\\ \text{CH}_2-\text{OH}\end{array} \longrightarrow \text{E}\begin{array}{c}\text{SH}\\ \\ \text{SH}\end{array} + \begin{array}{c}\text{CH}_2-\text{S}\\ |\\ \text{CH}-\text{S}\\ |\\ \text{CH}_2-\text{OH}\end{array}\text{As}-\text{CH}=\text{CHCl}$$

　　失活的酶　　　　　　BAL　　　　　　巯基酶　　　　　　BAL–砷化合物

（二）可逆性抑制作用

可逆性抑制剂与酶和（或）酶–底物复合物以非共价可逆性结合，使酶活性降低或消失，采用透析、超滤等方法可将抑制剂去除，酶的活性能够恢复。可逆性抑制作用遵守米氏方程。根据抑制剂和底物的关系，可逆性抑制作用又分为竞争性抑制、非竞争性抑制和反竞争性抑制三种。

1. 竞争性抑制作用　抑制剂与酶所催化的底物结构相似，能与底物竞争同一个酶的活性中心，阻碍底物与酶结合形成中间产物，这种抑制作用称为竞争性抑制作用（图5-7）。由于抑制剂与酶的结合是可逆的，抑制程度取决于抑制剂与酶的相对亲和力和与[S]的相对比例。当[S]足够高时，竞争性抑制剂对酶的竞争性作用可忽略不计，此时几乎所有的酶分子均可与底物结合，故仍可达到最大反应速度（V_{max}）。然而，由于竞争性抑制剂的干扰，为达到无抑制剂存在时的反应速度，其所需的[S]将会升高；即在竞争性抑制剂存在时，酶与底物的亲和力下降，即K_m值变大。例如，丙二酸对琥珀酸脱氢酶的抑制作用属于竞争性抑制作用。琥珀酸脱氢酶可催化琥珀酸的脱氢反应，与琥珀酸结构类似的丙二酸为琥珀酸脱氢酶的竞争性抑制剂。该酶对丙二酸的亲和力远大于对琥珀酸的亲和力，当丙二酸的浓度仅为琥珀酸浓度的1/50时，酶的活性便被抑制50%。若增大琥珀酸的浓度，抑制作用可被削弱。

竞争性抑制作用可阐明临床上许多药物的作用机制。例如，磺胺类药物抑菌的机制

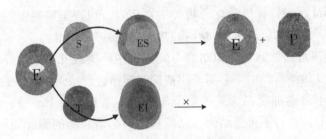

图5-7 竞争性抑制作用示意图

就属于竞争性抑制作用。细菌在生长繁殖时，不能直接利用环境中的叶酸，只能在菌体内由二氢叶酸合成酶催化，利用对氨基苯甲酸、谷氨酸和二氢蝶呤为底物，合成二氢叶酸（dihydrofolic acid，FH_2），进一步在 FH_2 还原酶的催化下合成四氢叶酸（FH_4）。磺胺类药物与对氨基苯甲酸的化学结构相似，竞争性结合 FH_2 合成酶的活性中心，从而抑制 FH_2 和 FH_4 的合成，干扰一碳单位代谢，使核酸合成受阻，细菌的繁殖受到抑制（图5-8）。人类能直接利用食物中的叶酸，体内核酸合成不受磺胺类药物的干扰。根据竞争性抑制作用的特点，为达到有效的抑菌效果，服用磺胺类药物时必须保持血液中足够高的药物浓度。

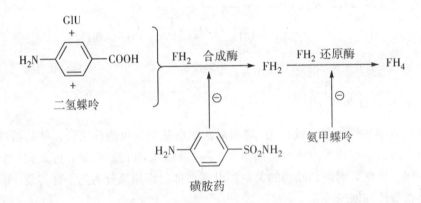

图5-8 磺胺类药物的抑菌作用示意图

2. 非竞争性抑制作用 非竞争性抑制剂与底物的结构一般无相似之处，这些抑制剂与酶活性中心外的必需基团可逆地结合，故酶与抑制剂结合后不影响酶与底物的结合，酶与底物结合后也不影响酶与抑制剂的结合。抑制剂与底物同酶的结合无竞争关系，但形成的酶-底物-抑制剂复合物（ESI）不能进一步释放出产物，这种抑制作用称为非竞争性抑制作用。非竞争性抑制作用的特点是不能借增加底物浓度的方法解除抑制剂对酶的抑制作用。非竞争性抑制作用见图5-9。

当抑制剂浓度增加时，酶促反应的 V_{max} 值因非竞争性抑制剂的存在而降低，降低的幅度与抑制剂的浓度相关，ESI 不能释放出产物，故 V_{max} 值下降；而无论抑制剂的浓度如何变化，各直线在横轴上的截距均与无抑制剂时相同。说明非竞争性抑制作用不改变酶促反应的表观 K_m 值。

3. 反竞争性抑制作用 此类抑制剂与上述两种抑制作用不同。反竞争性抑制剂仅

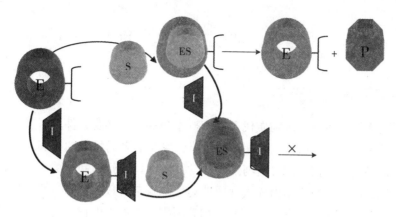

图 5-9　非竞争性抑制作用示意图

与酶和底物形成的中间产物（ES）结合，使中间产物 ES 的量下降，如此，既减少了从中间产物转化为产物的量，同时也减少了从中间产物解离出游离酶和底物的量，这种抑制作用称为反竞争性抑制作用。反竞争性抑制作用见图 5-10。

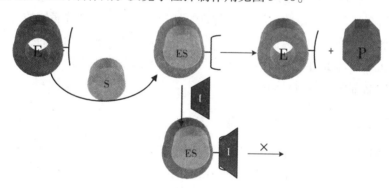

图 5-10　反竞争性抑制作用示意图

此类抑制作用可使反应的 V_{max} 值和表观 K_m 值均降低。现将三种可逆性抑制作用总结于表 5-1。

表 5-1　各种可逆性抑制作用比较

作用特征	无抑制剂	竞争性抑制	非竞争性抑制	反竞争性抑制
与 I 结合的组分		E	E、ES	ES
I 与 E 结合的部位		酶的活性中心	酶活性中心外的必需基团	中间产物
形成的复合物		EI	EI、ESI	ESI
动力学参数				
表观 K_m	K_m	增大	不变	减小
最大速度	V_{max}	不变	降低	降低

第四节 酶学与医学的关系

一、酶与疾病的关系

酶的催化作用是机体实现物质代谢以维持生命活动的必要条件。当某种酶在体内的生成或作用发生障碍时，机体的代谢过程失常，结果表现为特定的疾病。临床研究发现许多疾病的发病机制直接或间接地与酶的异常或酶活性受到抑制相关。现已发现140多种先天性代谢缺陷中，很多是由先天性或遗传性酶缺乏所致，例如，酪氨酸酶缺乏引起白化病；苯丙氨酸羟化酶缺乏使苯丙氨酸和苯丙酮酸在体内堆积，高浓度的苯丙氨酸可抑制5-羟色胺的生成，导致精神幼稚化；积聚的苯丙酮酸经肾排出，表现为苯丙酮酸尿症。

许多疾病在发生发展过程中也会引起酶的异常，而这种异常又常常会进一步使病情加重。例如，急性胰腺炎发生时，许多由胰腺合成的蛋白质水解酶酶原在胰腺被就地激活，酶原的过早激活会造成胰腺组织蛋白质的自身水解破坏，导致病情的恶性循环。

临床上肿瘤细胞的扩散转移一直是一个治疗上的难题，肿瘤细胞的扩散原因之一就是由于肿瘤组织局部蛋白水解酶活性高，例如，胶原酶及组织蛋白酶B可使细胞间粘连蛋白水解，肿瘤细胞脱落而浸润扩散。

二、酶在疾病诊断方面的应用

临床上通过测定血清、血浆、尿液、脑脊液等体液中酶活性的改变，可以反映某些疾病的发生和发展，有助于临床的诊断和预后的判断。

目前，临床上最为常用的是血清酶活性的测定。正常人血清酶活性比较稳定，波动在一定的范围内。当疾病发生时，血清酶的活性会发生较大的变动，其主要原因可归纳为几个方面：①某些组织器官受到损伤造成细胞破坏或细胞膜通透性增加时，细胞内的某些酶可大量释放入血。例如，急性胰腺炎时血清和尿中淀粉酶活性升高；急性肝炎或心肌炎时血清转氨酶活性升高等。②细胞的转换率增高，其特异的标志酶可释放入血。例如，前列腺癌病人可有大量酸性磷酸酶释放入血。③酶的合成或诱导增强。例如，巴比妥盐类或酒精可诱导肝中 γ-谷氨酰转移酶生成增多。④酶的清除受阻也可引起血清酶的活性升高。肝硬化时血清碱性磷酸酶不能被及时清除，胆管阻塞影响了血清碱性磷酸酶的排泄，均可造成血清中此酶的含量明显升高。⑤肝功能障碍。由于许多酶的合成、降解、排泄均在肝脏进行，肝功能严重障碍时，会影响这类酶的含量变化。例如，血清凝血酶原、凝血因子Ⅶ等含量下降。此外，许多遗传性疾患是由于先天性缺乏某种有活性的酶所致，故在出生前，可从羊水或绒毛中检出该酶的缺陷或其基因表达的缺如，从而可采取早期流产，防患于未然。临床上常通过测定这些体液中某些酶的活性来协助诊断相关的疾病。据统计，当前临床上酶的测定占临床化学检验总量的近25%，可见酶在临床诊断上的重要作用。

三、酶在疾病治疗方面的应用

酶制剂作为药物已广泛应用于临床疾病的治疗之中。

1. 替代治疗　酶作为药品最早用于助消化，现在已扩大到消炎、抗凝、促凝、降压等各个方面。例如，因消化腺分泌不足导致的消化不良，可补充胃蛋白酶、胰蛋白酶、胰脂肪酶及胰淀粉酶等以助消化。

2. 抗菌治疗　许多药物可通过抑制生物体内的某些酶来达到治疗目的。凡能阻断或抑制细菌中重要代谢途径中的酶活性，便可达到杀菌或抑菌的目的。例如，前文所述的磺胺类药物使细菌的核酸合成障碍而阻碍其生长、繁殖。氯霉素因抑制某些细菌的转肽酶活性，而抑制其蛋白质的生物合成。某些对青霉素耐药的细菌，是因为该类细菌生成一种能水解青霉素的β-内酰胺酶。新设计的β-内酰胺类抗生素具有不被该酶水解的结构特点，例如，头孢西丁，其被β-内酰胺酶分解的速度只有青霉素的十万分之一。

3. 抗癌治疗　肿瘤细胞有其独特的代谢方式。人们试图阻断相应的酶活性，以达到遏制肿瘤生长的目的。L-天冬酰胺是某些肿瘤细胞的必需氨基酸，若给予能水解L-天冬酰胺的天冬酰胺酶，则肿瘤细胞将会因为必需氨基酸被剥夺而趋于死亡。又如甲氨蝶呤、5-氟尿嘧啶、6-巯基嘌呤等，都是核苷酸代谢途径中相关酶的竞争性抑制剂，可通过使肿瘤细胞的核酸代谢障碍而抑制其增殖。

4. 对症治疗　利用胰蛋白酶、胰凝乳蛋白酶、链激酶、尿激酶、纤溶酶、溶菌酶、木瓜蛋白酶、菠萝蛋白酶等进行外科扩创、化脓伤口的净化、浆膜粘连的防治和一些炎症的治疗；利用链激酶、尿激酶、纤溶酶等防治血栓的形成，用于心、脑血管栓塞的治疗。

5. 调整代谢、纠正紊乱　精神抑郁症是由于脑中兴奋性神经递质（儿茶酚胺类）与抑制性神经递质的不平衡所致，给予单胺氧化酶抑制剂，可减少儿茶酚胺类的代谢灭活，提高突触中儿茶酚胺类的含量而抗抑郁，这是许多抗抑郁药的设计依据。

6. 核酶与抗体酶　核酶的临床治疗比较适用于艾滋、肝炎等病毒感染性疾病。人类免疫缺陷病毒（HIV）等病毒突变率很高，用免疫学方法很难检测，但其基因组中有些区域（启动子、剪接信号区）的碱基序列较为保守，针对这些保守序列设计的核酶可有效的识别作用于病毒基因，减少突变体的逃避。抗体酶研究是酶工程研究的前沿之一，具有催化功能的抗体分子，可以催化底物发生构象的转变进而发生反应。制造抗体酶的技术比蛋白质工程甚至比生产酶制剂都简单，又可大量生产。因此，可通过抗体酶的途径来制备自然界不存在的新酶种，为临床治疗提供更丰富的思路。

此外，应用酶学知识还可服务于产前诊断、优生优育、药物设计、基因工程、临床检验、标记测定等。总之随着蛋白质化学技术的不断进展，新的酶制剂会不断问世，必将在工农业生产、医疗服务、药物研究等各个领域发挥更大的作用。

本 章 小 结

酶是由活细胞产生的能在体内外起催化作用的一类特殊蛋白质。结合酶由酶蛋白和辅助因子组成，只有全酶才具有催化作用。同工酶是指催化相同的化学反应，但酶蛋白的分子结构、理化性质乃至免疫学性质不同的一组酶。

酶促反应具有极高的催化效率、高度的专一性、高度不稳定性以及其活性具有可调节性的特点。酶的专一性包括绝对专一性与相对专一性。酶催化效率之高，关键是降低了反应的活化能。

酶的活性中心是酶分子中能与底物特异地结合并催化底物转变为产物的具有特定三维结构的区域。活性中心内外的必需基团对于维持酶活性中心的构象是不可或缺的。

酶促反应速率受多种因素的影响，例如，底物浓度、温度、pH 、酶浓度、激活剂和抑制剂等。米氏方程揭示了单底物反应时底物浓度和酶促反应速率的关系。K_m值等于反应速率为最大反应速率一半时的底物浓度，在一定程度上可反映酶与底物的亲和力大小。

根据抑制剂和酶作用方式及抑制作用是否可逆，将酶的抑制作用分为不可逆性抑制与可逆性抑制两类。根据抑制剂和底物的关系，可逆性抑制作用又分为竞争性抑制、非竞争性抑制和反竞争性抑制三种。竞争性抑制剂存在时表观 K_m 增大，V_{max} 不变；非竞争性抑制剂存在时 K_m 不变，V_{max} 下降；反竞争性抑制剂存在时表观 K_m 和 V_{max} 均降低。

酶原是无活性的酶前体。酶原激活的实质是酶的活性中心形成或暴露。

第六章　物质代谢总论

学习目标

　　掌握物质代谢、中间代谢、物质代谢途径、关键酶、限速酶、信息分子、变构调节、化学修饰、受体、配体等概念；代谢调节的基本方式；酶调节代谢的机制；信号分子的分类等。

　　熟悉受体的分类、名称和功能；受体与配体结合的特点。

　　了解信号分子、受体的作用机制；几个主要信号转导通路。

　　物质代谢指生物体或细胞与环境之间不断进行的物质交换。物质代谢是生命的基本特征，从有生命的单细胞到复杂的人体，都与周围环境不断地进行物质交换。物质代谢主要包括同化作用和异化作用。生物在生命活动中不断从外界环境中摄取营养物质，转化为自身的组织成分称为同化作用；同时机体本身的物质也在不断分解称为异化作用。物质代谢常伴有能量转化，分解代谢常释放能量，合成代谢吸收能量。

　　物质代谢主要在细胞内进行，把细胞内的物质代谢称为中间代谢。无论是合成代谢，还是分解代谢，都需要通过一系列的化学反应逐步完成，这些化学反应是在体内较温和的环境中，在酶的催化下，以极高的速度进行。所谓物质代谢途径指特定物质在特定酶系统的催化下所经历的特定化学反应过程。总之，物质代谢就是生物体在其生命过程中，从其周围环境中摄取物质，在体内通过各种代谢途径，将其转变为最终产物的过程。

第一节　物质代谢的特点

　　糖、脂质、蛋白质、核酸、水和无机盐等体内物质代谢虽有特定的代谢途径，但具有几个共同的特点。

　　1. 酶的参与性　体内各种物质代谢都离不开酶的催化作用，酶催化特异高效，决定反应的准确性和及时性，是代谢途径的形成和代谢途径反应速率调节的物质基础。任何酶分子结构或功能或含量异常必然导致疾病。例如，肝脏释放的卵磷脂-胆固醇脂酰基转移酶减少，必然导致高胆固醇血症。特异性限速酶活性调节是代谢途径代谢速率调节的重要环节。

　　2. 整体性　体内各种物质的代谢不是彼此孤立的，而是彼此协调、有序进行。各种物质代谢和代谢途径相互联系、相互转变、相互依存、相互制约，构成统一的整体。

体内各个区域之间的物质代谢服务于总体生命活动的需求，各脏器、系统之间密切合作，协调有序。整体活动与外界之间保持协调与统一。

3. 区域定位性　表现为组织器官特异性和亚细胞的区域定位性。①组织器官特异性：尽管体内物质代谢具有整体性，由于各组织、器官的结构不同，酶的种类和含量各有所异，因而代谢途径各具特色，为各组织器官执行其特殊功能奠定代谢基础。例如，尿素只能在肝脏中合成。②细胞由许多亚细胞结构所组成，在细胞所属的亚细胞单位或区域中分布着由不同的酶系催化的物质代谢途径，使得各个亚细胞的物质代谢相对独立，功能得以保证。例如，肝细胞的亚细胞结构丰富多样，酶的种类多，肝脏的功能也比其他组织器官的功能多；成熟红细胞没有线粒体、核糖体等亚细胞结构，所以功能比较简单。它不能合成蛋白，只能通过葡萄糖代谢产生 NADPH 和少量的 ATP。这种物质代谢的区域定位性防止了各种不同代谢途径之间的相互干扰，保证各种代谢途径有序进行。常见普通细胞内主要的物质代谢途径和区域化分布见表6-1。

表6-1　常见普通细胞内主要的物质代谢途径的区域化分布

物质代谢途径	区域化分布
糖无氧分解	细胞液
糖有氧氧化	细胞液和线粒体
氧化磷酸化	线粒体
DNA 合成	细胞核
蛋白质肽链合成	核糖体

4. 调节性　体内各种物质代谢在多种因素的作用下，通过对酶活性和酶含量的精细调节机制，不断调节体内各种物质代谢的强度、方向和速度，以达到整体平衡，适应内外环境的变化，维持人体的健康状况。

5. 方向性　物质代谢过程中，许多化学反应是可逆的，而有些反应步骤是不可逆的。正是这些不可逆反应步骤才使得各种代谢途径朝着一定的方向有序而恰当地进行，从而体现了物质代谢途径的方向性。

6. 共同性　主要表现为三个方面：①构件分子的共同性：体外摄入的营养物，例如，多糖和蛋白质在消化道降解成构件分子葡萄糖和氨基酸并吸收入体内，与体内合成或原组织成分分解产生的葡萄糖和氨基酸在代谢时不分彼此，参加到共同的代谢池中进行代谢。②能量代谢的共同性：ATP 是体内能量的共用体。各种营养物质氧化分解释放出的能量，部分储存于 ATP 高能磷酸键中。③NADPH 是合成代谢的供氢体。体内生物合成多种化合物，所需的氢原子多以 NADPH 提供。

第二节　物质代谢的调节

体内物质代谢之所以能够顺利进行，并能适应千变万化的体内、外环境，除了具备完整物质代谢和能量代谢以外，是因为机体还存在着复杂完整的代谢调节网络，分为细胞水平调节、信息分子水平调节及整体水平调节。

一、细胞水平调节

细胞水平调节的实质是细胞内酶的调节，体内代谢是一系列酶促反应的总和。具体代谢途径的调节是通过关键酶与限速酶来完成。关键酶指一个物质代谢途径中催化那些不可逆反应步骤并受多种因素调节的酶。一个物质代谢途径可有多个关键酶，多个关键酶中活性最低，决定整个物质代谢途径反应速度的酶称为限速酶。限速酶调节代谢速率，关键酶调节代谢方向。具体酶的活性调节主要是通过改变酶的含量与改变结构来完成。改变结构调节酶活性，一般在数秒或数分钟内即可完成，是一种快速调节，分为变构和化学修饰两种方式。而改变酶的含量，是诱导增加该酶蛋白的合成速度或影响该酶的降解速度来调节，这种调节一般需要数小时才能完成，是一种迟缓调节。

（一）酶的变构调节

酶的变构调节又称别位调节或别构调节。某些代谢物能与变构酶分子上的变构部位特异性结合，使酶的分子构象发生改变，从而改变酶的催化活性以及代谢反应的速度，这种调节作用称为变构调节。具有变构调节作用的酶称为变构酶。变构调节不涉及共价键变化，变构酶多是关键酶。此类酶所催化的反应常是不可逆反应，这一代谢过程如有逆向过程，则由另一种酶催化。变构调节剂是结合在变构酶的调节部位调节该酶催化活性的生物分子，一般是小分子物质，主要包括酶促反应的底物、代谢终产物或 ATP、ADP 等。变构调节剂可以是激活剂，也可以是抑制剂。

变构酶一般具有四级结构，具有多个亚基，包括催化亚基与调节亚基。催化亚基与底物结合，催化代谢反应。调节亚基则与变构剂结合，变构剂与调节亚基是通过非共价键结合的，当结合后引起酶蛋白分子中调节亚基分子构象的轻微改变，酶蛋白分子变得松弛或致密，从而引起酶活性的升高或降低。此外，变构酶还有协同效应，当变构酶的一个亚基与其配体（底物或变构剂）结合后，能够通过改变相邻亚基的构象而使其对配体的亲和力发生改变，这种效应就称为变构酶的协同效应。如果对相邻亚基的影响是导致其对配体的亲和力增加，则称为正协同效应，反之则称为负协同效应。

（二）酶的共价修饰调节

共价修饰调节又称为酶的化学修饰调节，简称为酶的化学修饰。是被调节酶的酶蛋白肽链的氨基酸残基侧链末端的化学基团在另一酶的催化下，通过共价键与某些化学基团结合而调节该酶活性的现象。所结合的化学基团多为磷酸基、甲基、乙酰基等。由于这种结合和解离是在另一酶催化下进行的，所以反应速度极快。常见酶的共价修饰调节见表6-2。

表6-2　常见酶的共价修饰调节

被修饰限速酶	共价修饰反应类型	酶活性变化
糖原磷酸化酶	磷酸化/去磷酸化	激活/抑制
磷酸化酶 b 激酶	磷酸化/去磷酸化	激活/抑制

续表

被修饰限速酶	共价修饰反应类型	酶活性变化
糖原合成酶	磷酸化/去磷酸化	抑制/激活
丙酮酸脱羧酶	磷酸化/去磷酸化	抑制/激活
磷酸果糖激酶	磷酸化/去磷酸化	抑制/激活
丙酮酸脱氢酶	磷酸化/去磷酸化	抑制/激活
乙酰 CoA 羧化酶	磷酸化/去磷酸化	抑制/激活
脂肪细胞 TG 脂肪酶	磷酸化/去磷酸化	激活/抑制

磷酸化/去磷酸化修饰是最常见的化学修饰方式，被修饰的基团多为酶蛋白分子中丝氨酸、苏氨酸、酪氨酸残基的羟基，提供磷酸基团的物质主要是 ATP，正逆反应分别由不同酶催化。

(三) 酶含量的调节

酶含量的调节是通过改变细胞中酶蛋白合成或降解的速度来调节酶分子的绝对含量，影响其催化活性，从而调节代谢反应的速度。酶含量的调节是机体内迟缓调节的重要方式。

1. 酶蛋白的合成 包括诱导和阻遏两个方面。酶的底物、产物和某些信息分子或药物均可在基因水平影响酶合成的量。能增加酶合成量的物质称为"酶的诱导剂"，能减少酶合成量的物质称为"酶的阻遏剂"。

2. 酶蛋白的降解 调节细胞内酶含量的另一方式是通过酶分子的降解速度来调节细胞内酶含量。细胞内蛋白水解酶主要分布在溶酶体内，凡能影响蛋白水解酶活性或促进蛋白水解酶由溶酶体释放的因素都会影响细胞内酶的活性，通过酶分子的降解调节细胞酶含量的方式相对次要。

二、信息分子的调节

以往将此调节称之为体液调节或激素调节。随着研究的不断深入，体液调节或激素调节已经不能涵盖全部内容，故在众多教材中有了"细胞间信号转导"章节，细胞间的信息传递是跨膜的信号转导。信号转导包括以下步骤：特定的细胞释放信息分子→信息分子经扩散或血液循环到达靶细胞→与靶细胞的受体特异性结合→受体对信号进行转换并启动靶细胞内信使系统→靶细胞产生生物学效应。

(一) 信息分子

人体细胞之间的信息传递可通过相邻细胞的直接接触来实现，但更重要的是通过细胞分泌各种化学物质来调节自身和其他细胞的代谢与功能。具有调节细胞生命活动的化学物质称为信息分子。目前已知的细胞间信息分子包括蛋白质和肽类（如生长因子、细胞因子、胰岛素等）、氨基酸及其衍生物（如甘氨酸、甲状腺素、肾上腺素等）、类固醇激素（如糖皮质激素、性激素等）、一氧化氮（NO）等。根据信息物质的特点及其作用方式将信息分子分为如下四大类：

1. 局部化学介质 又称旁分泌信号。局部化学介质是体内某些细胞分泌的一种或数种化学介质，例如生长因子、细胞生长抑素和前列腺素等。这类物质一般不进入血液循环，而是通过扩散作用到达附近的靶细胞，通过与细胞膜受体结合而引起细胞的应答反应。

2. 激素 又称内分泌信号。激素是由正常机体某些组织细胞产生，然后弥散入血，由血液循环运输到机体其他组织细胞，发挥特殊生理作用的一类化学物质。体内的物质代谢受机体所在环境的影响，外来的刺激因素首先影响神经，然后传导到内分泌腺分泌激素，经血流而到达各种组织细胞并调节其物质代谢。各种激素虽与全身的细胞都有接触，但只对其靶组织中的靶细胞起作用。

3. 神经递质 又称突触分泌信号。由神经元突触前膜释放，例如乙酰胆碱和去甲肾上腺素等，其作用时间较短。

4. 细胞内信息分子 指在细胞内传递细胞调控信号的化学物质。细胞内信息物质的组成具有多样化，包括无机离子，例如 Ca^{2+}；脂类衍生物，例如二酯酰甘油（DAG）、神经酰胺；糖类衍生物，例如三磷酸肌醇（IP_3）；核苷酸，例如 cAMP、cGMP。但通常将 Ca^{2+}、DAG、IP_3、cAMP、cGMP 等这类在细胞内传递信息的小分子化合物称第二信使。

细胞内信息物质在传递信号时绝大部分通过酶促级联反应方式进行。它们最终通过改变细胞内有关酶的活性、开启或关闭细胞膜离子通道及细胞核内基因的转录，达到调节细胞代谢和控制细胞生长、繁殖和分化的作用。所有信息分子在完成信息传递后会立即被灭活，通常细胞通过酶促降解、代谢转化或细胞摄取等方式灭活信息分子。

从溶解性来看又可分为脂溶性和水溶性两类。脂溶性信息分子，例如类固醇类激素和甲状腺素，可直接透过细胞膜进入靶细胞，与胞内受体结合形成激素-受体复合物，调节基因表达。水溶性信号分子，例如神经递质、细胞因子和水溶性激素，不能穿过靶细胞膜，只能与膜受体结合，经信号转换机制，通过胞内信使（例如 cAMP）或激活膜受体的激酶（例如受体酪氨酸激酶），引起细胞的应答反应。

5. 共同特点 ①特异性：只能与特定的受体结合；②高效性：几个分子即可发生明显的生物学效应，这一特性有赖于细胞的信号逐级放大系统；③可被灭活：完成信息传递后可被降解或修饰而失去活性，保证信息传递的完整性和细胞免于疲劳。

（二）受体

受体是细胞膜上或细胞内能特异识别信息分子并与之结合，产生生物学效应的特殊结构或物质，主要是蛋白质，个别是糖脂。能与受体呈特异性结合的信息分子则称为配体。细胞间信息分子就是一类最常见的配体，除此之外，某些药物、维生素和毒物也可作为配体而发挥生物学效应。

1. 受体的种类 受体在细胞信息传递过程中起着极为重要的作用。其中，位于细胞质和细胞核中的受体称为胞内受体；存在于细胞质膜上的受体称为膜受体，绝大部分是镶嵌糖蛋白。大多数药物在体内都是与特异性受体相互作用，改变细胞的生理生化功能而产生效应。

已经确定的受体有 30 多种，根据受体存在的部位不同，受体可大致分为：①细胞膜受体：位于靶细胞膜上，例如胆碱受体、肾上腺素受体、多巴胺受体、阿片受体等。②胞浆受体：位于靶细胞的胞浆内，例如肾上腺皮质激素受体、性激素受体。③胞核受体：位于靶细胞的细胞核内，例如甲状腺素受体。

另外也可根据受体的结构、信息转导过程、效应性质等特点将受体分为：①离子通道受体：例如 N-型乙酰胆碱受体含钠离子通道。②G 蛋白偶联受体：M-乙酰胆碱受体、肾上腺素受体等。③具有酪氨酸激酶活性的受体：例如胰岛素受体。④调节基因表达的受体（核受体）：例如类固醇激素受体、甲状腺激素受体等。

2. 受体的功能　不同受体其功能也有所不同。①离子通道受体主要受神经递质等信息分子调节。当神经递质与这类受体结合后，可使离子通道打开或关闭，从而改变膜的通透性。这类受体主要在神经冲动的快速传递中起作用。②七个跨膜α螺旋受体是研究得最为广泛和透彻的一种受体，它们全部是只含一条肽链的糖蛋白，其 N 端在细胞外侧，C 端在细胞内，中段形成七个跨膜螺旋结构和三个细胞外环与三个细胞内环。这类受体的特点是其胞浆面第三个环能与鸟苷酸结合蛋白（guanylate binding protein，简称 G 蛋白）相偶联，从而影响腺苷酸环化酶（adenylate cyclase，AC）或磷脂酶 C 等的活性，使细胞内产生第二信使。这类受体的信息传递可归纳为：激素→受体→G 蛋白→酶→第二信使→蛋白激酶→功能蛋白（包括酶）→生物学效应。此类受体分布极广，主要参与细胞物质代谢的调节和基因转录的调控。③单个跨膜螺旋受体主要有酪氨酸激酶受体型和非酪氨酸蛋白激酶受体型。前者为催化型受体（例如胰岛素受体和表皮生长因子受体等），它们与配体结合后即有酪氨酸蛋白激酶活性，既可导致受体自身磷酸化，又可催化底物蛋白的特定酪氨酸残基磷酸化；后者（如生长激素受体、干扰素受体）与配体结合后并不表现出酪氨酸蛋白激酶活性，但可与细胞内酪氨酸蛋白激酶偶联而表现出酶活性。这类受体全部为糖蛋白且只有一个跨膜螺旋结构，此型受体与细胞的增殖、分化、分裂及癌变有关，能与这类受体结合的配体主要有细胞因子（例如白介素）、生长因子和胰岛素等。

> ### 知识链接
>
> ### G 蛋白偶联受体
>
> G 蛋白偶联受体是一大类膜蛋白受体的统称。这类受体的立体结构中都有七个跨膜 α 螺旋，其肽链的 C 端和连接第五个和第六个跨膜螺旋的胞内环上都有 G 蛋白结合位点。
>
> 目前研究显示 G 蛋白偶联受体只见于真核生物之中，而且参与了很多细胞信号转导过程。与 G 蛋白偶联受体结合的配体包括气味、激素、神经递质、趋化因子等等。与 G 蛋白偶联受体相关的疾病很多，大约 40% 的药物都以 G 蛋白偶联受体作为靶点。

3. 受体与配体结合的特点 配体与受体的结合是一种分子识别过程，通过氢键、离子键与范德华力的作用，使两种分子空间结构互补程度增加，相互作用基团之间距离缩短，作用力增加。因此，分子空间结构的互补性是特异结合的主要因素。同一配体可能有两种或两种以上的不同受体，例如乙酰胆碱有烟碱型和毒蕈型两种受体。同一配体与不同类型受体结合会产生不同的细胞反应。例如乙酰胆碱可以使骨骼肌兴奋，但对心肌则是抑制。受体与配体的结合具有以下几个特点：①特异性：受体只存在于某些特殊的细胞中。例如，激素作用的靶细胞，神经末梢递质作用的效应器细胞。受体能识别配体，并能与其活性部位发生特异性结合。②亲和性：受体与其相应的配体有高度的亲和性。一般血液中激素的浓度很低，但足以同其受体结合，发挥正常的生理作用，说明受体对激素的亲和力很强。③饱和性：受体可以被配体饱和。特别是胞浆受体，数量较少，少量激素就可以达到饱和结合。例如，类固醇类激素敏感的细胞中胞浆受体的数目最高每个细胞含量为 10 万个，雌激素受体，每个细胞中含量只有几千个，一定浓度的激素作用下可以被饱和，而非特异性结合则不能被饱和。④有效性：激素、神经递质与受体结合都可以引起生理效应。肝细胞上的结合蛋白能与肾上腺素或胰高血糖素结合，从而激活磷酸化酶，引起糖原分解。除此之外，还有可逆性、阻断性等。例如激素或递质与受体结合形成的复合物可以随时解离，丧失活性，尔后受体又可以恢复。某些外源性药物、代谢产物、抗体等可以同受体结合，占据内源性活性物质与受体结合的部位又可阻断其生物学效应。

（三）信息转导途径

1. 膜受体介导的信息传递 膜受体介导的信息传递主要有 cAMP-蛋白激酶途径、Ca^{2+}-依赖性蛋白激酶途径、cGMP-蛋白激酶途径等。

（1）cAMP-蛋白激酶 A 途径 该途径以靶细胞内 cAMP 浓度改变和激活蛋白激酶 A（protein kinase A，PKA）为主要特征，是激素调节物质代谢的主要途径。cAMP 的合成与分解：胰高血糖素、肾上腺素和促肾上腺皮质激素与靶细胞质膜上的特异性受体结合，形成激素-受体复合物而激活受体。活化的受体可催化 G 蛋白的 GDP 与 GTP 交换，导致 G 蛋白的 α 亚基与 βγ 解离，释放出 α 亚基-GTP。α 亚基-GTP 能激活腺苷酸环化酶，催化 ATP 转化成 cAMP，使细胞内 cAMP 浓度增高。过去认为 G 蛋白中只有 α 亚基发挥作用，研究发现 βγ 复合体也可独立地作用于相应的效应物，与 α 亚基拮抗。腺苷酸环化酶分布广泛，除成熟红细胞外，几乎存在于所有组织的细胞质膜上，cAMP 是分布广泛而重要的第二信使。少数激素，例如生长激素抑制素、胰岛素和抗血管紧张素 II 等，它们活化受体后可催化抑制性 G 蛋白解离，导致细胞内 cAMP 水平下降。

cAMP 对细胞的调节作用是通过激活蛋白激酶 A（PKA）系统来实现的。PKA 是一种由四聚体组成的别构酶。其中 C 为催化亚基，R 为调节亚基。每个调节亚基上有两个cAMP 结合位点，催化亚基具有催化底物蛋白质某些特定丝氨酸/苏氨酸残基磷酸化的功能。调节亚基与催化亚基相结合时，PKA 呈无活性状态。当 4 分子 cAMP 与 2 个调节亚基结合后，调节亚基脱落，游离的催化亚基具有蛋白激酶活性。PKA 的激活过程需要

Mg^{2+}。PKA 被 cAMP 激活后，能在 ATP 存在的情况下使许多蛋白质特定的丝氨酸残基和（或）苏氨酸残基磷酸化，从而调节细胞的物质代谢和基因表达。

（2）Ca^{2+}-依赖性蛋白激酶途径　该途径在收缩、运动、分泌和分裂等复杂的生命活动中起作用。该途径需有 Ca^{2+} 参与调节。细胞的肌浆网、内质网和线粒体可作为细胞内 Ca^{2+} 的储存库。当细胞外液的 Ca^{2+} 通过钙通道进入细胞，或者亚细胞器内储存的 Ca^{2+} 释放到胞浆时，都会使胞浆内 Ca^{2+} 水平急剧升高，随之引起某些酶活性和蛋白功能的改变，从而调节各种生命活动。因而将 Ca^{2+} 也视为细胞内重要的第二信使。

（3）cGMP-蛋白激酶途径　cGMP 广泛存在于动物各组织中，其含量约为 cAMP 的 1/100 ~ 1/10。由 GTP 在鸟苷酸环化酶（guanylate cyclase，GC）的催化下经环化而生成，经磷酸二酯酶催化而降解。鸟苷酸环化酶在脑、肺、肝及肾等组织中大部分是可溶性酶，而在心血管组织细胞、小肠、精子及视网膜杆状细胞则大多数为结合性酶。鸟苷酸环化酶的激活过程和腺苷酸环化酶不同，鸟苷酸环化酶的激活间接地依赖 Ca^{2+}。Ca^{2+} 通过激活磷脂酶 C 和磷脂酶 A_2 使膜磷脂水解生成花生四烯酸，花生四烯酸经氧化生成前列腺素而激活鸟苷酸环化酶。

激素（如心房分泌的心钠素等）与靶细胞膜上的受体结合后，即能激活鸟苷酸环化酶，后者再催化 GTP 转变成 cGMP。cGMP 能激活 cGMP 依赖性蛋白激酶（cGMP 蛋白激酶，蛋白激酶 G），从而催化有关蛋白或有关酶类的丝/苏氨酸残基磷酸化，产生生物学效应。蛋白激酶 G 的结构与蛋白激酶 A 完全不同，为一单体酶，分子中有一个 cGMP 结合位点。NO 在平滑肌细胞中可激活鸟苷酸环化酶，使 cGMP 生成增加，激活蛋白激酶 G，导致血管平滑肌松弛。临床上常用的硝酸甘油等血管扩张剂就是因为它们能自发产生 NO，松弛血管平滑肌、扩张血管。

2. 胞内受体介导的信息传递　胞内受体位于靶细胞的胞浆或者胞核内，例如甲状腺素受体、类固醇激素受体等。胞浆内的受体相关研究较少，而胞核内的受体有较多论述，现已明确胞核内受体多为反式作用因子，当与相应配体结合后，能与 DNA 的顺式作用元件结合，调节基因转录。信号的传递从胞外传到胞内，多以核内受体的作用来影响基因的转录，从而达到调控和信息传递的作用，而各种转录因子就是核内受体的一种（图6-1）。

三、整体水平的调节

高等动物不仅有完整的信息转导系统，而且还有功能复杂的神经系统。在中枢神经的控制下，或者通过神经递质对效应器直接发生影响，或者通过改变某些信息分子的分泌，来调节某些细胞的功能状态，并通过各种信息分子的互相协调而对整体代谢进行综合调节，称为整体水平的调节。

一个生物体与其所生活的环境有着密切关系，其体内的代谢必定因环境的不同而异，尤其受营养素的供应影响更为明显。例如爱斯基摩人生活于寒冷北极地带，主要食用兽、鱼等动物食品，其能量来源大部分来自于脂肪及蛋白质。因此，其体内的脂肪及蛋白质的分解代谢必然旺盛。而居住于较温和区域的人群，以含淀粉多的谷物为主食，体内能量的产生就多来自糖的分解代谢。因此，同是人类，因为外环境的不同，而导致

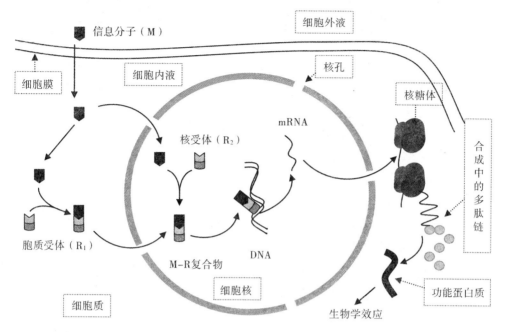

图 6-1 胞内受体介导的信号转导

机体产生不同的酶类。即使生活在同一地区，因食性的改变也能影响促进化学反应的酶在量方面的增减。例如，婴幼儿以乳制品为最主要的食品，故其胃黏膜分泌凝乳酶较多，而不食用或少食用乳制品的成年人胃中这种酶则几近缺如。因此，有些成年人在食用牛奶后，不能将其很好地凝结而消化，导致腹泻。

本 章 小 结

物质代谢是指生物体或细胞与环境之间不断进行的物质交换。物质代谢是生命的基本特征，从有生命的单细胞到复杂的人体，都与周围环境不断地进行物质交换。物质代谢主要包括同化作用和异化作用。体内的代谢调节分成细胞水平的调节、信息分子水平的调节及整体水平的调节三个层次，它们之间又是层层相扣，密切关联。体内膜细胞之间的信息传递可通过相邻细胞的直接接触来实现，或通过细胞分泌的化学物质来调节。这些具有调节细胞生命活动的化学物质称为信息分子。细胞间的信息传递是跨膜的信号转导。信号转导包括以下步骤：特定的细胞释放信息物质→信息物质经扩散或血液循环到达靶细胞→与靶细胞的受体特异性结合→受体对信号进行转换并启动靶细胞内信使系统→靶细胞产生生物学效应。信息分子分为细胞外信息分子和细胞内信息分子，目前已知的细胞间信息分子包括蛋白质和肽类（如生长因子、细胞因子、胰岛素等），氨基酸及其衍生物（如甘氨酸、甲状腺素、肾上腺素等），类固醇激素（如糖皮质激素、性激素等），NO 等。受体是细胞膜上或细胞内能特异识别生物活性分子并与之结合，产生生物学效应的特殊蛋白质，个别是糖脂。能与受体呈特异性结合的生物活性分子则称为配体，细胞间信息分子就是一类最常见的配体。

第七章 生物氧化

■ 学习目标

  掌握生物氧化的概念和特点；呼吸链的概念、组成及排列顺序；底物水平磷酸化和氧化磷酸化的概念。

  熟悉 CO_2 的生成方式；氧化磷酸化的影响因素；ATP 的利用和储存。

  了解参与生物氧化的酶类；线粒体外 NADH 的氧化；非线粒体氧化体系。

  生命活动所需能量来自于营养物质（糖、脂和蛋白质等）在体内的氧化分解。营养物质在体内氧化分解，最终生成 CO_2 和 H_2O，并释放能量，所释放的能量中相当一部分可使 ADP 磷酸化生成 ATP，供生命活动所需，其余能量主要以热能形式释放，可用于维持体温。生物氧化的重要意义在于为生物体提供生命活动所需的能量。

  生物氧化过程主要在线粒体内进行，但线粒体外也有其他的氧化体系，其中以微粒体和过氧化物酶体最为重要。这些氧化体系与体内许多重要生理活性物质的合成以及某些药物和毒物的生物转化有关，例如微粒体氧化体系中加单氧酶可参与体内吗啡等药物的解毒转化和代谢清除反应；过氧化物酶体系中谷胱甘肽过氧化物酶保护膜脂和细胞免受氧化等。

  本章重点讲解线粒体氧化体系中营养物质如何氧化生成 CO_2 和 H_2O，以及氧化过程中怎样释放能量和对所释放能量进行转移、储存和利用，为后续学习糖、脂、蛋白质的代谢过程奠定基础。

第一节 概　述

一、生物氧化的概念

  营养物质（糖、脂质、蛋白质等）在生物体内彻底氧化分解生成 CO_2 和 H_2O 并释放能量的过程称为生物氧化。由于这一过程是在组织细胞内进行，伴有 O_2 的利用和 CO_2 的产生，因此又被称为组织呼吸或细胞呼吸。

二、生物氧化的方式

  生物氧化遵循氧化还原反应的一般规律，氧化的方式包括加氧、脱氢和失电子反应。

1. 加氧反应 向底物分子中直接加入氧原子或氧分子的反应，例如烷氧化为醇类。

$$CH_3CH_3 + 1/2O_2 \longrightarrow CH_3CH_2OH$$

2. 脱氢反应 脱氢是生物氧化中最常见的氧化方式，可分为两种类型。一是直接脱氢反应，即从底物分子上脱下一对氢原子（一对 H^+ 和一对 e），例如苹果酸氧化为草酰乙酸。另一类型是加水脱氢反应，即向底物分子中加入 H_2O，同时脱去一对氢原子，其总结果是底物分子中加入了一个来自水分子的氧原子，实际上是脱氢反应，例如乙醛氧化为乙酸。

$$HOOC—CH_2—CH(OH)\ COOH \longrightarrow HOOC—CH_2—COCOOH + 2H$$
$$CH_3—CHO + H_2O \longrightarrow CH_3—COOH + 2H$$

3. 失电子反应 底物原子或离子在反应中失去电子被氧化。例如，细胞色素中 Fe^{2+} 氧化为 Fe^{3+}。

$$Fe^{2+} \longrightarrow Fe^{3+} + e$$

实际上脱氢过程也包括电子转移，因为一个氢原子是由一个质子（H^+）和一个电子（e）组成，脱去一个氢原子也就是失去一个电子和一个质子。

三、生物氧化的酶类

体内参与生物氧化的酶类可分为氧化酶类、需氧脱氢酶类、不需氧脱氢酶类及其他酶类等。这些酶的辅酶在反应中既可以接受氢被还原，又可以释放出氢被氧化，起到递氢和递电子的作用，称为递氢体和递电子体。

1. 氧化酶类 氧化酶催化底物脱下的氢直接交给氧生成 H_2O。该类酶的亚基常含有铁、铜等金属离子，例如细胞色素氧化酶、抗坏血酸氧化酶等，其作用方式见图7-1。

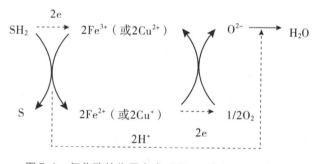

图7-1 氧化酶的作用方式（SH_2：底物；S：底物）

2. 需氧脱氢酶类 需氧脱氢酶可催化底物脱氢，直接将氢传递给氧生成 H_2O_2。该酶的辅基为黄素单核苷酸（FMN）和黄素腺嘌呤二核苷酸（FAD），故又被称为黄素酶。例如黄嘌呤氧化酶、L-氨基酸氧化酶等，其作用方式见图7-2。

3. 不需氧脱氢酶类 不需氧脱氢酶是体内最重要的脱氢酶，催化底物脱下的成对氢原子首先被辅酶或辅基接受，再经一系列传递体，最后传递给氧生成 H_2O。依据辅助

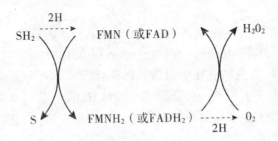

图 7-2　需氧脱氢酶类的作用方式（SH_2：底物；S：底物）

因子不同可分为两类：一是以 NAD^+ 或 $NADP^+$ 为辅酶的不需氧脱氢酶，例如苹果酸脱氢酶、异柠檬酸脱氢酶等；二是以 FAD 或 FMN 为辅基的不需氧脱氢酶，例如琥珀酸脱氢酶、脂酰 CoA 脱氢酶等。其作用方式见图 7-3。

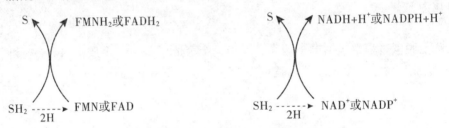

图 7-3　不需氧脱氢酶类的作用方式（SH_2：底物；S：底物）

4. 其他酶类　除上述酶外，体内还有一些氧化还原酶类，例如加单氧酶、加双氧酶、超氧化物歧化酶、过氧化物酶等。

四、生物氧化的特点

生物氧化与物质在体外的氧化方式在化学本质上是相同的，都是消耗 O_2、生成 CO_2 和 H_2O 并释放能量的过程。但与营养物质体外燃烧过程相比，生物氧化具有如下特点：①反应条件温和：生物氧化过程是在体温 37℃、pH 近中性的体液中，经过一系列酶催化下进行的。②逐步释放能量：生物氧化的能量逐步释放，其中一部分以化学能的形式使 ADP 磷酸化生成 ATP，为机体各种生理活动需要提供直接能源；另一部分则以热能的形式散发维持体温，能量利用率高。③CO_2 是通过有机酸的脱羧基反应生成的产物。④生物氧化的方式是以脱氢（失电子）为主，代谢物脱下的氢主要通过氧化呼吸链传递给 O_2 生成 H_2O。⑤生物氧化的速率受到体内多种因素的调节。

第二节　生物氧化过程中 CO_2 的生成

生物氧化中产生的 CO_2 是通过有机酸的脱羧反应生成的，糖、脂和蛋白质在体内代谢过程中可产生不同的有机酸，有机酸在酶的催化下，经过脱羧基作用产生 CO_2。根据脱去的羧基在分子中的位置不同，可将脱羧反应分为 α-脱羧 和 β-脱羧；又根据有机酸在脱羧的同时是否伴有脱氢，可将脱羧反应分为单纯脱羧和氧化脱羧。因此，体内 CO_2 的生成方式有四种：α-单纯脱羧、α-氧化脱羧、β-单纯脱羧和 β-氧化脱羧。

1. α-单纯脱羧　例如氨基酸脱羧酶催化下的氨基酸脱羧反应。

2. β-单纯脱羧　例如草酰乙酸脱羧酶催化下的草酰乙酸脱羧反应。

3. α-氧化脱羧　例如丙酮酸脱氢酶复合体催化下的丙酮酸氧化脱羧反应。

4. β-氧化脱羧　例如苹果酸酶催化下的苹果酸氧化脱羧反应。

第三节　生物氧化过程中水的生成

线粒体在生物氧化过程中具有特殊的重要性，它是营养物质进行彻底氧化的重要场所。在线粒体内膜上排列着一系列酶和辅酶组成的递氢体和递电子体，能将代谢物上脱下的两个氢原子（2H）通过一个连续进行的链式反应逐步传递给 O_2 生成 H_2O。这种按一定顺序排列在线粒体内膜上的递氢体和递电子体构成的链式反应体系称为呼吸链，又称为电子传递链。呼吸链与细胞对 O_2 的利用、生物体内 H_2O 和能量的生成密切相关。

一、呼吸链的组成

（一）呼吸链的主要成分及其作用机制

线粒体中呼吸链的组成成分基本上分为 5 大类。

1. 尼克酰胺腺嘌呤二核苷酸（NAD^+）　又称辅酶Ⅰ（CoⅠ），是维生素 PP 参与构成的辅酶类核苷酸。分子中尼克酰胺的五价氮接受 1 个电子及双键共轭后成为三价氮。其对侧的碳原子也比较活泼，能进行加氢反应，此反应是可逆的。尼克酰胺在加氢反应时只能接受 1 个氢原子和 1 个电子，另将一个 H^+ 游离出来，因此将还原型的Co I 写成 $NADH+H^+$，故 NAD^+ 是递氢体（图 7-4）。

除了 NAD^+ 外，维生素 PP 在体内转化的另一个辅酶类核苷酸是 $NADP^+$，又称辅酶 Ⅱ，也能接受并传递氢原子，作用机理与 NAD^+ 相同，在体内的生物转化、合成等反应中也有重要的作用。

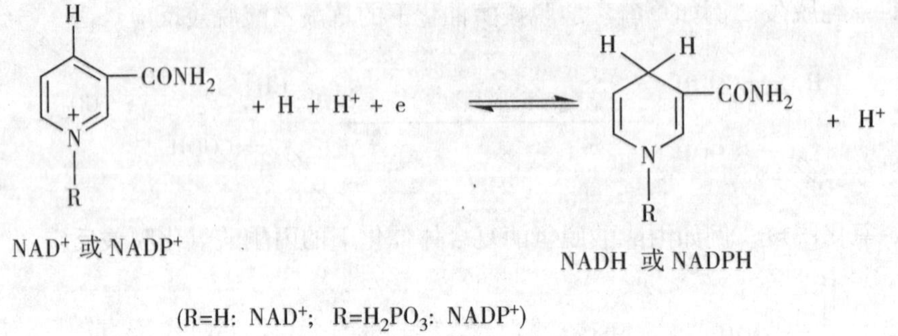

NAD^+ 或 $NADP^+$ NADH 或 NADPH

$(R=H: NAD^+;\ R=H_2PO_3: NADP^+)$

图 7-4 NAD^+ 和 $NADP^+$ 的递氢机制

2. 黄素蛋白类   线粒体内的黄素蛋白有两类，分别以黄素单核苷酸（FMN）和黄素腺嘌呤二核苷酸（FAD）为辅基。FMN 和 FAD 都是由核黄素（维生素 B_2）参与构成的辅酶类核苷酸，其结构中的异咯嗪环能进行可逆的加氢和脱氢反应，是重要的递氢体（图 7-5）。

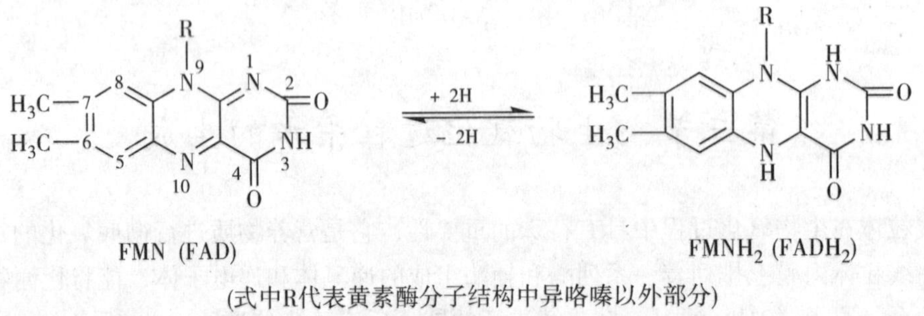

FMN (FAD) $FMNH_2$ ($FADH_2$)

（式中R代表黄素酶分子结构中异咯嗪以外部分）

图 7-5   FMN 及 FAD 的递氢机制

3. 铁硫蛋白（Fe-S）   铁硫蛋白分子中含有非血红素铁和对酸不稳定的硫，通常简写为 Fe-S，也被称为铁硫中心。铁硫蛋白中的 Fe^{2+}（还原型）失去一个电子转变成 Fe^{3+}（氧化型）；Fe^{3+} 接受一个电子又转变成 Fe^{2+}。在呼吸链中发挥传递电子的作用（图 7-6）。在呼吸链中铁硫蛋白一般与黄素蛋白或细胞色素 b 结合成复合物。

4. 辅酶 Q   辅酶 Q（CoQ）是一种广泛分布于生物界的脂溶性醌类衍生物，又称泛醌。其分子中的苯醌结构能接受两个氢原子还原成二氢泛醌（$CoQH_2$）（图 7-7），然后迅速将两个电子传递给细胞色素，并把 $2H^+$ 释放入线粒体膜间隙。

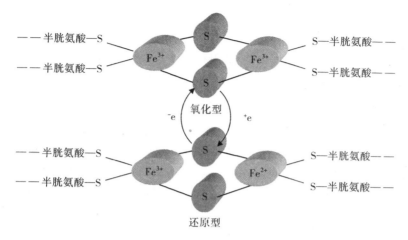

图7-6 铁硫蛋白电子传递机制

（动物组织中辅酶 Q 侧链上的异戊二烯单位的n值为10）

图7-7 辅酶 Q 递氢作用机理

5. 细胞色素 细胞色素（cytochrome，Cyt）是一类以铁卟啉为辅基的催化电子传递的酶类体系，在动、植物细胞内已发现有 30 多种。细胞色素均具有特殊的吸收光谱而呈现颜色。根据它们吸收光谱不同，可将细胞色素分为 a、b、c 三类，三类又根据最大吸收峰的微小差别分为不同亚类。

线粒体内膜上参与呼吸链组成的有细胞色素 a、a_3、b、c、c_1，其中细胞色素 a_3 是唯一能将电子传递给氧分子的细胞色素，往往和细胞色素 a 很难分开，两者结合在一起形成酶复合体，又称为细胞色素氧化酶。在呼吸链中，细胞色素依靠铁卟啉中的铁原子进行 $Fe^{2+} \leftrightarrow Fe^{3+} + e$ 反应而传递电子，传递顺序是 Cyt（b→c_1→c→aa_3）→O_2（图7-8）。

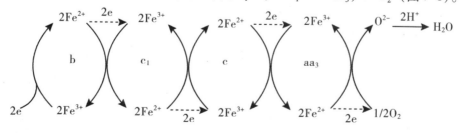

图7-8 细胞色素系统传递电子的过程

（二）呼吸链酶复合体

用胆酸等去污剂反复处理线粒体内膜并经离子交换层析分离后，发现呼吸链被拆分得到四种仍具有传递电子功能的蛋白质-酶复合体，各含有不同的组分。酶复合体是线粒体内膜氧化呼吸链的天然存在形式，而其所含各组分则具体完成电子传递过程。线粒体内膜氧化呼吸链上主要有4种复合体，复合体的名称和组成成分如表7-1所示。

表7-1　呼吸链中的复合体及组成

复合体种类	复合体名称	复合体组成
复合体 I	NADH-CoQ 还原酶	黄素蛋白（辅基 FMN）、铁硫蛋白
复合体 II	琥珀酸-CoQ 还原酶	黄素蛋白（辅基 FAD）、铁硫蛋白
复合体 III	细胞色素 C 还原酶	$Cytb$、$Cytc_1$、铁硫蛋白
复合体 IV	细胞色素 C 氧化酶	$Cytaa_3$

二、呼吸链的种类

呼吸链各组分的排列顺序是根据研究各组分标准氧化还原电位高低、体外呼吸链组分拆开和重组、抑制剂阻断氧化还原过程和各组分特有吸收光谱实验来确定的。目前认为线粒体内重要的呼吸链有两条，即 NADH 氧化呼吸链和琥珀酸氧化呼吸链（$FADH_2$ 氧化呼吸链）。

1. NADH 氧化呼吸链　　NADH 氧化呼吸链是线粒体中的主要呼吸链。生物氧化中大多数代谢物（例如丙酮酸、苹果酸、异柠檬酸、α-酮戊二酸等）被以 NAD^+ 为辅酶的脱氢酶催化时，脱下的 2H 由 NAD^+ 接受生成 $NADH + H^+$，后者再将 2H 传给 FMN 生成 $FMNH_2$。接着 $FMNH_2$ 又将 2H 传给 CoQ 生成 $CoQH_2$。$CoQH_2$ 在细胞色素体系催化下脱氢，脱下的 2H 分解成 $2H^+$ 和 2e，$2H^+$ 游离于介质中，2e 先由细胞色素 b 接受，然后通过 $c_1 \rightarrow c \rightarrow aa_3$ 的顺序传递，最后交给分子氧，氧原子被还原生成负 2 价的氧离子，后者迅速与基质中的 $2H^+$ 结合生成 H_2O（图 7-9）。

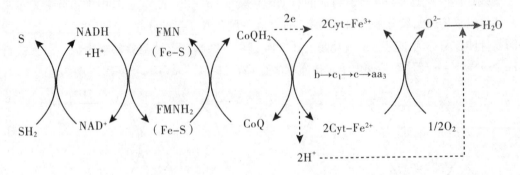

图 7-9　NADH 氧化呼吸链

2. 琥珀酸氧化呼吸链（$FADH_2$ 氧化呼吸链）　　生物氧化中少数代谢物（例如琥珀

酸、脂肪酰 CoA 等）被以 FAD 为辅基的脱氢酶催化时，代谢物脱下 2H，由 FAD 接受生成 $FADH_2$，然后将 2H 传递给 CoQ 生成 $CoQH_2$，再往下的传递过程和 NADH 氧化呼吸链完全相同（图7-10），即两条呼吸链的汇合点是 CoQ。此呼吸链要比 NADH 氧化呼吸链稍短一些。

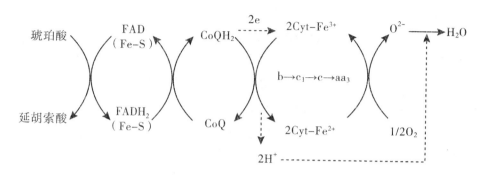

图 7-10 琥珀酸（$FADH_2$）氧化呼吸链

三、胞液中 NADH 的氧化

物质氧化分解过程中，线粒体内生成的 NADH 可直接进入呼吸链进行生物氧化过程，但也有不少反应是在线粒体外细胞液中进行的。在细胞液中生成的 $NADH + H^+$ 必须借助穿梭机制才能将 2H 转运至线粒体内，再进行生物氧化过程。体内穿梭机制主要有两种：α-磷酸甘油穿梭和苹果酸-天冬氨酸穿梭。

（一）α-磷酸甘油穿梭

细胞液中的 NADH 在 α-磷酸甘油脱氢酶催化下，将 2H 传递给磷酸二羟丙酮生成 α-磷酸甘油。后者可通过线粒体外膜，再经位于线粒体内膜表面的 α-磷酸甘油脱氢酶（辅基为 FAD）催化，生成磷酸二羟丙酮和 $FADH_2$。磷酸二羟丙酮返回细胞液继续进行下一轮穿梭。$FADH_2$ 则进入 $FADH_2$ 氧化呼吸链进行氧化磷酸化，产生 1.5 分子 ATP。此穿梭机制主要存在于脑和骨骼肌中。

（二）苹果酸-天冬氨酸穿梭

细胞液中的 NADH 在苹果酸脱氢酶催化下，将 2H 传递给草酰乙酸生成苹果酸。苹果酸借助线粒体内膜上的 α-酮戊二酸转运蛋白进入线粒体，在线粒体内苹果酸脱氢酶（辅酶为 NAD^+）的作用下，脱氢氧化生成草酰乙酸和 $NADH + H^+$，$NADH + H^+$ 进入 NADH 氧化呼吸链，产生 2.5 分子 ATP。草酰乙酸不能透过线粒体内膜，经谷-草转氨酶作用生成天冬氨酸，后者经酸性氨基酸载体运出线粒体再转变成草酰乙酸，继续重复穿梭。此穿梭机制主要存在于肝、肾和心肌中。

第四节 能量代谢

一、高能化合物

机体在生物氧化过程中释放的能量，除用于生命活动和维持体温外，大约有40%以化学能的形式储存于高能化合物中。水解时释放的能量大于 20.9kJ/mol 的化学键称为高能键，常用"～"表示。最常见的高能键有高能磷酸键（～P），存在于多磷酸核苷酸的第二和第三个磷酸键中。其次是高能硫酯键（～S）。含高能键的化合物称为高能化合物。常见的高能磷酸化合物有 ATP、ADP、GTP、GDP 等，常见的高能硫酯化合物有乙酰 CoA、琥珀酰 CoA 等。常见高能化合物见表 7-2。

表 7-2　常见高能化合物

通式	举例	释放能量（pH7.0, 25℃）/（kJ/mol）
$R-\overset{\overset{NH}{\|}}{C}-NH \sim ℗$	磷酸肌酸	-43.9
$H_3C-\overset{\overset{CH_2}{\|}}{C}-O \sim ℗$	磷酸烯醇式丙酮酸	-61.9
$H_3C-\overset{\overset{O}{\|}}{C}-O \sim ℗$	乙酰磷酸	-41.8
$R-O-℗\sim ℗\sim ℗$	ATP, GTP, UTP, CTP	-30.5
$R-O-℗\sim ℗$	ADP, GDP, UDP, CDP	-30.5
$H_3C-\overset{\overset{O}{\|}}{C}-O \sim SCoA$	乙酰 CoA	-31.4

体内所有的高能化合物中，以 ATP 最为重要，生物体内能量的储存、利用和转移都以 ATP 为中心。ATP 是生物界普遍存在的直接供能物质，最大释放的能量可达 52.3kJ/mol。

二、ATP 的生成

ATP 是人体能量的直接供应者，体内 ATP 是由 ADP 磷酸化生成，根据反应所需的能量来源不同，可将 ATP 的生成方式分为两种：底物水平磷酸化和氧化磷酸化。

1. 底物水平磷酸化　代谢物由于脱氢或脱水引起的分子内部能量重新分配形成高能键，所形成的高能磷酸键在酶的作用下直接转移给 ADP（或 GDP）生成 ATP（或 GTP）的方式称为底物水平磷酸化（图 7-11）。

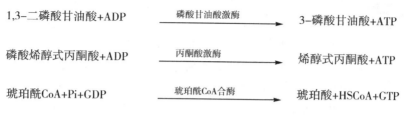

图 7-11 底物水平磷酸化

2. 氧化磷酸化 氧化磷酸化是体内生成 ATP 的主要方式。代谢物脱下的氢经呼吸链传递给氧生成水的同时释放出能量使 ADP 磷酸化生成 ATP 的过程称为氧化磷酸化（图 7-12）。

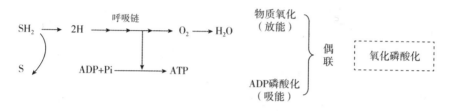

图 7-12 氧化磷酸化作用示意图

经实验证明，当氢和电子从 NADH 开始通过呼吸链传递给氧生成水时，有 3 个部位释放的能量大于 30.5kJ/mol，可使 ADP 磷酸化生成 ATP。这种在呼吸链上氧化释放较高的能量，能使 ADP 磷酸化生成 ATP 的部位称为氧化磷酸化偶联部位。代谢物脱下的氢经过 NADH 氧化呼吸链传递给氧过程中，有三个偶联部位，生成 2.5 分子 ATP；而经过 $FADH_2$ 氧化呼吸链传递过程中只有两个偶联部位，生成 1.5 分子 ATP（图 7-13）。

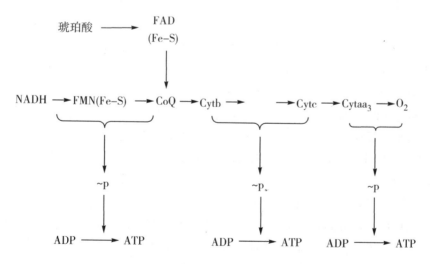

图 7-13 氧化磷酸化偶联部位示意图

氧化磷酸化的偶联机制的提出

英国学者 P. Mitchell 获得 1978 年诺贝尔化学奖，表彰他创建的化学渗透理论阐明了氧化磷酸化的偶联机制。他提出电子传递能量驱动质子从线粒体基质转移到内膜外，形成跨内膜质子梯度，储存能量，质子通过 ATP 合成酶内流释放能量催化 ATP 合成。这一理论是解决该生物能学难题的重大突破，并更新人们对涉及生命现象的生物能储存、生物合成、代谢物转运、膜结构功能等多种问题的认识。

3. 调节氧化磷酸化的因素 氧化磷酸化作用受多种因素的影响，主要有［ADP］/［ATP］值、甲状腺激素、各种抑制剂等。

（1）ATP/ADP 的调节作用 当机体的运动量增加使 ATP 的消耗增多时，导致线粒体内 ATP/ADP 值降低，促使氧化磷酸化速度加快，生成 ATP 增多；反之，氧化磷酸化速度则减慢。此外，比值增高会抑制体内许多的关键酶，例如磷酸果糖激酶、丙酮酸激酶等，通过直接反馈作用抑制相关代谢过程。这种调节作用可改变体内物质氧化的速度，使体内 ATP 的生成速度适应生理需要，这对机体合理地利用能源、避免能源的浪费具有重要的意义。

（2）甲状腺素的调节作用 甲状腺素是调节机体能量代谢的重要激素，可以诱导许多组织、细胞膜 Na^+-K^+-ATP 酶的生成，使 ATP 水解生成 ADP 和 Pi 的速度加快，从而促进氧化磷酸化的进行。由于 ATP 的合成和分解都加快，机体耗氧量、产热量都增加。所以甲状腺功能亢进患者出现基础代谢率增高，表现出多食易饥、体重下降、心动过速及呼吸加快、体温增高、怕热多汗等现象。

（3）抑制剂的作用 某些药物或毒物对氧化磷酸化有抑制作用，根据其作用机制可分为电子传递抑制剂和解偶联剂。①电子传递抑制剂：指阻断呼吸链上某部位电子传递的物质，也称为呼吸链抑制剂。例如，粉蝶霉素 A、鱼藤酮、异戊巴比妥、抗霉素 A、CO 和氰化物等。常见电子传递抑制剂的抑制部位见图 7-14。这类物质使呼吸链中氢和电子传递中断，细胞内的呼吸作用停止。此时，即使氧的供应充足，细胞也不能利用，造成组织严重缺氧，能源断绝，甚至危及生命。②解偶联剂：使电子传递和磷酸化生成 ATP 的偶联过程相分离的一类物质。这类物质不影响呼吸链电子的传递，但使氧化过程中产生的能量不能使 ADP 磷酸化生成 ATP，而以热能的形式散发。2,4-二硝基苯酚（DNP）是最早发现的解偶联剂，某些药物（双香豆素、水杨酸、苯丙咪唑等）都有解偶联作用。在解偶联状态下，线粒体内 ADP 不能生成 ATP，以致体内 ADP 堆积，刺激细胞呼吸，氧化过程加速，细胞耗氧量增加，氧化时释放的能量大部分以热能的形式损失，机体得不到可利用的能量。冬眠动物棕色脂肪组织的解偶联作用可有助于其保持体温。少量的解偶联剂，例如阿司匹林在体内分解后产生的水杨酸可通过增加体内产热使机体大量排汗而加速散热，达到降温的目的。感冒和传染性疾病时，病毒或细菌可产生一种解偶联物质，使患者体温升高。③ ATP 合成酶抑制剂：这类抑制剂对电子的传递和 ATP 的合成都有抑制作用，例如寡霉素。

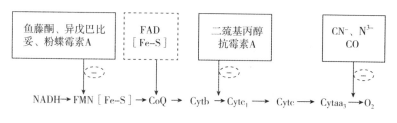

图 7-14　呼吸链抑制剂的作用部位

三、ATP 的利用

ATP 几乎是细胞能直接利用的主要能源物质，但体内 ATP 的数量不多，在正常生理情况下，能量的转移和利用主要通过 ATP 与 ADP 的相互转变来实现。在机体活动需要时，ATP 水解为 ADP 和 Pi，释放的能量可以满足各种生理活动的需要，例如肌肉收缩、神经传导等。ADP 又可以通过磷酸化获得高能磷酸键再生成 ATP。ATP 和 ADP 两者的相互转换非常迅速，是体内能量转换的基本方式。

除了 ATP 外，体内还有其他类型的高能化合物，例如，UTP、GTP 和 CTP。这些物质也可为合成代谢直接提供能量，但这些高能化合物分子中的高能磷酸键又来自于 ATP。

$$ATP + UDP \rightleftharpoons ADP + UTP$$
$$ATP + CDP \rightleftharpoons ADP + CTP$$
$$ATP + GDP \rightleftharpoons ADP + GTP$$

体内另一个重要的高能化合物是磷酸肌酸（C ~ P），其分子中所含的高能键不能直接利用，当体内 ATP 消耗时（肌肉运动、精神紧张、兴奋等），磷酸肌酸可在肌酸激酶（CK）催化下，迅速将 ~ P 转移给 ADP 生成 ATP，再由 ATP 直接提供能量。在临床上，给心肌梗死的患者补充 ATP，对保护心肌具有一定意义。同时，可利用 CK 同工酶协助心肌梗死的早期诊断。

综上所述，生物体内能量的生成和利用都以 ATP 为中心。ATP 作为能量载体分子，在分解代谢过程中产生，又在合成代谢等耗能过程中利用。ATP 分子性质稳定，但细胞中储存量少，通过不断进行 ADP-ATP 的再循环，伴随自由能的释放和获得，完成不同生命过程间能量的穿梭和转换。

第五节　其他氧化体系

生物氧化过程主要在细胞的线粒体内进行，但线粒体外也有其他的氧化体系，其中以微粒体和过氧化物酶体最为重要。其特点是水的生成不经过呼吸链电子传递，氧化过程中也不伴有 ADP 的磷酸化，因此不是产生 ATP 的方式。这些氧化体系与体内许多重要生理活性物质的合成以及某些药物和毒物的生物转化有关。

一、微粒体氧化体系

微粒体氧化体系存在于细胞的滑面内质网上，其组成成分复杂，根据催化底物氧化反应不同，可分为两种类型。

（一）加单氧酶

加单氧酶是一种复杂酶系，可催化氧分子中的一个氧原子加到底物分子上，而另一氧原子与 NADPH + H$^+$ 上的 2H 化合成水。因催化作用具有双重功能，又称为混合功能氧化酶；又因催化底物发生羟化反应，也称为羟化酶。

$$RH + NADPH + H^+ + O_2 \longrightarrow ROH + NADP^+ + H_2O$$

加单氧酶的主要功能是参与体内正常的物质代谢，例如肾上腺皮质激素的羟化、类固醇激素的合成、维生素 D$_3$ 的羟化以及胆汁酸、胆色素的形成反应等。另外加单氧酶也参与到某些毒物（如苯胺）和药物（如吗啡）的解毒转化和代谢清除反应。

（二）加双氧酶

加双氧酶又称转化酶，催化氧分子的 2 个氧原子直接加到底物分子特定的双键上，使该底物分子分解成两部分。如 β-胡萝卜素加双氧酶可催化 β-胡萝卜素加双氧而转变为视黄醛。

二、过氧化物酶体氧化体系

过氧化氢主要在细胞内的过氧化物酶体中产生。过氧化物酶体中含较多的需氧脱氢酶，可分别催化 L-氨基酸、D-氨基酸、黄嘌呤等物质脱氢氧化，产生过氧化氢。过氧化氢有极强的氧化性，可以氧化蛋白分子上的巯基，使以巯基为必需基团的酶蛋白失去活性，使不饱和脂肪酸氧化而造成磷脂结构异常，使生物膜受损害而失去正常功能。例如红细胞膜易破裂而发生溶血，线粒体氧化磷酸化不能正常进行，所以过氧化氢对人体有毒性。但过氧化氢在一定条件下也具有生理作用，例如，在中性粒细胞中产生的过氧化氢可消灭吞噬的细菌；在甲状腺细胞内过氧化氢使 I$^-$ 氧化成 I$_2$，后者能使酪氨酸碘化以合成甲状腺激素。

人体的肝、肾、中性粒细胞及小肠黏膜细胞等的过氧化物酶体含有丰富的过氧化氢酶和过氧化物酶，是细胞内过氧化氢代谢的场所。

（一）过氧化氢酶

过氧化氢酶是一种含铁血红素为辅基的结合酶，能催化 H$_2$O$_2$ 分解为 H$_2$O 和 O$_2$，过氧化氢酶的催化效率极高，所以在正常情况下，人体内不会有 H$_2$O$_2$ 的蓄积。

$$H_2O_2 + H_2O_2 \xrightarrow{\text{过氧化氢酶}} 2H_2O + O_2$$

（二）过氧化物酶

过氧化物酶催化 H_2O_2 分解生成 H_2O 并放出氧原子直接氧化酚类、胺类、抗坏血酸等物质，从而既消除了过氧化氢，又可使体内对人体有害的酚类等化合物易于排出。

三、超氧化物歧化酶

呼吸链电子传递过程可产生反应活性氧类（ROS），包括氧自由基及其活性衍生物。其化学性质活泼，氧化性强，能催化磷脂分子中不饱和脂肪酸氧化生成过氧化脂质。后者可损伤生物膜，与肿瘤、心血管疾病及组织老化等密切相关。超氧化物歧化酶（SOD）是一种体内普遍存在的金属酶，可催化超氧阴离子（O_2^-）发生歧化反应生成 O_2 和 H_2O_2，生成的 H_2O_2 可继续被过氧化氢酶分解。SOD 是人体防御内、外环境中超氧阴离子损伤的重要酶，对 O_2^- 的清除有助于防止其他活性氧的生成。

$$2O_2^- + 2H \xrightarrow{\text{SOD}} H_2O_2 + O_2$$

体内其他自由基清除剂有维生素 C、维生素 E、β-胡萝卜素、泛醌等。

本 章 小 结

生物氧化指糖、脂质、蛋白质等营养物质在体内彻底氧化生成二氧化碳和水并释放能量的过程，又称为细胞呼吸。水解时释放大量能量的化合物称为高能化合物。机体内主要的高能化合物是高能磷酸化合物。机体内能量的释放、转换、存储和利用的核心是 ATP。磷酸肌酸是能量的储存形式，在肌肉、脑组织中含量丰富。

ATP 的生成方式主要有底物水平磷酸化和氧化磷酸化两种，前者代谢物分子中能量直接转移生成 ATP；后者是代谢物脱氢经呼吸链氧化传递给氧生成水的同时，所释放的能量用于将 ADP 磷酸化生成 ATP，又称偶联磷酸化，是需氧生物产生 ATP 的主要来源。生物氧化过程中产生的 CO_2 是通过有机酸的脱羧基作用产生的，根据脱去羧基位置和是否同时发生氧化可分为四种方式：α-单纯脱羧、α-氧化脱羧、β-单纯脱羧和 β-氧化脱羧。

呼吸链又称为电子传递链，是按一定顺序排列在线粒体内膜上的递氢体和递电子体构成的链式反应体系，包含五种组成成分。递氢体和递电子体的化学本质是结合蛋白质，在线粒体内膜上主要以酶复合体的形式存在。线粒体内膜氧化呼吸链上主要有 4 种复合体。线粒体内重要的呼吸链有两条：NADH 氧化呼吸链和琥珀酸氧化呼吸链，前者有三个偶联部位，生成 2.5ATP；后者有两个偶联部位，生成 1.5ATP。氧化磷酸化受到 ADP/ATP 比值、甲状腺激素的调控和某些化合物的抑制。

体内除了线粒体氧化体系外，其他氧化体系主要包括微粒体和过氧化物酶体。其特点是不伴有磷酸化，不能生成 ATP，主要与某些生理活性物质的合成以及某些药物、毒物的生物转化密切相关。

第八章 糖类代谢

■ 学习目标

掌握糖酵解、有氧氧化的概念及生理意义；糖酵解、有氧氧化的主要反应过程及关键酶；磷酸戊糖途径的生理意义；糖异生的概念、关键酶、生理意义。

熟悉糖原的合成和分解过程及生理意义；血糖的来源和去路，血糖浓度的调节。

了解糖在体内的生理功能；磷酸戊糖通路的基本过程。

糖类是多羟基醛或多羟基酮及其衍生物的有机化合物，人体内糖类的主要形式是葡萄糖及糖原。葡萄糖是糖类在血液中的运输形式，在机体糖类代谢中占据主要地位。糖原是葡萄糖的多聚体，包括肝糖原、肌糖原和肾糖原等，是糖类在体内的储存形式。

第一节 概 述

一、糖的生理功能

在生命过程中，糖类是第一位和最有效的能源物质，主要生理功能就是为机体生命活动提供能量。1mol 葡萄糖完全氧化成 CO_2 和 H_2O，可释放 2840kJ（679kcal）的能量。正常情况下，机体所需能量的 50% ~ 70% 来自糖的氧化分解。当机体缺乏葡萄糖时，可动用脂肪，甚至动用蛋白质氧化供能，糖类供给充足时，则可节省脂肪及蛋白质的消耗。其次，糖类也是组织细胞的重要结构成分。例如，糖类与脂质结合为糖脂，是细胞膜及神经组织的组成成分；糖类与蛋白质结合为蛋白多糖，是结缔组织的成分，具有支持和保护作用。此外，激素、免疫球蛋白及血型物质是体内重要的生物活性物质，其结构中也含有糖类物质。

二、糖的消化吸收

食物中糖类主要为淀粉，口腔唾液腺及胰腺分泌的淀粉酶，仅能水解淀粉中的 α-1,4-糖苷键，产生分子大小不等的线形多糖，淀粉主要在小肠内受淀粉酶作用水解成单糖、二糖和寡糖而被小肠黏膜细胞吸收。在小肠黏膜细胞刷状缘上，黏膜细胞内的二糖酶及 α-葡萄糖苷酶继续水解二糖和寡糖的 α-1,4-糖苷键，生成葡萄糖。消化道吸收入体内的单糖主要葡萄糖，葡萄糖经门静脉进入肝，部分再经肝静脉入体循环，运输到各组织。

三、糖代谢概况

糖代谢主要是指葡萄糖在体内的一系列复杂的化学反应。不同类型的细胞中代谢的途径也有所不同，其分解代谢方式在很大程度上受供氧状况的影响：在氧充足时，葡萄糖进行有氧氧化彻底氧化成 CO_2 和 H_2O；在缺氧时，则进行糖酵解生成乳酸。此外，葡萄糖也可进入磷酸戊糖途径等进行代谢，发挥不同的生理作用。葡萄糖也可经合成代谢聚合成糖原，储存在肝或肌组织中。有些非糖物质，例如乳酸、丙氨酸等还可经糖异生途径转变成葡萄糖或糖原。

第二节 糖的分解代谢

生物体内糖的主要分解代谢途径包括糖的无氧氧化、有氧氧化和磷酸戊糖途径。无氧氧化和有氧氧化过程中可逐步释放能量，以满足机体生命活动的需要。

一、糖的无氧氧化

在机体缺氧条件下，葡萄糖或糖原经一系列酶促反应生成丙酮酸进而还原生成乳酸的过程称为糖的无氧氧化，亦称糖酵解。

(一) 糖酵解的反应过程

糖酵解是由葡萄糖分解成丙酮酸，丙酮酸还原生成乳酸的过程（图 8-1）。

1. 磷酸己糖的生成 糖原进行糖酵解时，首先由磷酸化酶催化糖原非还原性末端的葡萄糖单位磷酸化，生成 1-磷酸葡萄糖（G-1-P），此反应不消耗 ATP。G-1-P 在磷酸葡萄糖变位酶催化下生成 6-磷酸葡萄糖（G-6-P）；葡萄糖则由己糖激酶催化生成 G-6-P，ATP 提供磷酸基团，Mg^{2+} 作为激活剂，是一个不可逆的反应，G-6-P 是一个重要的中间代谢产物，是许多糖代谢途径的桥梁，己糖激酶是糖酵解过程的关键酶。在磷酸己糖异构酶催化下 G-6-P 转变成 6-磷酸果糖（F-6-P）。再由 6-磷酸果糖激酶催化 F-6-P 生成 1,6-二磷酸果糖（F-1,6-2P）。是糖酵解途径的第二次磷酸化反应，需要 ATP 与 Mg^{2+} 参与，反应不可逆。6-磷酸果糖激酶是糖酵解过程的限速酶，也是糖酵解过程中的主要调节点。

2. 磷酸丙糖的生成 F-1,6-2P 在醛缩酶催化下裂解成 2 分子磷酸丙糖（3-磷酸甘油醛和磷酸二羟丙酮），此反应是可逆的。3-磷酸甘油醛和磷酸二羟丙酮互为异构体，磷酸丙糖异构酶可催化其互相转变。当 3-磷酸甘油醛不断消耗时，磷酸二羟丙酮可不断转变为 3-磷酸甘油醛，这样 1 分子 F-1,6-2P 可生成 2 分子 3-磷酸甘油醛。

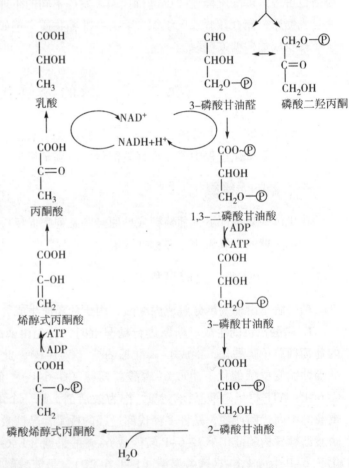

图 8-1　糖酵解途径反应过程示意图

3. 丙酮酸的生成　①3-磷酸甘油醛脱氢酶催化 3-磷酸甘油醛脱氢、加磷酸转化为 1,3-二磷酸甘油酸，3-磷酸甘油醛脱氢酶的辅酶为 NAD⁺。反应脱下的氢交给 NAD⁺ 成为 NADH 和 H⁺。脱氢氧化过程中释放的能量使 1,3-二磷酸甘油酸分子内部形成高能磷酸基团。②1,3-二磷酸甘油酸在 3-磷酸甘油酸激酶催化下生成 3-磷酸甘油酸。原分子内的高能磷酸基团可将能量转移给 ADP 形成 ATP，是无氧氧化过程中第一次生成 ATP。由于是 1 分子葡萄糖产生 2 分子 1,3-二磷酸甘油酸，所以在这一过程中，1 分子葡萄糖可产生 2 分子 ATP。ATP 的产生方式属底物水平磷酸化。③3-磷酸甘油酸在磷酸甘油酸变位酶催化下磷酸基团从 3-位转移至 2-位，生成 2-磷酸甘油酸。该反应可逆，反应需要 Mg^{2+}。④2-磷酸甘油酸脱水生成磷酸烯醇式丙酮酸（PEP）。此反应由烯醇化酶催化，Mg^{2+} 作为激活剂，反应过程中，分子内部能量重新分配而形成高能磷酸键。⑤磷酸烯醇式丙酮酸在丙酮酸激酶催化下转变成丙酮酸。此反需要 Mg^{2+} 作为激活剂，产生 1 分子 ATP，这是糖酵解途径中第二次底物水平磷酸化。在生理条件下，此反应为不可逆反应。丙酮酸激酶也是无氧酵解过程中的关键酶及调节点。

4. 丙酮酸还原为乳酸　在无氧条件下，由乳酸脱氢酶催化丙酮酸被还原为乳酸。乳酸脱氢酶的辅酶是 NAD^+。还原反应所需的 $NADH + H^+$ 是 3-磷酸甘油醛脱氢时产生，作为供氢体脱氢后成为 NAD^+。在缺氧条件下，$NADH + H^+$ 用于还原丙酮酸为乳酸。

除葡萄糖外，其他己糖也可转变成磷酸己糖而进入糖酵解途径。

（二）糖酵解的生理意义

1. 糖酵解是机体在缺氧情况下迅速获得能量以供急需的有效方式。例如，剧烈运动时，能量需要量增加，糖氧化分解加速，此时，呼吸循环加快，以增加氧的供应，有氧氧化加强以提供更多能量。即使如此，仍不能满足运动所需能量，肌肉组织处于相对缺氧状态，糖的无氧氧化加强，补充机体所需能量。

2. 某些代谢活跃、耗能多的组织细胞（如视网膜、睾丸、骨髓、白细胞等），即使在氧供应充分时，也要依靠糖酵解获得部分能量；成熟的红细胞无线粒体，只能依靠糖酵解获得能量。

3. 某些病理情况下，例如大失血、呼吸障碍等，均因氧供应不足，糖酵解过程加强，甚至因酵解过度，乳酸堆积而导致酸中毒。

二、糖的有氧氧化

在氧供应充足的条件下，葡萄糖或糖原彻底氧化分解为 CO_2 和 H_2O 并释放能量的过程称为有氧氧化。有氧氧化是糖分解代谢的主要方式，大多数组织细胞从有氧氧化获得能量。

（一）有氧氧化的过程

糖的有氧氧化可分为 3 个阶段。第一阶段为葡萄糖至丙酮酸（糖酵解过程），反应在细胞液中进行；第二阶段是丙酮酸进入线粒体，然后氧化脱羧成乙酰辅酶 A；第三阶段是乙酰辅酶 A 进入三羧酸循环生成 CO_2 和水。见图 8-2。

第一阶段：葡萄糖分解成丙酮酸（酵解途径）。此过程与糖酵解基本相同，在胞液中进行。两者的差别是在无氧条件下，3-磷酸甘油醛脱氢反应生成的 2H，由 NADH 转

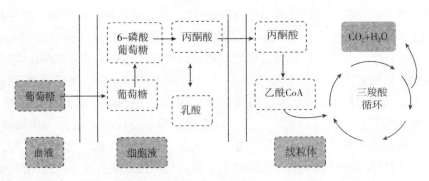

图8-2 有氧氧化各阶段的反应部位

递给丙酮酸，使丙酮酸还原为乳酸；在有氧条件下，NADH 的 2H 经穿梭作用转移至线粒体，通过呼吸链的传递与氧结合生成水，释放能量并生成 ATP（详见第七章生物氧化）。

第二阶段：丙酮酸氧化脱羧生成乙酰辅酶 A。机体在有氧条件下，丙酮酸从细胞液进入线粒体。在丙酮酸脱氢酶复合体的催化下进行氧化脱羧反应，反应不可逆。丙酮酸脱氢酶复合体是由三种酶组成的多酶复合体，包括丙酮酸脱氢酶、二氢硫辛酸乙酰转移酶及二氢硫辛酸脱氢酶；以乙酰转移酶为核心，周围排列着丙酮酸脱氢酶及二氢硫辛酸脱氢酶；参与的辅酶有 TPP，硫辛酸，FAD，NAD$^+$ 及辅酶 A；在多酶复合体中进行着一系列的连锁反应，使丙酮酸脱氢和脱羧生成乙酰辅酶 A 及 NADH + H$^+$。如果维生素 B$_1$ 缺乏，体内 TPP 不足，丙酮酸氧化受阻，能量生成减少，丙酮酸及乳酸堆积则可发生多发性末梢神经炎。

$$
\begin{array}{c}
\text{COOH} \\
| \\
\text{C}=\!=\!\text{O} + \text{HSCoA} \\
| \\
\text{CH}_3
\end{array}
\xrightarrow[\text{NAD}^+ \quad \text{NADH + H}^+]{\text{丙酮酸脱氢酶复合体}}
\begin{array}{c}
\text{O}=\!=\!\text{C}\!\sim\!\text{SCoA} + \text{CO}_2 \\
| \\
\text{CH}_3
\end{array}
$$

丙酮酸　　辅酶A　　　　　　　　　　　　　　　　　　乙酰CoA

第三阶段：三羧酸循环。三羧酸循环（tricarboxylic acid cycle，TAC）也称为柠檬酸循环，由于 Krebs 正式提出了三羧酸循环的学说，故此循环又称为 Krebs 循环，指乙酰 CoA 和草酰乙酸缩合生成含三个羧基的柠檬酸，反复进行脱氢脱羧，又生成草酰乙酸，再重复循环反应的过程。

1. 乙酰辅酶 A 与草酰乙酸缩合生成柠檬酸 1 分子乙酰辅酶 A 与 1 分子草酰乙酸缩合成柠檬酸，反应由柠檬酸合酶催化，是三羧酸循环的关键酶，是重要的调节点。缩合反应所需能量来源于高能硫酯键的水解，此反应单向不可逆。

2. 柠檬酸生成异柠檬酸 反应由顺乌头酸酶催化，柠檬酸原来在 C$_3$ 上的羟基转到 C$_2$ 上，脱水、加水生成异柠檬酸。

3. 异柠檬酸氧化脱羧转变为 α-酮戊二酸 异柠檬酸在异柠檬酸脱氢酶催化下进行脱氢、脱羧，这是三羧酸循环中第一次氧化脱羧。异柠檬酸先脱氢生成草酰琥珀酸，再脱羧产生 CO$_2$ 生成 α-酮戊二酸。异柠檬酸脱氢酶是三羧酸循环的限速酶，是最主要的调节点，辅酶是 NAD^+，脱氢生成的 $NADH + H^+$ 经线粒体内膜上呼吸链传递生成水，氧化磷酸化生成 2.5 分子 ATP。

4. α-酮戊二酸氧化脱羧生成琥珀酰辅酶 A　这是三羧酸循环中第二次氧化脱羧，此反应在 α-酮戊二酸脱氢酶复合体的催化下脱氢、脱羧生成琥珀酰辅酶 A，产物琥珀酰辅酶 A 中含有一个高能硫酯键，此反应不可逆。α-酮戊二酸脱氢酶复合体是三羧酸循环的关键酶，是第三个调节点。α-酮戊二酸脱氢酶复合体是多酶复合体，其组成与催化反应过程都与丙酮酸脱氢酶复合体相似。脱氢生成的 $NADH + H^+$，经线粒体内膜上呼吸链传递生成水，氧化磷酸化生成 2.5 分子 ATP。

5. 琥珀酰辅酶 A 生成琥珀酸　反应由琥珀酰辅酶 A 合成酶催化，琥珀酰辅酶 A 中的高能硫酯键释放能量，可以转移给 ADP（或 GDP），形成 ATP（或 GTP）。细胞中有两种同工酶，一种形成 ATP，另一种形成 GTP。这是三羧酸循环中唯一的一次底物水平磷酸化，生成 1 分子 ATP 或 GTP。

6. 琥珀酸脱氢生成延胡索酸　反应由琥珀酸脱氢酶催化，辅酶是 FAD，脱氢后生成 $FADH_2$，经线粒体内膜上呼吸链传递生成水，氧化磷酸化生成 1.5 分子 ATP。

7. 延胡索酸转变为苹果酸　反应由延胡索酸酶催化，加水生成苹果酸，反应可逆。

8. 苹果酸脱氢生成草酰乙酸　三羧酸循环的最后反应由苹果酸脱氢酶催化苹果酸脱氢生成草酰乙酸，脱下的氢由 NAD^+ 接受生成 $NADH + H^+$，经线粒体内膜上呼吸链传递生成水，氧化磷酸化生成 2.5 分子 ATP。在细胞内草酰乙酸不断地被用于柠檬酸的合成。

三羧酸循环的反应过程可归纳见图 8-3。

（二）有氧氧化的生理意义

1. 糖的有氧氧化是机体获得能量的主要方式。1 分子葡萄糖经有氧氧化完全分解生成 CO_2 和 H_2O，可净生成 32 或 30 分子 ATP（表 8-1）。不同的组织中，1 分子葡萄糖氧化分解，净生成 ATP 分子数稍有差别。一般认为脑、骨骼肌净生成 30 分子 ATP，而心、肝、肾组织中则净生成 32 分子 ATP。

2. 三羧酸循环是体内三大营养物质彻底氧化分解的共同通路。

3. 三羧酸循环是体内三大营养物质代谢相互联系的枢纽。

表 8-1　1 分子葡萄糖有氧氧化过程中 ATP 的生成

反应	辅酶	生成 ATP 的分子数
细胞液反应阶段		
葡萄糖→6-磷酸葡萄糖		-1
6-磷酸果糖→1,6-二磷酸果糖		-1
2×3-磷酸甘油醛→2×1,3-二磷酸甘油酸	NAD^+	2×2.5 或 2×1.5 *
2×1,3-二磷酸甘油酸→2×3-磷酸甘油酸		2×1
2×磷酸烯醇式丙酮酸→2×丙酮酸		2×1

续表

反应	辅酶	生成 ATP 的分子数
线粒体内反应阶段		
2 × 丙酮酸→2 × 乙酰 CoA	NAD$^+$	2 × 2.5
2 × 异柠檬酸→2 × α-酮戊二酸	NAD$^+$	2 × 2.5
2 × α-酮戊二酸→2 × 琥珀酰 CoA	NAD$^+$	2 × 2.5
2 × 琥珀酰 CoA→2 × 琥珀酸		2 × 1
2 × 琥珀酸→2 × 延胡索酸	FAD	2 × 1.5
2 × 苹果酸→2 × 草酰乙酸		2 × 2.5
净生成		32（或30）ATP

* NADH + H$^+$ 经苹果酸穿梭进入线粒体产生 2.5 个 ATP；如果经磷酸甘油穿梭进入线粒体，则产生 1.5 个 ATP。

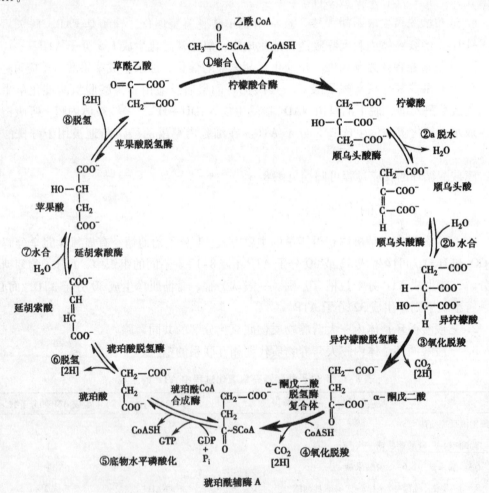

图 8-3 三羧酸循环示意图

三、磷酸戊糖途径

磷酸戊糖途径是葡萄糖氧化分解的另一条重要途径，其功能不是产生 ATP，而是产生细胞所需的具有重要生理作用的特殊物质，例如 NADPH 和 5-磷酸核糖。这条途径存在于肝脏、脂肪组织、甲状腺、肾上腺皮质、性腺、红细胞等组织细胞中。代谢相关的酶存在于细胞液中。

（一）磷酸戊糖途径的反应过程

磷酸戊糖途径是一个比较复杂的代谢途径，反应在胞液中进行。磷酸戊糖途径的反应过程可分为两个阶段：第一阶段产生 NADPH 及 5-磷酸核糖，是氧化反应；第二阶段为一系列基团的转移过程，是非氧化反应。6 分子葡萄糖经磷酸戊糖途径可以使 1 分子葡萄糖转变为 6 分子 CO_2。

第一阶段为氧化反应：6-磷酸葡萄糖由 6-磷酸葡萄糖脱氢酶催化脱氢生成 6-磷酸葡萄糖酸内酯，反应过程中 $NADP^+$ 为电子体受体；6-磷酸葡萄糖酸内酯在内酯酶作用下水解为 6-磷酸葡萄糖酸。后者在 6-磷酸葡萄糖酸脱氢酶的作用下，于第一位碳原子上脱氢脱羧而转变为 5-磷酸核酮糖，同时生成 2 分子 $NADPH + H^+$ 及 1 分子 CO_2。此反应需要 Mg^{2+} 参与。5-磷酸核酮糖在异构酶的作用下成为 5-磷酸核糖；在差向异构酶作用下转变为 5-磷酸木酮糖。在这一阶段中产生了 $NADPH + H^+$ 和 5-磷酸核糖这两个重要的代谢产物。

第二阶段为非氧化反应：磷酸戊糖在此阶段继续代谢，3 分子磷酸戊糖通过多次基团转移反应转变成 2 分子磷酸己糖和 1 分子磷酸丙糖。其间经历了四碳糖磷酸酯和七碳糖磷酸酯阶段。图 8-4 为磷酸戊糖的反应途径。

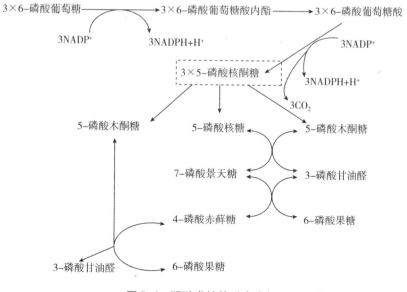

图 8-4　磷酸戊糖的反应途径

（二）磷酸戊糖途径的生理意义

1. 提供核糖 核糖是核酸和游离核苷酸的组成成分。体内的核糖并不依赖从食物摄入，而是通过磷酸戊糖途径生成。葡萄糖既可经 6-磷酸葡萄糖脱氢、脱羧的氧化反应产生磷酸核糖，也可通过糖酵解途径的中间产物 3-磷酸甘油醛和 6-磷酸果糖经过前述的基团转移反应而生成磷酸核糖。这两种方式的相对重要性因物种而异，人类主要通过氧化反应生成核糖。肌组织内缺乏 6-磷酸葡萄糖脱氢酶，磷酸核糖主要通过基团转移反应而生成。

2. 提供 NADPH + H$^+$

（1）NADPH 是体内许多合成代谢的供氢体，例如脂肪酸、胆固醇的合成；又如机体合成非必需氨基酸时，先由 α-酮戊二酸与 NADPH 及 NH$_3$ 生成谷氨酸；谷氨酸可与其他 α-酮酸进行转氨基反应而生成相应的氨基酸。

（2）NADPH 参与体内的生物转化，NADPH 是加单氧酶体系的组成成分，参与激素、药物、毒物的生物转化。

（3）NADPH 还用于维持谷胱甘肽的还原状态。2 分子 GSH 可以脱氢氧化生成 GS-SG，后者可在谷胱甘肽还原酶作用下，被 NADPH + H$^+$ 重新还原为还原型谷胱甘肽。

知识链接

蚕豆病发病的生化机制

蚕豆病是在遗传性 6-磷酸葡萄糖脱氢酶（G-6-PD）缺陷的情况下，食用新鲜蚕豆后突然发生的急性血管内溶血。该病通过性连锁不全显性遗传。G-6-PD 基因在 X 染色体上，病人大多为男性，男女之比约为 7:1。G-6-PD 是磷酸戊糖途径中的关键酶，该途径中生成的 NADPH + H$^+$ 具有维持细胞中还原型谷胱甘肽（GSH）正常含量的作用。红细胞中的 GSH 可保护细胞膜上的巯基酶和巯基蛋白质免受氧化剂的破坏，从而维持红细胞膜的结构和功能的完整性。患者因红细胞中缺乏 G-6-PD，磷酸戊糖途径不能正常进行，导致 NADPH + H$^+$ 缺乏，GSH 减少而失去对红细胞膜的保护作用，造成红细胞膜对氧化剂的抵抗能力减弱。此时，若食入新鲜蚕豆，受新鲜蚕豆中的蚕豆素的氧化攻击，数小时至数天（1～3 天）内即可引起红细胞大量破裂而发病。

第三节　糖原的合成与分解

糖原是动物体内糖的储存形式。糖原在人体内的储存总量为 400g 左右，其中肝糖原总量约 70g，肌糖原总量约 250g。肝糖原的合成与分解主要是为了维持血糖浓度的相对恒定；肌糖原是肌肉糖酵解的主要来源。糖原是以葡萄糖为基本单位通过 α-1,4-糖苷键（直链）及 α-1,6-糖苷键（分支）相连聚合而成带有分支的多糖，存在于细胞质中。与植物淀粉相比，糖原具有更多的分枝。1 分子的糖原只有 1 个还原性末端，而有多个非还原性末端。糖原每形成 1 个新的分枝，就增加 1 个非还原性末端。糖原的合成与分解都是从非还原性末端开始的，非还原性末端越多，合成与分解的速度越快。糖原合成与分解的酶类均存在于细胞液中，所以，糖原的合成与分解在细胞液中进行，糖原的结构见图 8-5。

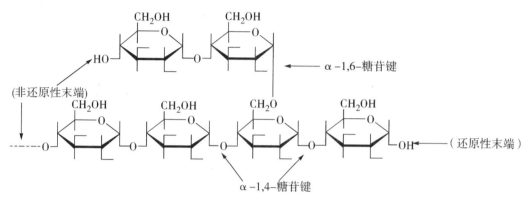

图 8-5　糖原的结构

一、糖原合成

（一）糖原合成过程

葡萄糖先在葡萄糖激酶作用下磷酸化成为 6-磷酸葡萄糖，后者再转变成 1-磷酸葡萄糖，为葡萄糖与糖原分子的链接做准备。1-磷酸葡萄糖与尿苷三磷酸反应生成尿苷二磷酸葡萄糖（UDPG）及焦磷酸。尿苷二磷酸葡萄糖是糖原合成的底物，葡萄糖残基的供体，称为活性葡萄糖。

UDPG 在糖原合酶催化下将葡萄糖残基转移到糖原蛋白中糖原的直链分子非还原端残基上，并以 α-1,4-糖苷键相连。上述反应反复进行，可使糖链不断延长。糖原合酶只能延长糖链，不能形成分支。当直链上增加的葡萄糖单位达到 12～18 个时，分支酶可将一段糖链（6～7 个葡萄糖单位）转移到邻近的糖链上，以 α-1,6-糖苷键相连，形成分支（图 8-6）。

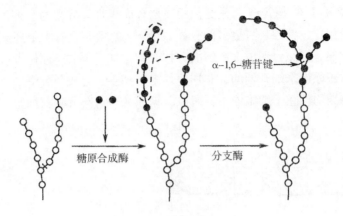

图 8-6　分支酶的作用

（二）糖原合成的特点

1. 糖原合成是耗能过程　UDPG 是活性葡萄糖基的供体，其生成过程中，消耗 1 分子 ATP 和 1 分子 UTP，故在糖原引物上每增加 1 个葡萄糖单位，需要消耗 2 个高能磷酸键，相当于 2 分子 ATP。

2. 关键酶　糖原合成酶是糖原合成的关键酶，该酶受胰岛素激活。

3. 引物　糖原合成需要糖原引物。

4. 分支　糖原支链结构的形成需要分支酶的作用。

5. 细胞定位　糖原合成是在细胞液中进行的。

二、糖原的分解

（一）糖原分解的过程

糖原分解指肝糖原分解为葡萄糖。糖原由糖原磷酸化酶催化从分支的非还原端开始，逐一分解以 α-1,4-糖苷键连接的葡萄糖残基，释放出 G-1-P，再转变为 G-6-P。由于肝及肾中都含有葡萄糖-6-磷酸酶，能使 G-6-P 水解成为游离葡萄糖，然后释放到血液中，维持血糖浓度的相对恒定。肝糖原除了水解成葡萄糖之外，也可经糖酵解途径或磷酸戊糖途径等进行代谢，但当机体需要补充血糖，例如饥饿时，后两条途径就会被抑制，肝糖原则绝大部分分解成葡萄糖进入血液。

在糖原分解过程中，当糖链上的葡萄糖基逐个磷酸解至距糖原分支点约 4 个葡萄糖基时，由于空间位阻，糖原磷酸化酶不再发挥作用。此时，葡聚糖转移酶将糖原分支上残留的 3 个葡萄糖残基转移到邻近糖链的末端，并以 α-1,4-糖苷键连接（图 8-7）。剩下 1 个以 α-1,6-糖苷键与糖链形成分支的葡萄糖残基被 α-1,6-葡萄糖苷酶水解成游离葡萄糖。研究发现葡聚糖转移酶和 α-1,6-葡萄糖苷酶是同一酶的两种的活性形式，合称脱支酶。糖原的分支去除后，糖原磷酸化酶继续催化分解葡萄糖残基形成 G-1-P。

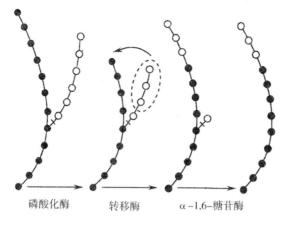

磷酸化酶　　转移酶　　α-1,6-糖苷酶

图8-7　脱支酶的作用

（二）糖原分解的特点

1. 限速酶　糖原分解的限速酶是磷酸化酶，但只能分解 α-1,4-糖苷键，而对 α-1,6-糖苷键无作用，所以，还需要脱支酶的帮助。

2. 糖原糖化作用　葡萄糖-6-磷酸酶主要存在于肝脏中，小部分存在于肾脏中，而肌肉和脑组织中缺乏葡萄糖-6-磷酸酶，所以只有肝、肾中的糖原可以分解为葡萄糖。

3. 细胞定位　糖原分解是在细胞液中进行的。

（三）糖原代谢的生理意义

当人体进食后，进入血液中的葡萄糖丰富时，肝细胞和肌细胞可利用葡萄糖大量合成糖原，防止血糖浓度过度升高而从尿中排出。当血糖浓度降低时，肝糖原分解补充血糖，有效地维持了血糖浓度的相对恒定。

第四节　糖异生作用

糖异生作用是指在动物体内由非糖物质转变为葡萄糖或糖原的过程。能异生为糖的非糖物质主要有乳酸（来自于糖无氧分解）、生糖氨基酸（来自于蛋白质分解）和甘油（来自于脂肪水解）等；能进行糖异生作用的组织主要是肝脏，其次是肾脏（长期饥饿，更加明显）。

一、糖异生途径

糖异生途径基本上是糖酵解的逆过程，糖酵解过程中的大多数酶促反应是可逆的，但是，由己糖激酶、6-磷酸果糖激酶及丙酮酸激酶催化的三个反应是不可逆的。因此，在糖异生途径中，这三个反应是通过其他相应特殊的酶催化，使反应逆行，完成糖异生反应过程。

（一） 丙酮酸转变为磷酸烯醇式丙酮酸

丙酮酸生成磷酸烯醇式丙酮酸的反应需要丙酮酸羧化酶和磷酸烯醇式丙酮酸羧激酶催化。此反应分两步进行，也称"丙酮酸羧化支路"，是糖酵解过程中丙酮酸激酶催化的磷酸烯醇式丙酮酸生成丙酮酸的逆过程。

1. 丙酮酸羧化成为草酰乙酸　该反应由丙酮酸羧化酶催化，生物素是该酶的辅酶，同时需要 ATP、Mg^{2+}（Mn^{2+}）参与，催化丙酮酸羧化生成草酰乙酸。此酶存在于线粒体中，因此，丙酮酸只有进入线粒体后才能被转化为草酰乙酸，是体内草酰乙酸的重要来源之一。

2. 草酰乙酸脱羧生成磷酸烯醇式丙酮酸（PEP）　由磷酸烯醇式丙酮酸羧激酶催化该反应，GTP 提供能量，释放 CO_2。在人体线粒体及胞液中均有磷酸烯醇式丙酮酸羧激酶存在。线粒体中的草酰乙酸经磷酸烯醇式丙酮酸羧激酶催化直接脱羧生成 PEP，转运到细胞液；草酰乙酸也可以从线粒体转运到细胞液中，经细胞液中磷酸烯醇式丙酮酸羧激酶催化生成 PEP。在细胞液中 PEP 经过糖酵解逆行过程生成 1,6-二磷酸果糖。

（二） 1,6-二磷酸果糖转变为6-磷酸果糖

1,6-二磷酸果糖酶（果糖二磷酸酶）催化该反应，是糖酵解过程中6-磷酸果糖激酶催化6-磷酸果糖生成1,6-二磷酸果糖的逆反应。

（三） 6-磷酸葡萄糖转变为葡萄糖

葡萄糖-6-磷酸酶催化该反应，是糖酵解过程中己糖激酶催化葡萄糖生成6-磷酸葡萄糖的逆反应，糖异生作用代谢过程归纳见图8-8。

二、糖异生的生理意义

（一） 维持血糖浓度恒定

糖异生是机体在空腹或饥饿时血糖的来源，对于维持空腹或饥饿时血糖浓度的相对恒定具有重要作用。正常成人的脑组织不能利用脂肪酸，主要依赖葡萄糖供能；红细胞没有线粒体，完全通过糖酵解获得能量；骨髓、神经等组织由于代谢活跃，经常进行糖酵解。这些组织细胞均需要血液供给葡萄糖。

（二） 体内乳酸利用的主要方式

乳酸是糖酵解的终产物。剧烈运动后，骨骼肌中的糖经糖酵解产生大量的乳酸，乳酸很容易通过细胞膜弥散入血，通过血液循环运至肝脏，经糖异生作用转变为葡萄糖；肝脏糖异生作用产生的葡萄糖又输送入血液循环，再被肌肉摄取利用，这一过程称为乳酸循环（或 Cori 循环）。

（三）补充肝糖原

糖异生是肝脏补充或恢复糖原储备的重要途径，在饥饿后进食时更为重要。

（四）糖异生是人体利用非糖物质的主要方式

当人体内获得或产生甘油、有机酸和生糖氨基酸时，人体可将它们在肝脏内转变成糖供给组织细胞利用，所以人体可以利用非糖物质氧化供能，同时有助于氨基酸的代谢。

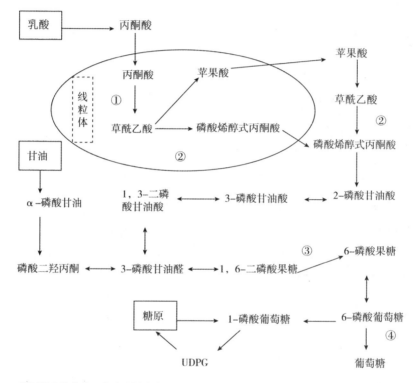

①丙酮酸羧化酶；②磷酸烯醇式丙酮酸羧激酶；③果糖二磷酸酶；④葡萄糖-6-磷酸酶

图 8-8　糖异生作用

第五节　血　　糖

一、血糖的概念

血糖是指血液中的葡萄糖。血糖水平相当恒定，正常人在安静空腹静脉血糖含量为：邻甲苯胺法测定为 3.89 ~ 6.11mmol/L；葡萄糖氧化酶法测定为 3.3 ~ 5.6mmol/L。

二、血糖的来源和去路

（一）血糖的来源

1. 食物中糖的消化和吸收。
2. 肝糖原的分解。
3. 非糖物质异生为糖。

（二）血糖的去路

1. 氧化分解供能。
2. 在肝、肌肉等组织合成糖原储存起来。
3. 转变为脂肪及某些氨基酸等。
4. 转变为其他糖类及其衍生物，例如核糖、氨基糖、葡萄糖醛酸等。

三、血糖水平的调节

（一）器官调节

1. 肝脏调节　肝是调节血糖浓度最主要的器官。当血糖浓度高于正常时，肝糖原的合成作用加强，肝糖原分解及糖异生作用减弱，使血糖浓度降低；当血糖浓度低于正常时，肝糖原的分解作用及糖异生作用加强，糖原合成作用减弱，使血糖浓度升高。

2. 肾的调节　肾脏可通过糖异生作用和肾小管细胞对原尿中的葡萄糖重吸收能力的大小来调节血糖浓度。长时间饥饿时血糖浓度降低，肾脏糖异生作用明显加强，是血糖的一个重要来源；当血糖浓度过高，超出肾糖阈时，多余的葡萄糖则从尿中排出。

（二）激素调节

调节血糖的激素可分为两类：一类是降低血糖的激素，例如胰岛素；另一类是升高血糖的激素，有肾上腺素、胰高血糖素、糖皮质激素和生长素等。

1. 胰岛素是体内唯一的降血糖激素　胰岛素降血糖是多方面作用的结果：①促进肌肉、脂肪组织细胞膜载体转运葡萄糖进入细胞内。②诱导葡萄糖激酶、磷酸果糖激酶和丙酮酸激酶的生成，促进葡萄糖的氧化分解。③抑制 cAMP-蛋白激酶系统，细胞内 cAMP 降低，使糖原合成酶活性增强，磷酸化酶活性减弱，加速糖原合成抑制糖原分解。④抑制磷酸烯醇式丙酮酸羧激酶及 1,6-二磷酸果糖酶活性，抑制糖异生作用。⑤促进糖转变为脂肪。由此可见，胰岛素的作用是增加血糖去路，减少血糖来源，使血糖浓度降低。

2. 肾上腺素是强有力的升血糖激素　肾上腺素的作用机制是通过肝和肌肉的细胞膜受体、cAMP、蛋白激酶激活磷酸化酶，加速糖原分解。肝糖原分解释放葡萄糖；肌糖原则经糖酵解生成乳酸，并通过乳酸循环升高血糖水平。肾上腺素主要在应急状态下发挥作用。对经常性，尤其是进食情况引起的血糖波动没有生理意义。

3. 胰高血糖素是体内主要升血糖激素 其升高血糖机制包括：①经肝细胞膜受体激活依赖 cAMP 的蛋白激酶，从而抑制糖原合成酶和激活磷酸化酶，迅速使肝糖原分解，血糖升高。②通过抑制 6-磷酸果糖激酶，激活 1,6-二磷酸果糖酶，于是糖酵解被抑制，糖异生则加速。③促进磷酸烯醇式丙酮酸羧激酶的合成；抑制肝 L 型丙酮酸激酶；加速肝摄取血中的氨基酸，从而增强糖异生。④通过激活脂肪组织内激素敏感性脂肪酶，加速脂肪动员。这与胰岛素作用相反，从而间接升高血糖水平。

4. 糖皮质激素的调节 糖皮质激素可引起血糖升高，肝糖原增加。其作用机制有两方面。①促进肌肉蛋白质分解，分解产生的氨基酸转移到肝进行糖异生。这时，糖异生途径的限速酶，磷酸烯醇式丙酮酸羧激酶的合成增强。②抑制肝外组织摄取和利用葡萄糖，抑制点为丙酮酸的氧化脱羧。

（三）神经调节

人体血糖的调节以激素调节为主，同时又受到神经的调节。当血糖含量升高的时候，下丘脑的相关区域兴奋，通过副交感神经直接刺激胰岛 β-细胞释放胰岛素，并同时抑制胰岛 α-细胞分泌胰高血糖素，从而使血糖降低。当血糖含量降低时，下丘脑的另一区域兴奋，通过交感神经作用于胰岛 α-细胞分泌胰高血糖素，并抑制胰岛 β-细胞分泌胰岛素，使得血糖含量上升。另外，神经系统还通过控制甲状腺和肾上腺的分泌活动来调节血糖含量。

四、血糖异常

临床上因糖代谢障碍可发生血糖水平紊乱，常见有高血糖与低血糖两类。

（一）高血糖

临床上将空腹血糖浓度高于 6.9mmol/L 时称为高血糖。高血糖由多种原因引起，其中生理性高血糖与糖尿指在生理情况下，例如情绪激动时交感神经兴奋或一次性大量摄入葡萄糖等均可使血糖浓度暂时性升高，当血糖浓度超过肾糖阈时则可出现糖尿，分别称为情感性和饮食性糖尿。病理性高血糖和糖尿则常见于内分泌机能紊乱，其中以糖尿病最多见。当血糖浓度高于 8.89mmol/L，即超过了肾小管重吸收能力，则可出现尿糖，这一血糖水平称为肾糖阈。

（二）低血糖

空腹血糖浓度低于 3.0mmol/L 时称为低血糖。低血糖影响脑的正常功能，因为脑细胞所需的能量主要来自于葡萄糖的氧化。当血糖水平过低时，就会影响脑细胞的功能，从而出现头晕、倦怠无力、心悸等，严重时出现昏迷，称为低血糖休克。出现低血糖的病因有：①糖摄入不足或吸收不良。②组织细胞对糖的消耗量过多。③严重肝脏疾病。④临床治疗时使用胰岛素过量。⑤胰岛 β-细胞功能亢进，胰岛 α-细胞功能低下，肾上腺皮质机能低下等。

（三）糖尿病

糖尿病是由胰岛素绝对或相对缺乏或胰岛素抵抗所致的一种糖、脂肪和蛋白质代谢紊乱综合征，其中以高血糖为特征。根据其病因目前主要分1型、2型、其他特异型糖尿病和妊娠期糖尿病。其典型的症状为"三多一少"，即多饮、多尿、多食、体重减少。但许多轻症或2型糖尿病患者早期常无明显症状，而在普查、健康检查或检查其他疾病时偶然发现，不少患者甚至以各种急性或慢性并发症而就诊。1997年WHO提出了新的糖尿病诊断标准：随机（一天中任意时间）血糖>11.1mmd/L或者空腹（至少禁食8小时）血糖>7.0mmol/L，或者口服葡萄糖耐量试验2小时血糖>11.1mmol/L。而且上述指标应在另一日重复监测时能被证实。

本 章 小 结

糖类是自然界中一类重要的含碳化合物。其主要的生物学功能是在机体代谢中提供能源和碳源，也是组织和细胞结构的重要组成成分。

淀粉是食物中可被消化的主要糖类，经过消化道一系列酶的作用，最终生成葡萄糖在小肠中被吸收。葡萄糖的吸收是依赖特定载体转运的、主动耗能的过程。

糖代谢包括分解代谢与合成代谢。其分解代谢途径主要有糖酵解、糖的有氧氧化及磷酸戊糖途径。

糖酵解指机体缺氧情况下，葡萄糖经一系列的酶促反应生成丙酮酸进而还原成乳酸的过程。主要分为两个阶段：第一阶段是由葡萄糖分解为丙酮酸的反应过程，称为酵解途径。由己糖转变为磷酸丙糖的反应过程需要消耗ATP；而由3-磷酸甘油醛转变为丙酮酸的反应过程则生成ATP。第二个阶段为丙酮酸加氢还原为乳酸。6-磷酸果糖激酶、丙酮酸激酶、己糖激酶是调节糖酵解的关键酶，全部反应在胞液中进行。其生理意义在于迅速提供能量和为一些特殊组织细胞提供能量，一分子葡萄糖经糖酵解可净生成2分子ATP。

糖的有氧氧化指葡萄糖在有氧条件下彻底氧化生成水和CO_2的反应过程，是糖氧化供能的主要方式。其反应过程分为三个阶段：第一个阶段为葡萄糖循糖酵解途径转化为丙酮酸；第二阶段为丙酮酸进入线粒体在丙酮酸脱氢酶复合体催化下氧化脱羧生成乙酰CoA、$NADH + H^+$和CO_2；第三阶段为三羧酸循环和氧化磷酸化。6-磷酸果糖激酶、丙酮酸激酶、己糖激酶、丙酮酸脱氢酶复合体、异柠檬酸脱氢酶、α-酮戊二酸脱氢酶和柠檬酸合酶是调节糖有氧氧化的关键酶。

葡萄糖通过磷酸戊糖途径代谢可产生磷酸核糖和NADPH。磷酸核糖是合成核苷酸的重要原料。NADPH作为供氢体参与多种代谢反应。磷酸戊糖代谢途径的关键酶是6-磷酸葡萄糖脱氢酶，在胞液中进行。

糖原主要储存在肝和肌肉中，是体内糖的储存形式。肝糖原的合成途径有：由葡萄糖经 UDPG 介入途径合成糖原；由三碳化合物经糖异生合成糖原。糖原分解习惯上指肝糖原分解成葡萄糖，是血糖的重要来源。肌糖原的合成是由葡萄糖经 UDPG 介入途径合成。由于肌组织缺乏葡萄糖-6-磷酸酶，只能进行糖酵解或有氧氧化，不能分解成葡萄糖。糖原合酶及磷酸化酶是糖原合成与分解的关键酶。

糖异生指由乳酸、甘油和生糖氨基酸等非糖化合物转变为葡萄糖或糖原的过程。糖异生的主要器官是肝脏。糖异生的生理意义在于维持血糖水平的恒定，是补充或恢复肝糖原储备的重要途径。

血糖指血液中的葡萄糖，维持在 $3.89 \sim 6.11mmol/L$。血糖水平受多种激素的调控。胰岛素能降低血糖；而胰高血糖素、肾上腺素、糖皮质激素有升高血糖的作用。当人体糖代谢发生障碍时可导致高血糖或低血糖。

人体内三种糖分解代谢途径比较表

项目	糖无氧酵解	糖有氧氧化	磷酸戊糖途径
定位	细胞液	细胞液 + 线粒体	细胞液
条件	缺氧	氧供充足	有氧无氧均可进行
阶段	两个阶段	三个阶段	两个阶段
终产物	乳酸	$CO_2 + H_2O$	CO_2，F-6-P，3-磷酸甘油醛
净生成 ATP 量	2	32（30）	不生成
关键酶	3 种	4 种（线粒体内）	1 种
限速酶	6-磷酸果糖激酶	丙酮酸脱氢酶复合体	G6PD

第九章　脂 质 代 谢

■■■■ 学习目标

  掌握三脂酰甘油、胆固醇、磷脂的生理功能；三脂酰甘油的分解代谢、脂肪酸的 β-氧化及酮体生成和利用。

  熟悉三脂酰甘油动员及其调节；胆固醇和甘油磷脂的代谢；血浆脂蛋白的分类、组成和功能。

  了解三脂酰甘油的合成。

  脂质是广泛存在于自然界的一类能为机体所利用的有机化合物，是脂肪和类脂的总称，其特点是不溶于水而易溶于有机溶剂。脂肪也称为三脂酰甘油或甘油三酯（triglyceride，TG），是由 1 分子甘油与 3 分子脂酸组成的酯，广泛分布于动植物组织中，经氧化为机体提供能量。类脂主要包括磷脂（phospholipid，PL）、糖脂（glycolipid，GL）、胆固醇（cholesterol，Ch）及胆固醇酯（cho-lesterol ester，CE）等，是细胞膜结构的重要组分。

  体内脂酸的来源有二：一是机体自身合成，饱和脂酸及单不饱和脂酸主要靠机体自身合成，以脂肪的形式储存在脂肪组织中，需要时从脂肪动员而来。另一来源系食物脂肪供给，特别是某些多不饱和脂酸，例如亚麻酸、亚油酸和花生四烯酸等，动物机体自身不能合成，需从食物中摄取，这类脂肪酸称为必需脂肪酸。

第一节　脂质的分布及生理功能

一、脂质的分布

  脂肪主要分布于脂肪组织，例如腹腔大网膜、皮下及脏器周围、肠系膜等的脂肪细胞内，故称这些部位为"脂库"。脂肪一般可占体重的 10% ~ 20%，因其含量受营养状况、运动强度、健康状况等的影响而变化，因此将脂肪称为"可变脂"。脂肪通过合成与分解不断更新，保持动态平衡。

  类脂主要存在于细胞的各种膜性结构中，不同的组织中类脂的含量不同，以神经组织中较多，而一般组织中则较少。类脂约占体重的 5%，在体内的含量基本不受营养状况和机体活动的影响，因此又称"基本脂"。

二、脂质的生理功能

（一）脂肪的生理功能

1. 储存能量和供给能量　储存能量和供给能量是脂肪的主要生理功能。1g 脂肪在体内完全氧化时可释放出 37.7kJ 的能量，是 1g 糖或蛋白质所放出能量的 2 倍。脂肪氧化供能多，所占细胞空间小，是一种高效的储能和供能物质。全身组织除脑和红细胞外，10% ~ 40% 的能量由脂肪氧化供给；禁食 1 ~ 3 天，则 80% 的能量由脂肪供给。

2. 保护内脏　分布于皮下、内脏周围的脂肪组织像软垫一样，可以减少器官之间的摩擦，缓冲外界的机械冲击，起到保护和固定内脏作用。

3. 维持体温　甘油三酯的导热性较差，皮下脂肪可防止过多的热量散失而保持体温。新生儿体内含有丰富的褐色脂肪组织，可以加强甘油三酯分解产热，以维持体温。

4. 供给必需脂肪酸　食物脂肪既提供必需脂肪酸，又作为溶剂促进脂溶性维生素的吸收。必需脂酸如花生四烯酸可在体内转变生成前列腺素（PG）、白三烯（LTs）和血栓烷（TXA_2）等多种具有生物活性的物质。

（二）类脂的生理功能

类脂是细胞膜、线粒体膜、核膜及内质网膜等生物膜的主要组成成分，构成疏水性的生物膜，分隔细胞水溶性成分和细胞器，维持细胞正常结构与功能。类脂在体内可转变成多种重要的生理活性物质，如胆固醇是胆汁酸盐和维生素 D_3 以及类固醇激素合成的原料，对于调节脂溶性维生素的吸收以及钙和磷代谢等均起着重要作用。磷脂酰肌醇是重要的信息分子，参与构成非核苷酸信号通路。

第二节　甘油三酯的代谢

甘油三酯代谢包括合成代谢和分解代谢两个方面。分解代谢不仅可以产生大量的能量，供给机体生命活动所需，还能产生许多具有重要生理功能的代谢产物；机体内的甘油三酯除可从食物获取外，还能利用小分子物质进行自身合成，并储存在脂肪组织中，以满足饥饿、禁食时的能量所需。

一、甘油三酯的分解代谢

（一）脂肪动员

脂肪细胞中的甘油三酯被脂肪酶逐步水解为甘油和脂肪酸，释放入血，供给全身各组织细胞氧化利用的过程称为脂肪动员（图 9-1）。

甘油三酯脂肪酶受多种激素调控，故称为激素敏感性甘油三酯脂肪酶，是甘油三酯

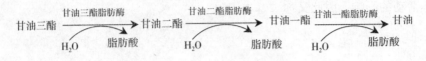

图 9-1 甘油三酯水解过程

分解的限速酶。肾上腺素、胰高血糖素、生长激素、促甲状腺激素等能增加该酶的活性，促进甘油三酯分解，称为脂解激素；胰岛素和前列腺素 E_2 等抑制脂肪的动员，称为抗脂解激素。

脂解作用释放的游离脂酸不溶于水，与清蛋白结合后由血液运送至全身各组织，主要由心、肝、骨骼肌等摄取利用。甘油溶于水，可直接由血液运输。

（二）甘油代谢

脂肪动员产生的甘油由血液运输至肝、肾、肠等组织被摄取利用。甘油在细胞内经甘油激酶催化先生成 α-磷酸甘油，然后在 α-磷酸甘油脱氢酶催化下转变为磷酸二羟丙酮，后者可沿糖酵解途径继续氧化分解并释放能量；也可沿糖异生途径转变为葡萄糖或糖原。故甘油是糖异生的原料之一（图 9-2）。

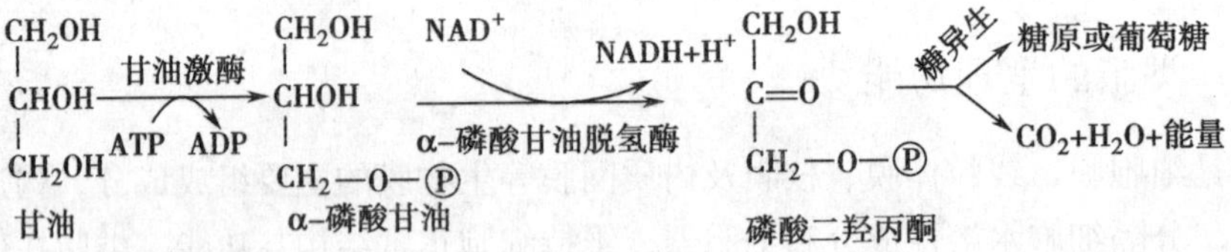

图 9-2 甘油的代谢

肝、肾及小肠黏膜细胞富含甘油激酶，可以摄取利用甘油。而肌肉和脂肪细胞内的甘油激酶活性很低，故不能利用甘油。

（三）脂肪酸的氧化

脂肪酸是人体重要的能源物质，除成熟红细胞和脑组织外，几乎所有的组织都能够氧化利用脂肪酸，以肝和肌肉组织最为活跃。脂肪酸的氧化有多条途径，最主要的是 β-氧化。脂肪酸氧化生成乙酰 CoA，在氧供给充足的条件下，彻底氧化分解产生 CO_2 和 H_2O，并释放大量能量。

1. 脂肪酸的活化 脂肪酸氧化分解前必须先在胞液中活化，由存在于内质网及线粒体外膜上的脂酰 CoA 合成酶催化生成脂酰 CoA，同时需 ATP、CoA 和 Mg^{2+} 参与。

$$RCOOH + HSCoA + ATP \xrightarrow[Mg^{2+}]{\text{脂酰 CoA 合成酶}} RCO \sim SCoA + AMP + PPi$$

脂肪酸　　　　　　　　　　　　　　　　脂酰 CoA

脂肪酸的活化反应过程中生成的焦磷酸（PPi）立即被细胞内的焦磷酸酶水解，阻止了逆向反应的进行。因此每活化 1 分子的脂肪酸，实际上消耗了两个高能磷酸键。

2. 脂酰 CoA 进入线粒体 催化脂肪酸氧化的酶系存在于线粒体基质内，因此活化的脂酰 CoA 必须进入线粒体内才能代谢，而脂酰 CoA 不能自由通过线粒体内膜，需借助肉碱的转运才能进入线粒体基质。

转运过程：线粒体外膜存在肉碱-脂酰转移酶 I 催化内膜外侧的脂酰 CoA 与肉碱合成脂酰肉碱，然后脂酰肉碱在位于线粒体内膜的转位酶作用下，通过内膜进入线粒体基质。进入线粒体内的脂酰肉碱，在肉碱-脂酰转移酶 II 作用下，重新生成脂酰 CoA 并释放肉碱。肉碱在转位酶的作用下通过线粒体内膜又回到膜间隙。

3. 脂酰 CoA 的 β-氧化 脂酰 CoA 进入线粒体基质后，从脂酰基的 β-碳原子开始，进行脱氢、加水、再脱氢和硫解等四步连续反应，详细过程见图 9-3。

（1）脱氢 脂酰 CoA 在脂酰 CoA 脱氢酶的催化下，α 和 β 碳原子上各脱去一个氢原子，生成 α,β-烯脂酰 CoA，脱下的 2H 由 FAD 接受生成 $FADH_2$。

（2）加水 α,β-烯脂酰 CoA 在水化酶的催化下，加 1 分子水，生成 β-羟脂酰 CoA。

（3）再脱氢 β-羟脂酰 CoA 脱去 2H 生成 β-酮脂酰 CoA，脱下的 2H 由 NAD^+ 接受，生成 $NADH + H^+$，反应由 β-羟脂酰 CoA 脱氢酶催化。

（4）硫解 在 β-酮脂酰 CoA 硫解酶的催化下，β-酮脂酰 CoA 硫解，生成 1 分子乙酰 CoA 和 1 分子比原来少两个碳原子的脂酰 CoA。后者又重复进行脱氢、加水、再脱氢和硫解反应，直到脂酰 CoA 全部分解成乙酰 CoA。

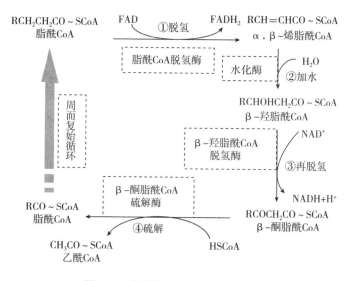

图 9-3 脂肪酸的 β-氧化反应过程

4. 乙酰 CoA 的彻底氧化 脂肪酸 β-氧化过程中生成的乙酰 CoA 一部分通过三羧酸循环彻底氧化分解成 CO_2 和 H_2O，并释放出能量。一部分可在肝细胞线粒体缩合生成酮体，通过血液循环运送至肝外组织氧化利用。

体内少数奇数碳原子脂酰 CoA 经 β-氧化，最终产生 1 分子丙酰 CoA，丙酰 CoA 经 β-羧化酶及异构酶的作用可转变为琥珀酰 CoA，然后进入三羧酸循环代谢。1 分子软脂酸彻底氧化共净生成 106 分子 ATP。软脂酸 β-氧化的总反应式如下：

$$CH_3(CH_2)_{14}COOH + 7\ HSCoA + 7\ FAD + 7\ NAD^+ + 7\ H_2O \longrightarrow$$

$$8\ CH_3CO \sim SCoA + 7FADH_2 + 7\ NADH + 7\ H^+$$

（四）酮体的代谢

酮体是乙酰乙酸、β-羟丁酸和丙酮三种物质的总称。正常人血液中酮体含量极少，这是人体利用脂肪酸氧化供能的正常现象。

1. **酮体的生成**　酮体在肝细胞的线粒体内合成，合成原料为脂肪酸 β-氧化产生的乙酰 CoA。其合成过程如下（图9-4）：

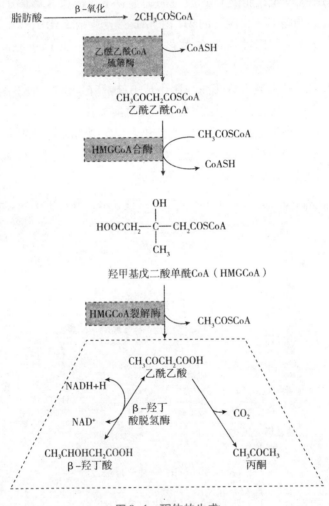

图9-4　酮体的生成

（1）2分子乙酰 CoA 在乙酰乙酰 CoA 硫解酶的催化下，缩合生成乙酰乙酰 CoA，并释放 1 分子 HSCoA。

（2）在 β-羟-β-甲基戊二酸 CoA 合成酶的催化下，乙酰乙酰 CoA 再与 1 分子乙酰CoA 缩合生成 β-羟-β-甲基戊二酸 CoA（HMGCoA），并释放 1 分子 HSCoA。

（3）在 HMGCoA 裂解酶的催化下，HMGCoA 裂解生成乙酰乙酸和乙酰 CoA。

（4）在 β-羟丁酸脱氢酶的催化下乙酰乙酸还原生成 β-羟丁酸，反应所需的氢由 $NADH + H^+$ 提供。

（5）乙酰乙酸缓慢地自发脱去 CO_2 生成丙酮，也可由乙酰乙酸脱羧酶催化脱羧生成丙酮。丙酮是一种挥发性物质，当血液中含有大量丙酮时可由肺呼出。

2. 酮体的利用 酮体的利用主要在肝外组织，特别是心肌、骨骼肌及脑和肾等组织的线粒体中进行。在这些组织中酮体能够被彻底氧化成 CO_2 和 H_2O，并获得能量。酮体的利用见图 9-5。β-羟丁酸在 β-羟丁酸脱氢酶的催化下，脱氢生成乙酰乙酸，然后转变成乙酰 CoA 被氧化。

骨骼肌、心肌和肾脏中有琥珀酰 CoA 转硫酶，在琥珀酰 CoA 存在时，此酶催化乙酰乙酸活化生成乙酰乙酰 CoA。心肌、肾脏和脑中还有乙酰乙酸硫激酶，在有 ATP 和辅酶 A 存在时，此酶催化乙酰乙酸活化成乙酰乙酰 CoA。经上述两种酶催化生成的乙酰乙酰 CoA 在硫解酶作用下，分解成 2 分子乙酰 CoA，乙酰 CoA 主要进入三羧酸循环氧化分解。

正常情况下，丙酮量少，可以随尿排出，另有一部分直接从肺呼出，代谢上不占重要地位。

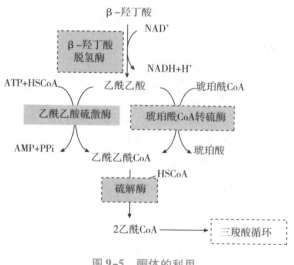

图 9-5 酮体的利用

3. 酮体生成的生理意义 酮体是肝输出脂质能源的一种形式。酮体分子小，具有容易运输和利用的优点，酮体通过线粒体内膜以及在血中转运不需要载体，是心肌、脑和骨骼肌等组织的重要能源。脑组织不能利用长链脂肪酸，在饥饿时血糖水平下降，可利用酮体供能，饥饿 5 天时，酮体供能多达 70%。肌肉组织利用酮体，可以抑制肌肉蛋白质的分解，防止蛋白质过多消耗。

正常人血中酮体含量很少，仅 0.03 ~ 0.5mmol/L，但是在饥饿、低糖高脂膳食及糖尿病时，肝内酮体生成过多，超过肝外组织的利用能力时，可使血中酮体升高，称酮血症，如果尿中出现酮体称酮尿症。β-羟丁酸、乙酰乙酸都是酸性较强的物质，血中浓度过高，可导致血液 pH 值下降，引起酮症酸中毒。而丙酮具有挥发性，当在体内含量过高时，可随呼吸排出体外。

4. 酮体生成的调节　①饱食和饥饿的影响：饱食后，胰岛素分泌增加，脂解作用抑制，进入肝的脂肪酸减少，因而酮体生成减少；饥饿时，胰高血糖素等脂解激素分泌增多，脂酸动员加强，有利于 β-氧化及酮体生成。②糖代谢的影响：葡萄糖供应充足时，肝糖原丰富，糖代谢旺盛，进入肝细胞的脂肪酸主要与 α-磷酸甘油反应，酯化生成甘油三酯及磷脂，β-氧化减少，酮体生成减少。葡萄糖供给不足时，糖代谢减弱，α-磷酸甘油及 ATP 不足，脂肪酸酯化减少，主要进入线粒体进行 β-氧化，酮体生成增多。③丙二酰 CoA 抑制：饱食后糖代谢正常进行时所生成的乙酰 CoA 及柠檬酸能激活乙酰 CoA 羧化酶，促进丙二酰 CoA 的合成。后者能竞争性抑制肉碱脂酰转移酶 I，从而阻止脂酰 CoA 进入线粒体内进行 β-氧化。

二、甘油三酯的合成代谢

甘油三酯是机体能量的储存形式。肝脏和脂肪组织是主要的合成场所，其中肝脏合成能力最强。脂肪酸和甘油是甘油三酯的合成原料，人体内可以将消化吸收的营养物质降解成乙酰 CoA，用来合成脂肪酸；甘油既可以直接来自食物消化吸收，也可以来自于糖代谢。

（一）合成场所及原料

脂肪酸的合成在肝、肾、脑、乳腺及脂肪等组织细胞液内进行，其中肝是合成脂肪酸的主要场所。脂肪组织是甘油三酯的储存场所。

合成脂肪酸的乙酰 CoA 主要是来自糖类、脂质和蛋白质分解代谢，NADPH 主要来自磷酸戊糖途径。此外，脂肪酸合成还需要 ATP、生物素、CO_2 和 Mn^{2+} 或 Mg^{2+} 等。

线粒体内生成的乙酰 CoA 必须进入胞液才能用于脂肪酸的合成，乙酰 CoA 不能自由通过线粒体内膜，需要通过柠檬酸-丙酮酸循环（图9-6）才能完成其转移过程。

（二）脂肪酸的合成过程

1. 丙二酸单酰 CoA 的合成　乙酰 CoA 羧化成丙二酸单酰 CoA 是脂肪酸合成的第一步反应，反应由乙酰 CoA 羧化酶催化。乙酰 CoA 羧化酶以生物素为辅助因子，以 Mn^{2+} 为激活剂，是脂肪酸合成的限速酶。

$$CH_3CO \sim SCoA + HCO_3^- + ATP \xrightarrow[\text{生物素、} Mn^{2+}]{\text{乙酰 CoA 羧化酶}} HOOC CH_2CO \sim SCoA + ADP + Pi$$

2. 软脂酸的合成　1 分子乙酰 CoA 和 7 分子丙二酸单酰 CoA 在脂肪酸合成酶系的催化下，由 $NADPH + H^+$ 提供氢合成软脂酸。其总的反应式为：

$$CH_3CO \sim SCoA + 7HOOCCH_2CO \sim SCoA + 14NADPH + 14H^+ \xrightarrow{\text{脂肪酸合酶系}}$$

$$CH_3 (CH_2)_{14}COOH + 6H_2O + 7CO_2 + 8HSCoA + 14NADP^+$$

各种生物合成脂肪酸的过程基本相似，大肠杆菌中，脂肪酸合成酶系是一种多酶复

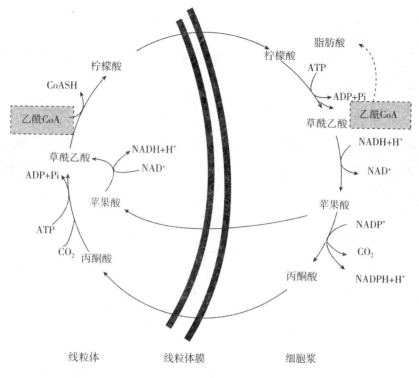

图 9-6　柠檬酸-丙酮酸循环

合体，由 7 种酶组成。在高等动物中，此酶属于多功能酶，这 7 种酶活性都在由一个基因编码的一条多肽链上。在这条多肽链上还有一个酰基载体蛋白（acyl carrier protein，ACP），脂肪酸合成的过程实际上是以 ACP 为核心，从而完成 7 种酶催化的反应，重复进行缩合、还原、脱水、再还原等步骤，每重复一次使肽链延长 2 个碳原子，经过 7 次循环，生成 16 碳的软脂酰 ACP，最后经硫酯酶水解释放软脂酸。

3. 脂肪酸碳链的延长和缩短　脂肪酸合成酶系主要催化合成软脂酸，人体内长短不一的脂肪酸，是通过对软脂酸的加工而完成的。碳链的缩短在线粒体内通过 β-氧化进行，而碳链的延长则由存在于线粒体或内质网内的特殊酶体系催化完成。

（三）α-磷酸甘油的合成

体内 α-磷酸甘油的来源有两条途径：主要途径是由糖酵解产生的磷酸二羟丙酮，在 α-磷酸甘油脱氢酶的催化下，以 $NADH+H^+$ 为辅酶，还原生成 α-磷酸甘油。另一条次要途径是在肝、肾、肠等组织，甘油在甘油激酶的催化下，消耗 ATP 生成 α-磷酸甘油（图 9-7）。

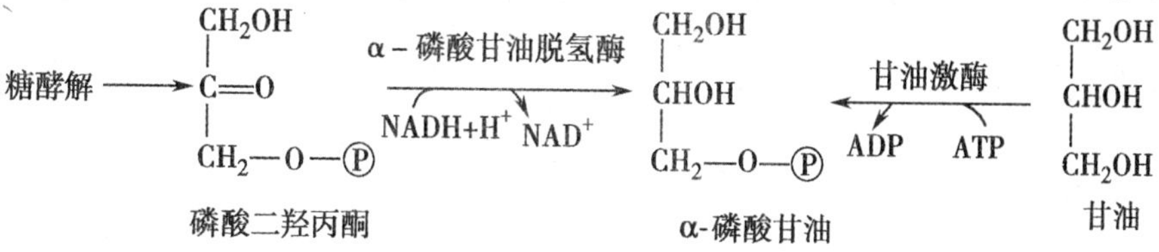

图 9-7　α-磷酸甘油的生成

（四）甘油三酯的合成

甘油三酯是以 α-磷酸甘油和脂酰 CoA 为原料合成，主要由糖代谢提供。脂肪的合成有两种途径：

1. 甘油一酯途径 由小肠黏膜细胞主要利用消化吸收的甘油一酯和脂肪酸再合成甘油三酯。

2. 甘油二酯途径 在肝细胞及脂肪细胞内进行，甘油是由葡萄糖循糖酵解途径生成的 α-磷酸甘油提供，脂肪酸是以脂酰 CoA 的形式提供，二者在脂酰 CoA 转移酶催化下合成甘油三酯（图 9-8）。

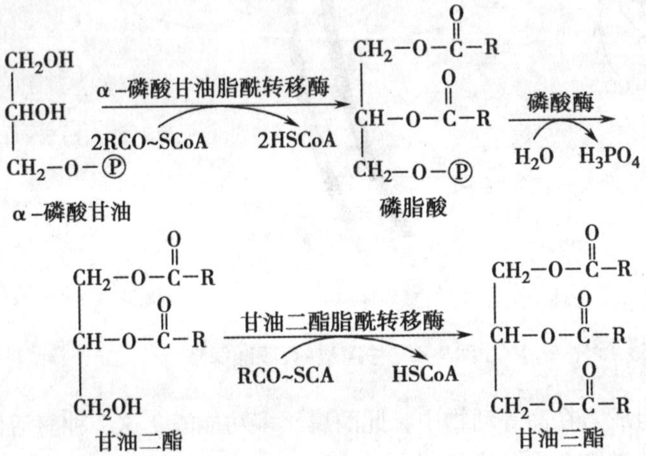

图 9-8　甘油三酯的合成

肝、肾等组织含有甘油激酶，能利用游离甘油，使之磷酸化生成 α-磷酸甘油，而脂肪细胞缺乏甘油激酶因而不能利用甘油合成脂肪。

第三节　胆固醇的代谢

胆固醇是体内重要脂质物质之一，在人体内有两种存在形式：游离胆固醇和酯化胆固醇，后者又称胆固醇酯。正常成年人体内胆固醇总量约为 140g，广泛分布于体内各组织，大约 1/4 分布于脑及神经组织，约占脑组织的 2%。肝、肾、肠等内脏组织中胆固醇的含量也比较高，每 100g 组织含 200～500mg，而肌肉组织中胆固醇的含量较低，每 100g 组织含 100～200mg。肾上腺皮质、卵巢等组织胆固醇含量最高，可达 2%～5%。

一、胆固醇的合成

（一）合成部位

成人除脑组织及成熟红细胞外，几乎全身各组织均可合成胆固醇，每天可合成 1～

1.5g，肝的合成能力最强，占合成总量的70%～80%，小肠合成能力次之，约占合成总量的10%。胆固醇合成酶系存在于胞液及内质网膜上，故胆固醇的合成主要在胞液及内质网中进行。

（二）合成原料

乙酰 CoA 是胆固醇合成的直接原料，另外还需要 ATP 和 NADPH。乙酰 CoA 来自于葡萄糖、脂肪酸及某些氨基酸的代谢。NADPH + H$^+$ 主要来自于胞液中的磷酸戊糖途径。每合成 1 分子胆固醇需要 18 分子乙酰 CoA，36 分子 ATP 及 16 分子 NADPH + H$^+$。乙酰 CoA 分子中两个碳原子是合成胆固醇的唯一碳源。

（三）胆固醇合成的基本过程

胆固醇的合成过程比较复杂，有近 30 步酶促反应，整个过程大致可分为甲羟戊酸的生成、鲨烯合成和胆固醇的合成三个阶段（图9-9）。

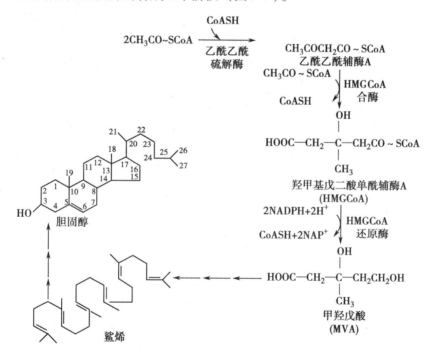

图 9-9　胆固醇的合成

1. 甲羟戊酸（mevalonic acid，MVA）的生成　在胞液中，3 分子乙酰 CoA 分别经硫解酶及 HMGCoA 合成酶催化，缩合成 β-羟-β-甲基戊二酸 CoA（HMGCoA），此过程与酮体生成的反应机制相同，但亚细胞定位不同，酮体生成在肝线粒体进行，而胆固醇合成是在肝和其他组织细胞的胞液中进行。生成的 HMGCoA 则在滑面内质网膜上的 HMGCoA 还原酶催化下，由 NADPH + H$^+$ 提供 2H 还原生成甲羟戊酸（MVA）。此反应是胆固醇合成的限速步骤，HMGCoA 还原酶为限速酶。

2. 鲨烯的合成　在胞液中的一系列酶的催化下，由 ATP 提供能量，甲羟戊酸

（MVA）经磷酸化、脱羧、脱羟基等作用生成活泼的异戊烯焦磷酸及其异构物二甲基丙烯焦磷酸，它们都是含 5 碳的中间产物。然后 3 分子活泼的 5 碳化合物进一步缩合成 15 碳的焦磷酸法尼酯。2 分子 15 碳的焦磷酸法尼酯在内质网的鲨烯合成酶的催化下，经缩合还原成 30 碳的鲨烯。

3. 胆固醇的生成　在内质网环化酶和加氧酶催化下，含 30 碳的鲨烯经环化生成羊毛脂固醇，后者再经氧化还原等多步反应，最后失去了 3 个碳原子，合成 27 碳的胆固醇。

（四）胆固醇合成的调节

由于胆固醇生物合成的限速酶是 HMGCoA 还原酶，故各种影响 HMGCoA 还原酶活性的因素都能有效调节胆固醇的生物合成。

1. HMGCoA 还原酶的昼夜节律性　HMGCoA 还原酶活性午夜最高，中午最低。

2. 胆固醇的负反馈调节　高胆固醇能抑制 HMGCoA 还原酶的合成，从而反馈抑制肝脏胆固醇合成。反之，降低食物胆固醇的量，则可解除胆固醇对此酶的阻遏作用，使其合成增多，这种反馈调节主要存在于肝。

3. 饥饿与饱食的调节　饥饿与禁食可使 HMGCoA 还原酶的合成减少，酶活性降低；同时可导致胆固醇合成原料乙酰 CoA、$NADPH^- + H^+$ 和 ATP 的不足，抑制胆固醇的合成。相反，摄取高糖、高脂等膳食后，肝 HMGCoA 还原酶活性增加，胆固醇合成增加。

4. 激素的调节　胰高血糖素和糖皮质激素能抑制 HMGCoA 还原酶的活性，使胆固醇的合成减少。胰岛素能诱导 HMGCoA 还原酶的合成，从而增加胆固醇的合成。甲状腺激素除可提高 HMGCoA 还原酶的活性，增加胆固醇的合成外，还可促进胆固醇向胆汁酸的转化，而且转化作用更强。因此，甲状腺功能亢进的病人，血清中胆固醇的含量反而降低。

二、胆固醇的酯化

细胞内和血浆中的游离胆固醇都可以被酯化成胆固醇酯。在组织细胞内的游离胆固醇与脂酰辅酶 A 在脂酰辅酶 A-胆固醇脂酰转移酶（ACAT）的催化下，生成胆固醇酯。血浆中，在卵磷脂-胆固醇脂酰转移酶（LCAT）的催化下，磷脂酰胆碱（即卵磷脂）第 2 位碳原子的脂酰基，转移至胆固醇 3 位羟基上，生成胆固醇酯及溶血磷脂酰胆碱。

三、胆固醇的转化和排泄

胆固醇在体内既不能彻底氧化成 CO_2 和 H_2O，也不能作为能源物质提供能量，但胆固醇在体内可转变成某些重要的生理活性物质。胆固醇在体内主要有四条代谢去路。

（一）转变为胆汁酸

胆固醇在肝中转变为胆汁酸是胆固醇在体内的主要代谢去路。胆汁酸与甘氨酸或牛磺酸缩合，生成结合胆汁酸，排入肠道，促进肠道内脂质的消化吸收。

（二）转变为维生素 D_3

胆固醇在肝、小肠黏膜及皮肤等处，可氧化为7-脱氢胆固醇，后者经血运输到皮下经紫外线照射转变为维生素 D_3。

（三）转变为类固醇激素

胆固醇是肾上腺皮质、睾丸及卵巢等内分泌腺合成类固醇激素的原料。肾上腺皮质以胆固醇为原料，在一系列酶的催化下合成醛固酮、皮质醇及少量性激素。性激素主要在性腺利用胆固醇合成，例如在睾丸间质细胞合成雄激素，主要是睾酮；在卵巢中可合成雌二醇及孕酮。

（四）胆固醇的排泄

在体内胆固醇的代谢去路主要是转变成为胆汁酸盐，以胆汁酸盐的形式随胆汁排泄。还有一部分胆固醇可直接随胆汁排出，另外胆固醇在肠道内还可受肠道细菌作用，还原生成粪固醇后随粪便排出体外。

第四节　甘油磷脂的代谢

一、甘油磷脂的种类

磷脂是一类含有磷酸的类脂，包括甘油磷脂和鞘磷脂。甘油磷脂是体内含量最多，分布最广的磷脂。甘油磷脂由甘油、脂肪酸、磷酸及含氮化合物组成，其基本结构如下：

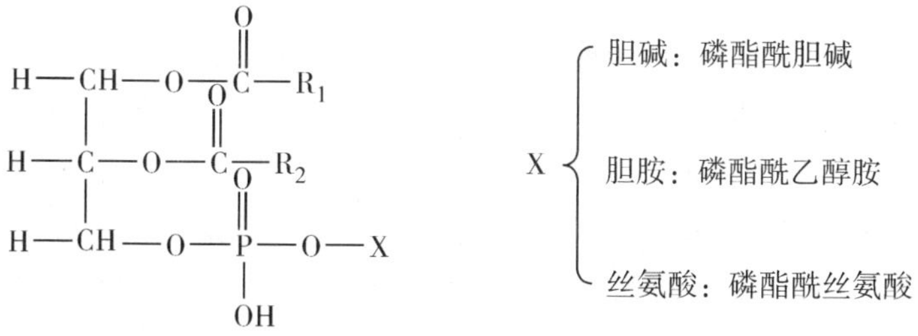

甘油磷脂分子结构中的脂肪酸，C_1 位上多为饱和脂肪酸，C_2 位上多为不饱和脂肪酸，通常为花生四烯酸。其分子结构中的 X（取代基或取代物）不同，可产生不同的甘油磷脂（表9-1）。最简单的甘油一磷酸酯（X 为 1 个氢原子）被称为磷脂酸，另外还有心磷脂和神经鞘磷脂。人体中含量最多的是卵磷脂，广泛分布在各组织器官，是构成生物膜的基本成分。

表 9-1 常见的几种甘油磷脂

X 取代基	相对应甘油磷脂
胆碱	磷脂酰胆碱（卵磷脂）
胆胺（乙醇胺）	磷脂酰胆胺（脑磷脂）
丝氨酸	磷脂酰丝氨酸
肌醇	磷脂酰肌醇

二、甘油磷脂的代谢

甘油磷脂包括磷脂酰胆碱（卵磷脂）、磷脂酰胆胺（脑磷脂）、磷脂酰丝氨酸和磷脂酰肌醇等。

（一）甘油磷脂的合成

1. 合成部位 体内的甘油磷脂可以直接来自食物，也可在体内合成。全身各组织细胞均可合成甘油磷脂，其中以肝、小肠、肾等组织最为活跃。

2. 合成原料 主要原料有甘油二酯、胆碱和乙醇胺、磷酸盐、丝氨酸及肌醇。另外还需要 ATP、CTP 等。甘油二酯主要由糖代谢转变而来，胆碱和乙醇胺可以由食物提供，也可由丝氨酸及蛋氨酸在体内合成。

3. 合成过程 乙醇胺和胆碱受相应激酶的作用，在 ATP 的参与下生成磷酸乙醇胺和磷酸胆碱，然后再与 CTP 作用，生成 CDP-乙醇胺和 CDP-胆碱，CDP-乙醇胺和 CDP-胆碱二者分别与甘油二酯结合生成磷脂酰乙醇胺和磷脂酰胆碱，即脑磷脂和卵磷脂（图9-10）。

（二）甘油磷脂的分解

生物体内存在多种磷脂酶，可使甘油磷脂分子中不同的酯键水解，最终生成甘油、脂肪酸、磷酸、乙醇胺和胆碱。磷脂酶按其作用的特异性不同分为磷脂酶 A_1 和 A_2、磷脂酶 B_1、磷脂酶 C 和磷脂酶 D，分别水解不同的酯键而产生不同的中间产物。

磷脂酶 A_1 和 A_2 分别作用于甘油磷脂的第 1 位和第 2 位酯键。磷脂酶 A_2 存在于动物各组织细胞和线粒体膜上，以酶原形式存在于胰腺中，Ca^{2+} 为其激活剂，能特异的催化甘油磷脂 2 位酯键水解，生成溶血磷脂酰胆碱（溶血卵磷脂）和多不饱和脂肪酸。溶血磷脂酰胆碱是一种较强的表面活性剂，能使红细胞膜和其他细胞膜结构破坏，引起溶血或细胞坏死。某些蛇毒中含有磷脂酶 A_1，其水解产物也是溶血磷脂，故蛇咬伤中毒时可出现溶血症状。溶血磷脂在细胞内磷脂酶 B_1 的作用下，使其水解再脱去 1 位碳上的脂酰基，生成不含脂肪酸的甘油磷脂胆碱，从而失去溶解细胞的作用（图9-11）。

甘油磷脂水解产物甘油、脂肪酸、磷酸、胆碱及乙醇胺等，能分别进入有关合成或分解代谢途径进一步代谢。

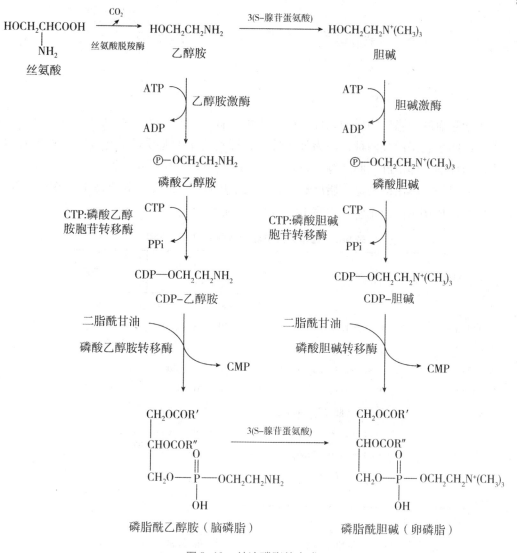

图 9-10 甘油磷脂的合成

图 9-11 磷脂酶对磷脂的作用部位

第五节　血脂与血浆脂蛋白

一、血脂

血脂是血液中脂质物质的总称，包括甘油三酯、磷脂、胆固醇、胆固醇酯及游离脂肪酸等。血脂按其来源分两种，一为外源性的，即食物中的脂质经消化吸收进入血液的；二为内源性的，即由肝、脂肪等组织合成或由脂库中动员释放入血的。血脂的去路除了氧化供能以外，其余的则进入脂库贮存、构成生物膜以及转变为其他物质。各种脂质在血脂中所占比例不同，正常人空腹 12 ~ 14 小时血脂含量见表 9-2。

表 9-2　正常成人空腹时血脂的组成及含量

组成	血浆含量		空腹时主要来源
	mmol/L	mg/mL	
总脂		400 ~ 700（500）	
甘油三酯	0.11 ~ 1.69（1.13）	10 ~ 150（100）	肝
总胆固醇	2.59 ~ 6.47（5.17）	100 ~ 250（200）	肝
胆固醇酯	1.81 ~ 5.17（3.75）	70 ~ 250（200）	
游离胆固醇	1.03 ~ 1.81（1.42）	40 ~ 70（55）	
总磷脂	48.44 ~ 80.73（64.58）	150 ~ 250（200）	肝
卵磷脂	16.1 ~ 64.6（32.3）	50 ~ 200（100）	肝
神经磷脂	16.1 ~ 42.0（22.6）	50 ~ 130（70）	肝
脑磷脂	4.8 ~ 13.0（6.4）	15 ~ 35（20）	肝
游离脂酸		5 ~ 20（15）	脂肪组织

注：括号内为均值。

血脂的含量受年龄、性别、膳食、运动及代谢等多种因素的影响，波动范围比较大。例如，进食高脂、高糖膳食，可使血脂升高。随着年龄的增加，血浆胆固醇水平升高。糖尿病和动脉粥样硬化的患者血脂水平明显升高。所以，测定血脂含量有利于疾病的诊断，在临床上具有重要的意义。

二、血浆脂蛋白

由于脂质难溶于水，在水中呈现乳浊状。而正常人血浆含脂质虽多，但却仍清澈透明，说明血脂在血浆中不是以游离状态存在的，而是与血浆中的蛋白质结合，以脂蛋白的形式运输。

（一）血浆脂蛋白的分类

不同血浆脂蛋白所含的脂质和蛋白质不同，故其密度、颗粒大小、表面电荷、电泳行为以及免疫性均有所不同。常用电泳法和超速离心法将血浆脂蛋白分为四类。

1. 电泳法 根据不同脂蛋白所带表面电荷不同，在一定外加电场作用下，电泳迁移率不同，可将血浆脂蛋白分为四类。以醋酸纤维素薄膜为支持物，电泳结果是：α-脂蛋白泳动最快，相当于 $α_1$-球蛋白的位置；前 β-脂蛋白次之，相当于 $α_2$-球蛋白位置；β-脂蛋白泳动在前 β-脂蛋白之后，相当于 β-球蛋白的位置；乳糜微粒停留在点样的位置上（图9-12）。

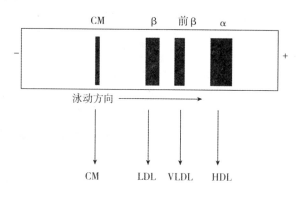

图9-12 血浆脂蛋白琼脂糖凝胶电泳图谱

2. 超速离心法（密度分离法） 依据不同脂蛋白中蛋白质与脂质成分所占比例不同，因而分子密度不同（甘油三酯含量多者密度低，蛋白质含量多的分子密度高），在一定离心力作用下，分子沉降速度或漂浮率不同，将脂蛋白分为四类，即乳糜微粒（chylomicrons，CM）、极低密度脂蛋白（very low density lipoprotein，VLDL）、低密度脂蛋白（low density lipoprotein，LDL）和高密度脂蛋白（high density lipoprotein，HDL）。分别相当于电泳分离中的乳糜微粒、前 β-脂蛋白、β-脂蛋白和 α-脂蛋白。

除上述几类脂蛋白以外，还有一种中间密度脂蛋白（intermediate density lipoprotein，IDL）其密度位于 VLDL 与 LDL 之间，这是 VLDL 代谢的中间产物。

（二）血浆脂蛋白的组成

除脂肪酸-白蛋白复合物外，各类脂蛋白均含有甘油三酯、磷脂、胆固醇及其酯。但组成比例有很大差异，其中乳糜微粒中含甘油三酯的量最高，蛋白质最少，密度最小，小于0.95。VLDL 也富含甘油三酯，但其蛋白质含量高于 CM，密度比 CM 大，约为1.006。LDL 含胆固醇酯最多，密度高于 VLDL。HDL 含蛋白质量最多，密度最高，颗粒最小。

各种血浆脂蛋白的性质、组成和功能见表9-3。

表9-3 各种血浆脂蛋白的性质、组成和功能

分类		CM	VLDL	LDL	HDL
		CM	前 β-脂蛋白	β-脂蛋白	α-脂蛋白
性质	密度	< 0.95	0.95 ~ 1.006	1.006 ~ 1.063	1.063 ~ 1.210
	颗粒直径（nm）	80 ~ 500	25 ~ 80	20 ~ 25	5 ~ 17
组成（%）	蛋白质	0.5 ~ 2	5 ~ 10	20 ~ 25	50

续表

分类		CM	VLDL	LDL	HDL
		CM	前 β-脂蛋白	β-脂蛋白	α-脂蛋白
组成（%）	脂质	98～99	90～95	75～80	50
	甘油三酯	80～95	50～70	10	5
	磷脂	5～7	15	20	25
	总胆固醇	4～5	15～19	48～50	20～23
	游离胆固醇	1～2	5～7	8	5～6
	胆固醇酯	3	10～12	40～42	15～17
合成部位		小肠黏膜细胞	肝细胞及小肠黏膜细胞	血中由 VLDL 转化	肝细胞及小肠黏膜细胞
功能		转运外源性甘油三酯	转运内源性甘油三酯	转运胆固醇到肝外组织	逆转运肝外胆固醇回肝

（三）载脂蛋白

脂蛋白中与脂质结合的蛋白质称为载脂蛋白（apo），在肝脏和小肠黏膜细胞中合成。现已发现 20 多种载脂蛋白，主要有 apoA、apoB、apoC、apoD 与 apoE 五类。每一类载脂蛋白又可分为若干亚类，例如 apoB 分为 B_{100} 和 B_{48}；apoC 分为 CI、CII、CIII等。

载脂蛋白不仅在结合和转运脂质及稳定脂蛋白的结构上发挥重要作用，而且还调节脂蛋白代谢关键酶活性，参与脂蛋白受体的识别，在脂蛋白代谢上发挥极为重要的作用。

（四）血浆脂蛋白代谢

1. 乳糜微粒（CM） CM 形成于小肠黏膜，主要功能是转运外源性甘油三酯。食物中消化吸收的脂质在小肠黏膜细胞内利用胆固醇及其酯与载脂蛋白合成新生的 CM，经淋巴进入血液变为成熟 CM。成熟 CM 在脂蛋白脂肪酶（LPL）反复作用下，将甘油三酯逐渐水解为甘油和脂肪酸，供组织细胞摄取利用。随着甘油三酯的逐步水解，CM 逐渐变小，最后，肝细胞将以含胆固醇酯为主的乳糜微粒吞噬。

2. 极低密度脂蛋白（VLDL） VLDL 主要形成于肝脏，小肠黏膜细胞也能生成少量 VLDL，其主要功能是运转内源性的甘油三酯。VLDL 分泌入血后，接受来自 HDL 的 apoC 和 apoE，apoC II 激活 LPL，催化甘油三酯水解，产物被肝外组织利用。同时 VLDL 与 HDL 之间进行物质交换，一方面是将 apoC 和 apoE 等在两者之间转移；另一方面是在胆固醇酯转移蛋白协助下，将 VLDL 的磷脂、胆固醇等转移至 HDL，将 HDL 的胆固醇酯转至 VLDL，这样 VLDL 转变为中间密度脂蛋白（IDL）。IDL 有两条去路：一是可通过肝细胞膜上的 apoE 受体而被吞噬利用；另外还可进一步被降解生成 LDL。

3. 低密度脂蛋白（LDL） LDL 由 VLDL 转变而来，功能是将肝脏合成的内源性胆固醇运到肝外组织。LDL 在血中可被肝及肝外组织细胞表面存在的 $apoB_{100}$ 受体识别，通过此受体介导，吞入细胞内，与溶酶体融合，胆固醇酯水解为胆固醇及脂肪酸。这种胆固醇除可参与细胞生物膜的生成之外，还对细胞内胆固醇的代谢具有重要的调节作用。LDL 是正常成人空腹血浆中的主要脂蛋白，约占血浆脂蛋白总量的 2/3。血浆 LDL 增高的人，易诱发动脉粥样硬化。

知识链接

胆固醇与动脉粥样硬化（AS）

胆固醇易沉积于动脉内皮细胞间隙，形成粥样脂斑，使动脉血管受到损伤，导致动脉粥样硬化（AS）的发生，继而引发心脑血管疾病。高脂血症、吸烟等均易引起动脉粥样硬化。而 HDL 参与胆固醇的逆向转运，即将肝外组织细胞内的胆固醇，通过血循环转运到肝，在肝转化为胆汁酸后排出体外，故 HDL 可抑制动脉粥状的发生和发展，反之，HDL 较低则易患此病。例如糖尿病和肥胖患者血浆中 HDL 较低，易患冠心病。动物脑、鹌鹑蛋、蛋黄等食物中含胆固醇颇高。

4. 高密度脂蛋白（HDL） HDL 在肝脏和小肠中生成。HDL 中的载脂蛋白含量很多，包括 apoA、apoC、apoD 和 apoE 等，脂质以磷脂为主。正常人空腹血浆中 HDL 含量约占脂蛋白总量的 1/3。HDL 的主要功能是将肝外细胞释放的胆固醇转运到肝脏，这样可以防止胆固醇在血中聚积，防止动脉粥样硬化，血中 HDL 的浓度与冠状动脉粥样硬化呈负相关。

（五）高脂蛋白血症

空腹血脂含量持续高于正常值称为高脂血症。临床上的高脂血症主要指血浆胆固醇或甘油三酯的含量单独超过正常上限或者两者同时超过正常上限的异常状态。

正常人上限标准因地区、膳食、年龄、职业以及测定方法不同而有所差异。一般以成人空腹 12 ～ 14 小时血中胆固醇总浓度超过 6.21mmol/L，甘油三酯浓度超过 2.26mmol/L，儿童胆固醇超过 4.14mmol/L 为高脂血症标准。1970 年世界卫生组织（WHO）对 Fredrickson 提出的高脂蛋白血症分型进行了补充和修订，建议将高脂蛋白血症分为六型，WHO 的高脂蛋白血症分型主要是根据临床化验结果。各型高脂蛋白血症的血脂及脂蛋白的变化见表 9-4。

表 9-4 高脂蛋白血症的分型

类型	脂蛋白变化	血脂变化
I	CM ↑	TG ↑↑↑
IIa	LDL ↑	TC ↑↑
IIb	VLDL 及 LDL ↑	TC ↑，TG ↑
III	IDL ↑	TC ↑，TG ↑
IV	VLDL ↑	TG ↑↑
V	CM 及 VLDL ↑	TG ↑↑↑↑，TC ↑

高脂血症可分为原发性高脂血症和继发性高脂血症。①原发性高脂血症是由于遗传因素缺陷所造成的脂蛋白的代谢紊乱。例如，缺乏脂蛋白代谢的相关酶并有脂蛋白受体、apo 遗传性缺陷，常见的是Ⅱa 和Ⅳ型。②继发性高脂血症常继发于其他疾病。例如糖尿病、肾病、肝病及甲状腺功能减退等引起的脂蛋白代谢紊乱。

本 章 小 结

脂质包括脂肪和类脂两大类物质，是人体重要的营养物质。脂肪的主要功能是储能和供能；类脂是构成生物膜的重要成分，与细胞识别功能及信号传递功能有关，是多种生物活性物质的前体。

甘油三酯在脂肪动员过程中水解生成甘油和脂肪酸。甘油转变为磷酸二羟丙酮，通过糖代谢途径进一步代谢。脂肪酸的分解需经过活化，进入线粒体，通过 β-氧化降解成乙酰 CoA。β-氧化过程包括脱氢、加水、再脱氢和硫解。脂酸 β-氧化过程中生成的乙酰 CoA 一部分通过三羧酸循环彻底氧化分解成 CO_2 和 H_2O，并释放出能量。一部分可在肝细胞线粒体缩合生成酮体，通过血液循环运送至肝外组织氧化利用。酮体包括乙酰乙酸、β-羟丁酸和丙酮。

甘油三酯主要在脂肪组织和肝脏合成，合成原料是脂肪酸和甘油。脂肪酸的合成是在胞液中以乙酰 CoA 为原料，在 NADPH、ATP、CO_2 参与下逐步缩合而成的。乙酰 CoA 均需羧化生成丙二酸单酰 CoA 后方可参与脂肪酸的生物合成，最终合成含 16 碳的软脂酸。软脂酸可以由肝细胞内质网和线粒体内的其他酶系催化进一步延长或缩短，合成其他脂肪酸。

成人除脑组织及成熟红细胞外，几乎全身各组织均可合成胆固醇。乙酰 CoA 是胆固醇合成的直接原料，还需要 ATP 和 NADPH 的参与。胆固醇的合成过程比较复杂，首先以乙酰 CoA 为原料合成 HMGCoA，然后还原生成甲羟戊酸，再经磷酸化，进一步缩合成鲨烯，后者环化转变为胆固醇。每合成 1 分子胆固醇需要 18 分子乙酰 CoA，36 分子 ATP 及 16 分子 NADPH + H^+。乙酰 CoA 分子中乙酰基的两个碳原子是合成胆固醇的唯一碳源。胆固醇在体内可转化成胆汁酸、类固醇激素、维生素 D_3 及胆固醇酯。

含磷酸的类脂称为磷脂，分为甘油磷脂和鞘磷脂两大类。甘油磷脂主要有磷脂酰胆碱和磷脂酰胆胺两种，其功能主要为构成生物膜和形成血浆脂蛋白。磷脂合成需要 CTP 的参与。磷脂合成障碍是脂肪肝发病的原因之一。

血脂是血液中脂质物质的总称，包括甘油三酯、磷脂、胆固醇、胆固醇酯及游离脂酸等。按超速离心法可将血浆脂蛋白分为乳糜微粒、极低密度脂蛋白、低密度脂蛋白和高密度脂蛋白。乳糜微粒主要功能就是转运外源性甘油三酯。VLDL 主要功能是运输内源性的甘油三酯。LDL 代谢的功能是将肝脏合成的内源性胆固醇运到肝外组织，保证组织细胞对胆固醇的需求。HDL 的主要功能是将肝外细胞释放的胆固醇转运到肝脏。

第十章 蛋白质分解代谢

学习目标

掌握氨基酸的氧化脱氨基作用、转氨基作用和联合脱氨基作用；体内氨的主要来源、去路和转运方式；尿素合成的主要部位、主要过程和限速酶；一碳单位的概念、来源、功用。

熟悉氨基酸的脱羧基作用以及具有生理活性的胺类和多胺的作用；α-酮酸的代谢；活性蛋氨酸及其转甲基作用和活性硫酸根。

了解食物蛋白质的消化吸收；体内蛋白质的降解；糖、脂类和蛋白质代谢之间的联系；体内氨基酸代谢概况；芳香族氨基酸代谢及个别氨基酸代谢异常引起的遗传性疾病。

蛋白质是生命的物质基础，氨基酸是合成蛋白质的原料。体内的蛋白质处于不断的代谢之中，正常成人平均每天有 1%～2% 的蛋白质降解，降解产生的氨基酸有 75%～80% 又被再利用合成蛋白质。因此，氨基酸代谢是蛋白质代谢的中心内容。为适应体内蛋白质合成的需要，通过食物摄入或体内合成的方式，在质与量上保证各种氨基酸的供应。此外，氨基酸也可进入分解途径，转变成一些生理活性物质、某些含氮化合物或作为体内能量的来源。因此，氨基酸代谢包括合成代谢和分解代谢两方面。本章重点论述氨基酸的分解代谢，蛋白质的合成将在第十二章叙述。

第一节 蛋白质的降解

一、食物中蛋白质的降解

食物蛋白质的消化、吸收是人体氨基酸的主要来源。蛋白质未经消化不易被吸收，一般情况下，食物蛋白质水解成氨基酸及小分子肽后方能被机体吸收。同时，消化过程还可以消除食物蛋白质的种属特异性和抗原性，如果消化不彻底或直接输入异种蛋白质，可产生超敏反应。消化液中的蛋白酶可按水解肽键的位置不同分为两类：即内肽酶和外肽酶。内肽酶种类多，水解多肽链内部肽键，例如胃蛋白酶、胰蛋白酶、糜蛋白酶、弹性蛋白酶；外肽酶包括氨基肽酶和羧基肽酶，从肽链的 N 末端或 C 末端开始水解肽键。由于唾液中不含水解蛋白质的酶，所以食物蛋白质的消化从胃开始，但主要在小肠。

（一）胃内降解过程

食物蛋白质的化学消化始于胃，胃黏膜分泌的胃蛋白酶原经胃酸的作用，激活为胃蛋白酶，该酶的最适 pH 值为 1.5，它将蛋白质分解为多肽和少量氨基酸。胃蛋白酶对乳液中的酪蛋白有凝乳作用，这对婴儿较为重要，因为乳液凝成乳块后在胃中停留时间延长，有利于充分消化。

（二）肠腔内降解过程

小肠是蛋白质消化的主要场所。蛋白质水解的酶主要来自胰腺分泌的胰液，胰液中含有胰蛋白酶原、糜蛋白酶原、弹性蛋白酶原和羧基肽酶原。胰蛋白酶原在肠激酶的激活下转变成胰蛋白酶，并迅速将其他酶原激活，生成相应的酶。其次是小肠黏膜分泌的肠液，肠液中含有肠激酶和寡肽酶（氨基肽酶和二肽酶），食物蛋白质在胃内降解生成的多肽肽段（蛋白胨），后者在以上酶的共同作用下进一步降解为氨基酸。食物蛋白质降解产生的氨基酸在肠黏膜细胞内需要载体转运，以主动耗能的方式而吸收。

二、体内组织蛋白质的降解

随着人体生理需要的变化，体内组织蛋白质处于不断合成与降解的动态平衡。成人体内的蛋白质每天有 1%~2% 被降解，主要是肌肉蛋白质。蛋白质分解产生的氨基酸大部分可被再利用合成新的蛋白质。

（一）ATP-非依赖途径

ATP-非依赖途径也称为溶酶体途径。溶酶体含有多种蛋白酶，称为组织蛋白酶，是细胞内的消化器官，主要降解外来蛋白质、膜蛋白和细胞内长寿蛋白质。这些蛋白酶对所降解的蛋白质选择性较差，先将蛋白质水解成多肽肽段，后者在肽酶的作用下，降解为游离的氨基酸，该降解过程不消耗 ATP。

（二）ATP-依赖途径

ATP-依赖途径又称蛋白酶体-泛素介导途径。蛋白酶体存在于细胞核和细胞质内，是由核心颗粒和调节颗粒组成的蛋白质复合物。蛋白质在蛋白酶体的降解需要泛素参与。泛素是一种由 76 个氨基酸组成的多肽，因其广泛存在于真核细胞而得名，主要降解异常蛋白质和短寿蛋白质。泛素介导的蛋白质降解反应是一个复杂的过程，首先，由泛素与被选择降解的蛋白质通过共价连接，使其标记并被激活，然后由蛋白酶体特异地识别被泛素标记的蛋白质并将其水解，泛素的这种标记作用称为泛素化，并消耗 ATP。一种蛋白质降解需经多次泛素化反应形成泛素化蛋白质，然后，在蛋白酶体降解成 7~9 个氨基酸残基组成的肽链，肽链进一步水解为氨基酸。

第二节　氨基酸的一般代谢

构成蛋白质的氨基酸具有共同的结构特点，所以它们有共同的代谢途径，即氨基酸的一般代谢途径。同时不同的氨基酸由于结构上的差异，又存在着特殊的代谢途径。

一、氨基酸的代谢概况

（一）氨基酸代谢库

体内各种来源的氨基酸，通过血液循环在各组织中参与代谢，称为氨基酸代谢池或氨基酸代谢库。由于氨基酸不能自由通过细胞膜，所以各组织中氨基酸的含量不相同。例如，肌肉中氨基酸占总代谢库的50%以上，肝脏中约占10%，肾脏中约占4%，血浆中占1%~6%。肝、肾体积虽小，实际上它们所含氨基酸的浓度很高，氨基酸的代谢非常旺盛。消化吸收的大部分氨基酸在肝脏中代谢，有些氨基酸（例如支链氨基酸）主要在骨骼肌中进行分解代谢。

（二）体内氨基酸的来源与去路

正常情况下，代谢库中氨基酸的来源与去路保持着动态平衡。

1. 来源　体内氨基酸的来源有三条：①肠道吸收的氨基酸：食物中的蛋白质在消化道由多种酶催化分解为氨基酸，由小肠吸收经门静脉进入血液，此种氨基酸称为外源性氨基酸。②体内组织蛋白质分解产生的氨基酸：人体内蛋白质处于不断降解与合成的动态平衡中。组织蛋白质经细胞内一系列蛋白酶和肽酶催化降解为氨基酸，进入代谢库，此种氨基酸是内源性氨基酸。③体内组织细胞合成的非必需氨基酸（内源性氨基酸之一）：体内每天经氨基酸氧化分解的逆过程合成一定量的氨基酸。

2. 去路　氨基酸的去路有四条：①合成蛋白质或多肽：这是氨基酸最主要的功能，也是主要的去路。②转变为其他具有生理活性的含氮化合物：例如转变为核酸的组成成分嘌呤、嘧啶；甲状腺素、肾上腺素等。③氧化分解：氨基酸分解代谢的主要途径是脱氨基作用生成 α-酮酸和氨。α-酮酸可彻底氧化分解为 CO_2 和 H_2O，并产生能量；氨主要在肝脏合成尿素，少量转化为谷氨酰胺或其他物质；个别氨基酸还可进行脱羧基反应生成胺类和 CO_2，产生一碳单位等。④转变为糖或脂肪：氨基酸也可通过 α-酮酸转变为糖和脂肪。

体内的氨基酸主要用于合成组织蛋白质和多肽以及其他含氮物质，正常人从尿中排出的氨基酸极少。体内氨基酸代谢概况见图10-1。

二、氨基酸的脱氨基作用

氨基酸分解代谢的最主要反应是脱氨基作用生成 α-酮酸和氨，此反应在体内大多数细胞中都可以进行。氨基酸脱氨基的方式有转氨基、氧化脱氨基、联合脱氨基、嘌呤核苷酸循环，其中以联合脱氨基作用最重要。

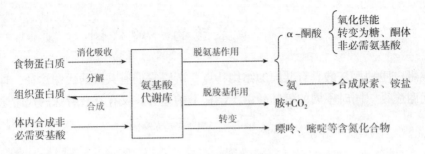

图 10-1 氨基酸代谢概况

（一）转氨基作用

1. 概念 在氨基转移酶的催化下，α-氨基酸的 α-氨基转移到 α-酮酸分子上，生成对应的 α-氨基酸，而原来的 α-氨基酸则转变为相应的 α-酮酸的过程，称为氨基转移作用或转氨基作用。

$$
\begin{array}{ccc}
\underset{\alpha-\text{氨基酸}_1}{
\begin{array}{c} R_1 \\ | \\ H-C-NH_2 \\ | \\ COOH \end{array}}
+
\underset{\alpha-\text{酮酸}_2}{
\begin{array}{c} R_2 \\ | \\ C=O \\ | \\ COOH \end{array}}
\xrightleftharpoons{\text{氨基转移酶}}
\underset{\alpha-\text{酮酸}_1}{
\begin{array}{c} R_1 \\ | \\ C=O \\ | \\ COOH \end{array}}
+
\underset{\alpha-\text{氨基酸}_2}{
\begin{array}{c} R_2 \\ | \\ H-C-NH_2 \\ | \\ COOH \end{array}}
\end{array}
$$

氨基转移酶所催化的反应是可逆反应，平衡常数接近 1，反应的实际方向决定于四种物质的相对浓度，因此转氨基作用既是氨基酸的分解代谢，又是体内合成非必需氨基酸的重要途径。

2. 氨基转移酶（即转氨酶） 其辅酶是磷酸吡哆醛（即维生素 B_6 的磷酸酯），在转氨基过程中，磷酸吡哆醛先从 α-氨基酸上接受 α-氨基转变为磷酸吡哆胺，同时 α-氨基酸转变为 α-酮酸；然后，磷酸吡哆胺与另一种 α-酮酸反应生成相应的 α-氨基酸，磷酸吡哆胺又恢复为磷酸吡哆醛。可见磷酸吡哆醛与磷酸吡哆胺在转氨酶的催化下相互转变，发挥着传递氨基的作用（图 10-2）。

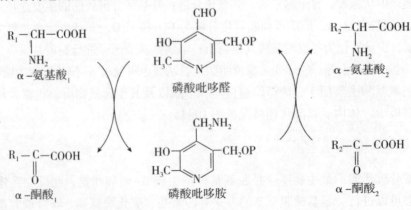

图 10-2 磷酸吡哆醛与磷酸吡哆胺传递氨基作用

体内氨基转移酶的种类较多，分布广，活性高。其中最重要是丙氨酸氨基转移酶（alanine aminotransferase，ALT，又称谷-丙转氨酶，glutamic pyruvic transamination，GPT）和天冬氨酸氨基转移酶（aspartate aminotransferase，AST，又称谷-草转氨酶，glutamic oxaloacetic transamination，GOT）。它们在体内广泛存在，但各组织中含量不等（表 10-1）。

表 10-1　正常成人各组织中 AST 及 ALT 活性

组织	AST（单位/克湿组织）	ALT（单位/克湿组织）	组织	AST（单位/克湿组织）	ALT（单位/克湿组织）
心	156000	7100	胰腺	28000	2000
肝	142000	44000	脾	14000	1200
骨骼肌	99000	4800	肺	10000	700
肾	91000	19000	血清	20	16

由上表可见，正常时上述转氨酶主要存在于细胞内，而血清中的活性很低；各组织器官中以心和肝的活性为最高，其催化的反应如下：

$$谷氨酸 + 丙酮酸 \underset{}{\overset{ALT}{\rightleftharpoons}} \alpha\text{-}酮戊二酸 + 丙氨酸$$

$$谷氨酸 + 草酰乙酸 \underset{}{\overset{AST}{\rightleftharpoons}} \alpha\text{-}酮戊二酸 + 天冬氨酸$$

ALT 与 AST 在体内分布广泛，但在各组织器官中的活性有差异。ALT 在肝细胞中活性最高，AST 在心肌细胞中活性最高。它们都属于细胞酶，正常情况下，仅有少量逃逸入血液，血清中含量很低。但当肝脏或心肌细胞受损伤，细胞膜通透性增高或被破坏，大量的转氨酶释放入血，导致血清中含量明显升高。例如急性肝炎，血清 ALT 含量显著升高；心肌梗死患者，血清 AST 含量升高。因此临床上通过测定血清中 ALT 与 AST 的活性，可以作为诊断疾病和判断预后的参考指标之一。

氨基酸的转氨基作用仅仅是将氨基由一种分子上转移到另一种分子上，并没有真正脱掉氨基产生游离的氨，但通过转氨基作用，可以调整体内各种氨基酸之间的比例。

（二）氧化脱氨基作用

1. 概念　在酶的催化下，氨基酸脱氨基的同时伴有脱氢氧化生成 α-酮酸的反应，称为氧化脱氨基作用。

2. 特点　催化氨基酸氧化脱氨基的酶有多种，其中以 L-谷氨酸脱氢酶最重要。

L-谷氨酸脱氢酶催化 L-谷氨酸氧化脱氨，生成氨和 α-酮戊二酸。L-谷氨酸脱氢酶的辅酶是 NAD^+，主要分布于肝、肾及大脑中。具有活性高、专一性强、反应可逆等特点。一般情况下，反应倾向于谷氨酸的合成，但当谷氨酸浓度高、氨浓度低时，有利于 α-酮戊二酸的生成。L-谷氨酸脱氢酶属于绝对专一性中的立体异构专一性酶，只催化谷氨酸代谢，对其他氨基酸无催化作用。且此酶在骨骼肌及心肌中活性低，故催化作用有一定的局限性。

（三）联合脱氨基作用

1. 概念 转氨酶与 L-谷氨酸脱氢酶联合作用，催化氨基酸脱下 α-氨基生成 α-酮酸和游离氨的过程，称为联合脱氨基作用。其全过程是可逆反应（图 10-3）。

2. 联合脱氨基反应

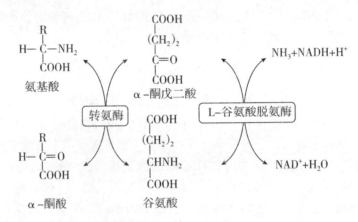

图 10-3　转氨酶与 L-谷氨酸脱氢酶联合脱氨基作用

如前所述，由于 L-谷氨酸脱氢酶的特性，在肝、肾等组织中，各种转氨酶催化氨基酸与 α-酮戊二酸反应生成相应的 α-酮酸和谷氨酸，然后由 L-谷氨酸脱氢酶催化谷氨酸进行氧化脱氨基作用，生成 α-酮戊二酸和游离的氨。在这两种酶的联合作用下，体内多种氨基酸都可进行脱氨基反应。

3. 联合脱氨基作用的生理意义 联合脱氨基作用既是体内氨基酸分解代谢的主要途径，其逆反应又是体内合成非必需氨基酸的主要途径。

（四）嘌呤核苷酸循环

骨骼肌及心肌中 L-谷氨酸脱氢酶的活性低，很难进行上述的联合脱氨基作用，但肌细胞内存在着另一种形式的联合脱氨基方式，即嘌呤核苷酸循环。

氨基酸首先在转氨酶的催化下连续进行转氨基反应，将氨基转移给谷氨酸；谷氨酸在天冬氨酸氨基转移酶的催化下将氨基转移给草酰乙酸，生成天冬氨酸；在腺苷酸代琥珀酸合成酶催化下天冬氨酸与次黄嘌呤核苷酸（IMP）反应生成腺苷酸代琥珀酸；后者由腺苷酸代琥珀酸裂解酶催化，裂解释放出延胡索酸，并生成腺苷酸（AMP）；延胡索酸可以通过加水、脱氢反应回补生成草酰乙酸，以补充消耗的部分；腺苷酸则在腺苷酸脱氨酶的催化下脱去氨基，释放出游离氨，完成氨基酸的脱氨基作用，同时生成的次黄嘌呤核苷酸，再参加循环（图10-4）。腺苷酸脱氨酶在肌组织中活性很高，因此尽管在肌组织中脱氨基作用并不如肝、肾活跃，但全身的肌肉量较多，代谢总量仍很可观，更是支链氨基酸分解的重要场所。

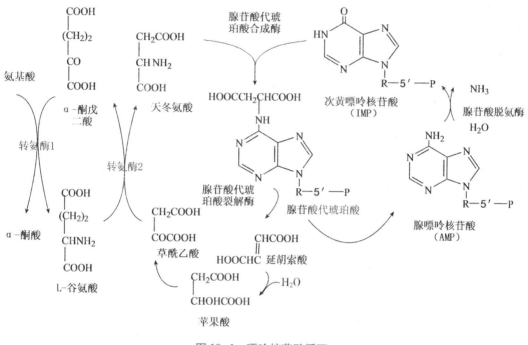

图10-4　嘌呤核苷酸循环

三、氨的代谢

氨是一种剧毒物质，即使痕量的氨对中枢神经系统也有毒性。除门静脉外，正常人血氨浓度一般为 $47 \sim 65\mu mol/L$。

（一）氨的来源与去路

体内氨的主要来源有三个。

1. 氨基酸脱氨基作用产生的氨　各组织器官中氨基酸经脱氨基作用产生的氨是体内氨的主要来源。此外胺类物质氧化分解、嘌呤及嘧啶等化合物分解代谢时也产生氨。

2. 肠道吸收的氨　肠道内氨的来源有两个方面：一是肠道内未被消化蛋白质或未被吸收的氨基酸在细菌的作用下腐败产生氨；二是血液中的尿素渗透入肠道后由细菌的尿素酶作用分解产生。

正常情况下肠道产氨的量较多，成人每天约4g。腐败作用增强时，产氨增多。肠道对氨的吸收，受肠腔pH值及氨的存在状态的影响。酸性环境下形成 NH_4^+，NH_4^+ 不易被吸收；碱性环境下以 NH_3 形式存在，NH_3 比 NH_4^+ 容易通过细胞膜而被吸收。因此，肠道 pH 值偏碱时，NH₃吸收增多。据此，临床上对血氨升高的病人进行结肠透析时，采用弱酸性溶液，而禁用弱碱性的肥皂水，就是减少肠道对氨的吸收。

3. 肾脏产氨 在肾远曲小管上皮细胞中，谷氨酰胺酶催化谷氨酰胺水解生成谷氨酸和 NH_3，NH_3分泌到肾小管的管腔液中，与原尿中的 H^+ 结合转化为 NH_4^+，以铵盐的形式随尿排出。肾小管泌 NH_3作用在调节酸碱平衡方面发挥着重要的作用。肾小管分泌 NH_3的强弱与原尿的 pH 值有关，酸性尿有利于 NH_3的分泌，碱性尿液则妨碍 NH_3的分泌，NH_3被吸收入血，成为血氨的来源之一。因此，临床上对肝硬化产生腹水的病人应服用酸性利尿剂，不宜用碱性利尿药，以防血氨升高。

（二）氨的转运

各组织产生的氨（有毒性）必须以无毒的形式，经血液运输到肝、肾等器官继续代谢。血氨的运输形式主要有两种。

1. 丙氨酸-葡萄糖循环 其反应过程如下：①在肌肉组织中，蛋白质降解产生的氨基酸经转氨基作用将氨基转移给丙酮酸生成丙氨酸；②丙氨酸入血，经血液循环运到肝脏；③在肝细胞内，丙氨酸在 ALT 催化下，经联合脱氨基作用转化为丙酮酸；④产生的氨经鸟氨酸循环合成无毒的尿素，丙酮酸经糖异生作用生成葡萄糖；⑤葡萄糖进入血液，运回肌肉组织，沿着糖的氧化分解途径生成丙酮酸，丙酮酸再接受氨基生成丙氨酸。周而复始，将肝外组织产生的氨不断地运到肝脏进行代谢，故称为丙氨酸-葡萄糖循环。丙氨酸-葡萄糖循环既可以使有毒的氨转化为无毒的物质运输到肝脏代谢，肝脏又可以为肌组织提供能源物质葡萄糖。

2. 谷氨酰胺的运氨作用 谷氨酰胺主要是将脑、肌肉等组织产生的氨运输到肝或肾脏进行代谢，消耗 ATP，氨与谷氨酸在谷氨酰胺合成酶的催化下，生成谷氨酰胺，经血液运输到肝或肾脏，再由谷氨酰胺酶催化水解释放出谷氨酸和氨。在肝脏中氨经鸟氨酸循环合成尿素。在肾脏中氨分泌到肾小管管腔，以铵盐形式排泄。

$$
\begin{array}{ccc}
\text{COOH} & & \text{CONH}_2 \\
| & \overset{\text{NH}_3+\text{ATP} \quad\quad \text{ADP+Pi}}{\underset{\text{谷氨酰胺酶}}{\xrightarrow[\text{NH}_3 \quad\quad\quad \text{H}_2\text{O}]{\text{谷氨酰胺合成酶, Mg}^{2+}}}} & | \\
(\text{CH}_2)_2 & & (\text{CH}_2)_2 \\
| & & | \\
\text{CHNH}_2 & & \text{CHNH}_2 \\
| & & | \\
\text{COOH} & & \text{COOH} \\
\text{L-谷氨酸} & & \text{谷氨酰胺}
\end{array}
$$

谷氨酰胺的合成既解除了氨的毒性，又是体内氨的运输形式和储存形式。同时，谷氨酰胺中的氨还可以为某些含氮化合物（如嘌呤、嘧啶）的合成提供氮源。据此，临床上对高血氨病人可以服用或静脉输注谷氨酸盐来降低血氨浓度。

（三）氨的去路

正常情况下，氨在体内可以沿脱氨基作用的逆过程重新合成谷氨酰胺等非必需氨基酸；或参加嘧啶等其他含氮化合物的合成；还可由肾小管分泌，以铵盐的形式随尿排泄；但最主要的去路却是在肝内合成为无毒的尿素。下面仅就尿素的合成过程加以叙述。

1. 尿素合成的部位　肾脏和大脑虽然有精氨酸酶，能合成尿素，但合成量甚微，故在氨的清除中意义不大。肝脏是合成尿素的最主要器官，以尿素形式排出的氮量占人体排氮总量的 80% ~ 90%。

2. 尿素合成的过程　肝合成尿素的过程称为鸟氨酸循环（或尿素循环），主要反应如下：

（1）氨基甲酰磷酸的合成　在肝细胞线粒体内，当 Mg^{2+}、ATP 以及 N-乙酰谷氨酸（N-acetyl glutamic acid，AGA）存在时，由氨基甲酰磷酸合成酶 I（carbamoyl phosphate synthetase I，CPS-I）催化，消耗 2 分子 ATP，NH_3 与 CO_2、ATP 反应生成氨基甲酰磷酸。此反应是不可逆反应，N-乙酰谷氨酸是 CPS-I 的变构激活剂，在线粒体内由乙酰 CoA 和谷氨酸合成。

$$CO_2 + NH_3 + H_2O + 2ATP \xrightarrow[Mg^{2+}, \text{N-乙酰谷氨酸}]{\text{氨基甲酰磷酸合成酶 I}} H_2N-\overset{\overset{O}{\|}}{C}-O\sim PO_3H_2 + 2ADP + Pi$$

（2）瓜氨酸的合成　在鸟氨酸氨基甲酰转移酶（ornithine carbamoyl transferase，OCT）的催化下，氨基甲酰磷酸与鸟氨酸缩合成瓜氨酸。

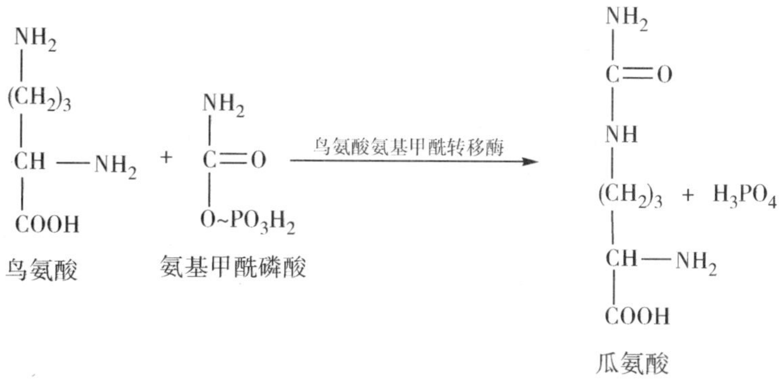

OCT 也存在于肝细胞的线粒体中，常与 CPS-I 结合在一起形成酶的复合体，催化不可逆反应。

（3）精氨酸的合成　瓜氨酸合成后，由线粒体内膜上的载体转运到细胞液中，在精氨酸代琥珀酸合成酶的催化下，由 ATP 供能，与天冬氨酸结合成精氨酸代琥珀酸；随后再由精氨酸代琥珀酸裂解酶催化，裂解释放出精氨酸和延胡索酸。

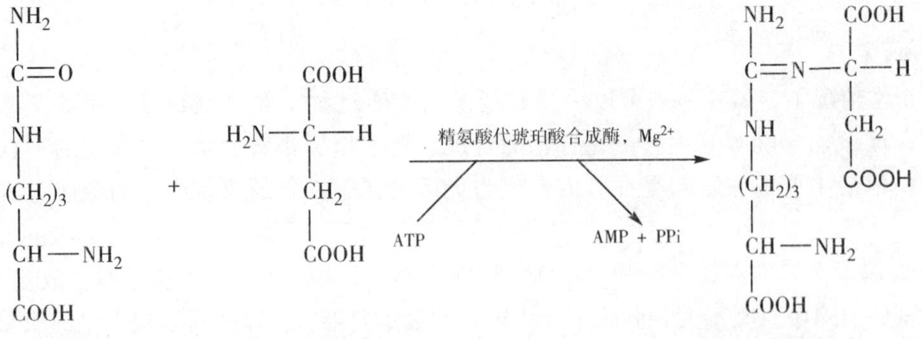

瓜氨酸　　　　　　　天冬氨酸　　　　　　　　　　　　精氨酸代琥珀酸

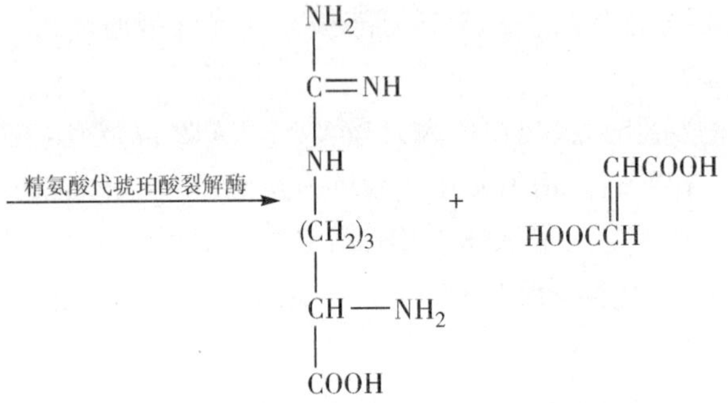

精氨酸代琥珀酸合成酶，Mg^{2+}

精氨酸　　　　　　延胡索酸

精氨酸代琥珀酸裂解酶

　　该合成反应是不可逆反应，反应中天冬氨酸起到提供氨基的作用。体内的转氨酶可催化转氨基反应，将多种氨基酸的氨基传给谷氨酸，然后再转给天冬氨酸而使用。而延胡索酸则可经三羧酸循环途径转变为草酰乙酸，后者接受氨基生成天冬氨酸。

　　（4）精氨酸水解生成尿素　　精氨酸在精氨酸酶的催化下，水解生成尿素和鸟氨酸。尿素可经血液循环运到肾脏排出体外，鸟氨酸经线粒体内膜上的载体转运回线粒体内，参加下一次循环（图10-5）。如此循环，尿素不断被合成。

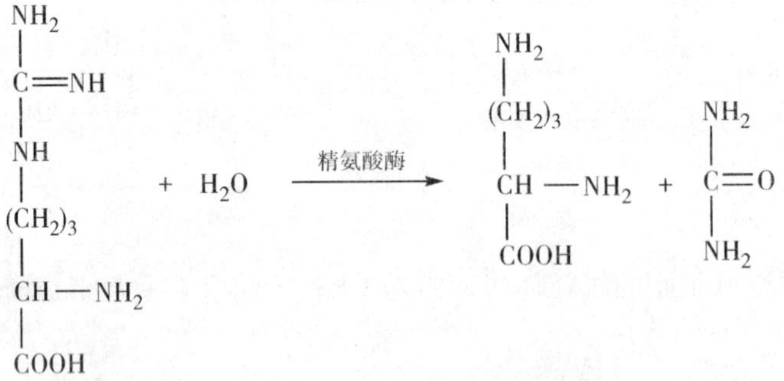

精氨酸　　　　　　$+ H_2O$　　精氨酸酶　　　　鸟氨酸　　　　尿素

　　精氨酸除在精氨酸酶催化下，水解为鸟氨酸和尿素外，还可以通过一氧化氮合酶（NOS）作用，直接氧化为瓜氨酸，并产生一氧化氮（NO）。

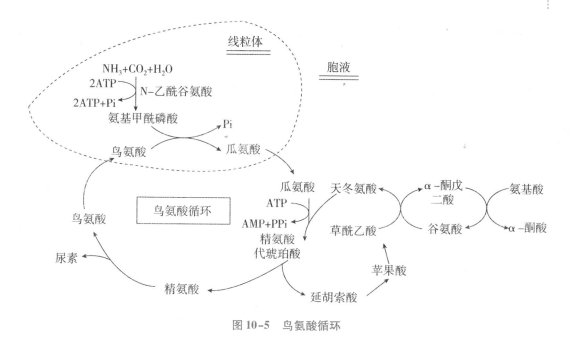

图 10-5 鸟氨酸循环

一氧化氮合酶支路

在体内精氨酸还可通过一氧化氮合酶（nitric oxide synthzse, NOS）作用，直接氧化成瓜氨酸，并产生NO，从而使天冬氨酸携带的氨不形成尿素，而被氧化成具有重要生物活性的物质NO。目前已证实NO在心血管及消化道等平滑肌的松弛、感觉传入、学习记忆等方面有重要作用，是重要的信息分子，激素的第二信使。

3. 鸟氨酸循环的特点及意义 尿素分子中的2个氮原子，一个来自于NH_3，另一个来自于天冬氨酸，而天冬氨酸又可通过转氨基作用由其他氨基酸生成。因此，尿素分子中的2个氮原子实际上直接或间接来源于各种氨基酸。此外，尿素的合成是不可逆的耗能反应，合成1分子尿素需消耗4分子ATP（即4个高能键）。尿素的合成是体内解氨毒的主要方式。

尿素是无毒、中性、水溶性强的化合物，作为蛋白质的终产物在血中安全运输，到肾脏后随尿排出体外。临床上，测定血液中尿素氮的含量，作为反映肾脏排泄功能的指标之一。血尿素氮升高，说明尿素在体内潴留，肾脏排泄功能障碍。

高血氨与氨中毒

正常生理情况下，血氨的来源与去路保持动态平衡，其浓度处于较低的水平，肝合成尿素是维持这一平衡的关键。当肝功能严重损伤时，尿素合成障碍，血氨浓度升高，称为高血氨症。当血氨浓度升高，能够供大脑使用的血谷氨酸含量不足以将氨转变为谷氨酰胺时，大脑就用 α-酮戊二酸与氨结合生成谷氨酸，使三羧酸循环的中间产物 α-酮戊二酸被大量消耗，导致三羧酸循环减弱，ATP 生成减少，从而引起大脑功能障碍，严重时发生昏迷，此即肝昏迷氨中毒学说的生化基础。

四、α-酮酸的代谢

氨基酸脱氨基作用生成的各种 α-酮酸可以通过以下几种途径代谢。

（一）经氨基化作用再合成非必需氨基酸

α-酮酸经氨基化作用合成非必需氨基酸的过程实际上就是前述氧化脱氨基、转氨基、联合脱氨基反应的逆过程。这些非必需氨基酸对应的 α-酮酸也可以来自于糖、甘油、三羧酸循环的中间产物等。

（二）转变为糖和脂肪

动物实验证实，若体内蛋白质、氨基酸极充足，并且能量供应又不缺乏时，α-酮酸可以转变成糖和脂肪。能转变为糖的氨基酸称为生糖氨基酸；能转变为酮体的氨基酸称为生酮氨基酸；二者兼有者称为生糖兼生酮氨基酸。人体内参加蛋白质合成的 20 种氨基酸中，亮氨酸、赖氨酸是生酮氨基酸；异亮氨酸、酪氨酸、苯丙氨酸、苏氨酸、色氨酸是生糖兼生酮氨基酸；其余十几种都属于生糖氨基酸类。例如，丙氨酸脱去氨基转为丙酮酸，丙酮酸通过糖异生作用可以转变成葡萄糖，因此丙氨酸属于生糖氨基酸。见表 10-2。

表 10-2　生糖、生酮氨基酸分类

类别	氨基酸
生糖氨基酸	甘氨酸、丝氨酸、缬氨酸、组氨酸、精氨酸、半胱氨酸、脯氨酸、丙氨酸、羟脯氨酸、谷氨酸、谷氨酰胺、天冬氨酸、天冬酰胺、甲硫氨酸
生酮氨基酸	亮氨酸、赖氨酸
生糖兼生酮氨基酸	异亮氨酸、苯丙氨酸、酪氨酸、苏氨酸、色氨酸

（三）氧化供能

α-酮酸在体内可以通过三羧酸循环和氧化磷酸化途径彻底氧化成 CO_2 和 H_2O，同时释放能量供机体进行生理活动。

五、氨基酸的脱羧基作用

催化氨基酸进行脱羧基作用的酶是氨基酸脱羧酶，辅酶是磷酸吡哆醛（含维生素 B_6）。氨基酸经脱羧基作用后，产物是胺类和 CO_2。胺类的生成量并不多，但它们具有重要的生理功能。多余的胺类在胺氧化酶的催化下氧化成 NH_3 和醛，NH_3 合成为尿素排出体外，醛继续氧化成羧酸，再彻底分解，以免堆积。

（一）组胺的生成

组氨酸脱羧酶催化组氨酸脱羧生成组胺。组胺分布广泛，乳腺、肺、肝、肌肉、胃黏膜等处的肥大细胞中含量较高。

组胺能增加毛细血管的通透性，是一种强烈的血管舒张剂，使血压下降；组胺还能刺激胃酸的分泌，促进平滑肌收缩等。超敏反应引起的红肿、瘙痒甚至休克，与肥大细胞大量释放组胺有关。

（二）γ-氨基丁酸的生成

L-谷氨酸脱羧酶催化谷氨酸脱去 α-羧基生成 γ-氨基丁酸（γ-aminobutyric，GABA），此酶在脑、肾组织中活性很高。GABA 是抑制性神经递质，对中枢神经有抑制作用。

（三）5-羟色胺的生成

首先色氨酸由色氨酸羟化酶催化生成 5-羟色氨酸，然后再由 5-羟色氨酸脱羧酶催化脱羧生成 5-羟色胺（5-hydroxytryptamine，5-HT）。

5-羟色胺广泛分布于体内各组织，以神经组织居多。在脑内作为神经递质，具有抑制作用；在外周组织，例如胃肠、乳腺等处，具有收缩血管作用。

（四）多胺的生成

鸟氨酸与甲硫氨酸脱羧基生成多胺（polyamines）类化合物。反应如下：

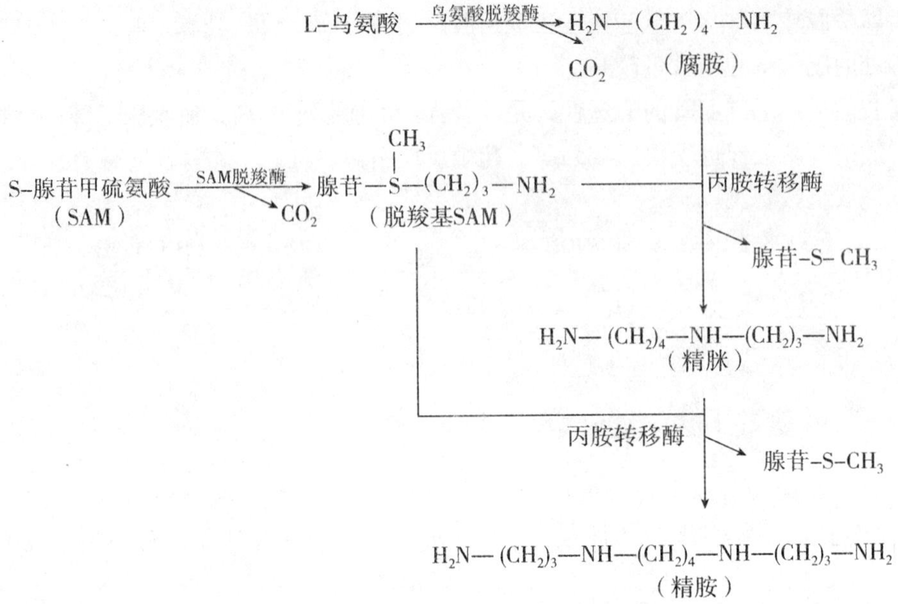

$$L-鸟氨酸 \xrightarrow[\text{CO}_2]{\text{鸟氨酸脱羧酶}} H_2N—(CH_2)_4—NH_2 \quad（腐胺）$$

$$S-腺苷甲硫氨酸（SAM） \xrightarrow[\text{CO}_2]{\text{SAM脱羧酶}} 腺苷—\overset{CH_3}{\underset{}{S}}—(CH_2)_3—NH_2 \quad（脱羧基SAM）\longrightarrow 丙胺转移酶$$

腺苷-S-CH₃

$$H_2N—(CH_2)_4—NH—(CH_2)_3—NH_2 \quad（精脒）$$

丙胺转移酶 → 腺苷-S-CH₃

$$H_2N—(CH_2)_3—NH—(CH_2)_4—NH—(CH_2)_3—NH_2 \quad（精胺）$$

多胺包括腐胺、精脒、精胺，是调节细胞生长的重要物质。胚胎、再生肝、肿瘤等生长旺盛的组织中，合成多胺的限速酶鸟氨酸脱羧酶活性高，多胺的含量也高。目前，临床上将测定肿瘤病人血和尿中多胺的含量作为辅助诊断和观察病情的指标之一。

第三节 个别氨基酸的代谢

氨基酸除了上述一般代谢途径之外，有些氨基酸还有特殊的代谢途径，生成具有生理活性的物质，发挥重要的生理作用。下面介绍个别氨基酸的代谢过程。

一、一碳单位的代谢

（一）一碳单位的概念

某些氨基酸在分解代谢过程中产生的只含一个碳原子的有机基团，称为一碳单位。其种类有：甲基（—CH₃）、甲烯基（—CH₂—）、甲炔基（—CH ＝）、亚氨甲基（—CH ＝NH）、甲酰基（—CHO）等。CO_2 不属于一碳单位。

（二）一碳单位的载体

一碳单位不能游离存在，载体是四氢叶酸（tetrahydrofolic acid，FH_4），通常结合在 N^5、N^{10} 上。四氢叶酸可以由叶酸在二氢叶酸还原酶的催化下，经过两步还原反应而生成。

$$叶酸 \xrightarrow[\text{NADPH} + \text{H}^+ \quad \text{NADP}^+]{\text{二氢叶酸还原酶}} 二氢叶酸 \xrightarrow[\text{NADPH} + \text{H}^+ \quad \text{NADP}^+]{\text{二氢叶酸还原酶}} 四氢叶酸$$

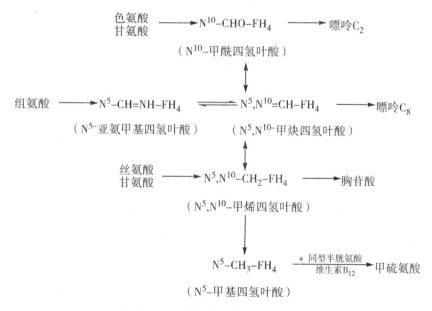

5,6,7,8-四氢叶酸（FH_4）

（三）一碳单位的生成及相互转变

一碳单位主要来源于甘氨酸、丝氨酸、组氨酸及色氨酸的分解代谢。其主要代谢特点如下：氨基酸不能直接分解生成 N^5-甲基四氢叶酸；一碳单位生成后，除甲基外，其他四种通过氧化还原反应相互可以转变；都可以转变为 N^5-甲基四氢叶酸；N^5-甲基四氢叶酸不能逆向反应生成其他一碳单位，在细胞内含量较高。各种一碳单位的来源及相互转变总结见图 10-6。

图 10-6 一碳单位的来源与相互转变

（四）一碳单位代谢的生理意义

1. 合成核苷酸的原料 一碳单位作为细胞合成嘌呤核苷酸、嘧啶核苷酸的原料，参加核酸的合成，与细胞的增殖、组织的生长等密切相关。

2. N^5-甲基四氢叶酸是甲基间接供体 N^5-甲基四氢叶酸在体内的唯一去路是把甲基转交给同型半胱氨酸生成甲硫氨酸，进入甲硫氨酸循环。一碳单位是氨基酸代谢与核酸代谢联系的枢纽。

二、含硫氨基酸的代谢

体内含硫氨基酸有甲硫氨酸、半胱氨酸、胱氨酸三种。半胱氨酸与胱氨酸可以互相转变，甲硫氨酸（即蛋氨酸）可以转变为半胱氨酸，半胱氨酸不能转变为甲硫氨酸。

（一）甲硫氨酸（蛋氨酸）的代谢

1. 甲硫氨酸循环及生理意义 甲硫氨酸以衍生物 S-腺苷甲硫氨酸的形式在细胞内发挥转甲基的作用。甲硫氨酸在甲硫氨酸腺苷转移酶催化下接受 ATP 提供的腺苷生成 S-腺苷甲硫氨酸（S-adenosyl methionine，SAM）的过程，称甲硫氨酸的活化。SAM 称为活性甲硫氨酸，SAM 中的甲基称为活性甲基。

$$
\begin{array}{ccc}
\begin{array}{l} S\!-\!CH_3 \\ | \\ CH_2 \\ | \\ CH_2 \\ | \\ CHNH_2 \\ | \\ COOH \end{array}
\quad + \quad ATP
&
\xrightarrow{\text{腺苷转移酶}}
&
\begin{array}{l} H_3C\!-\!S^+\!-\!\text{腺苷} \\ | \\ CH_2 \\ | \\ CH_2 \\ | \\ CHNH_2 \\ | \\ COOH \end{array}
\quad + \; PPi + Pi
\end{array}
$$

甲硫氨酸　　　　　　　　　　　　　　　　S-腺苷甲硫氨酸

SAM 在甲基转移酶的催化下，将甲基转移给另一种化合物（RH），使其甲基化（RCH_3），SAM 则变为 S-腺苷同型半胱氨酸，随后水解掉腺苷生成同型半胱氨酸，同型半胱氨酸再接受 N^5-甲基四氢叶酸（$N^5\!-\!CH_3\!-\!FH_4$）提供的甲基，重新生成甲硫氨酸，此过程称甲硫氨酸循环（图 10-7）。

体内 DNA、RNA、胆碱、肾上腺素、肌酸等约 50 多种物质的合成需要进行甲基化反应，通过甲硫氨酸循环生成的 SAM 为它们提供了甲基。在循环中，$N^5\!-\!CH_3\!-\!FH_4$ 可间接提供甲基参与体内的甲基化反应，催化该反应的甲基转移酶的辅酶是维生素 B_{12}，因此维生素 B_{12} 缺乏，四氢叶酸不能再生，一碳单位不能利用，核酸合成障碍，影响细胞分裂，引起巨幼红细胞性贫血。

2. 肌酸的合成 肌酸和磷酸肌酸是肌肉组织中能量储存和利用的重要化合物。肝脏是合成肌酸的主要器官，由甘氨酸接受精氨酸提供的脒基、S-腺苷甲硫氨酸提供的甲基而合成。肌酸在肌酸激酶（creatine kinase，CK）的催化下，转变为磷酸肌酸，并储存高能磷酸键。

肌酸和磷酸肌酸在体内自动脱水生成肌酐，由肾脏随尿排泄。正常成人 24 小时尿中肌酐的排出量恒定。肾功能障碍时，肌酐排泄受阻，血中浓度升高。临床上测定 24 小时尿中肌酐的排泄量，可作为检查肾脏排泄功能的指标之一。

（二）半胱氨酸与胱氨酸的代谢

2 分子半胱氨酸结合形成胱氨酸，胱氨酸与半胱氨酸极易通过巯基基团的加氢、脱

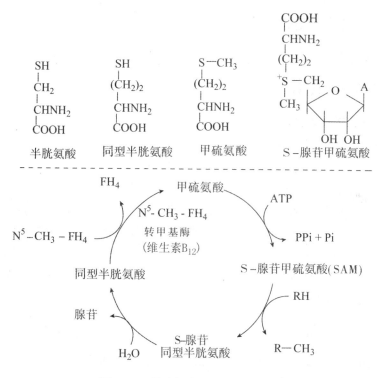

图 10-7　甲硫氨酸（蛋氨酸）循环

氢反应而相互转化。蛋白质分子中两个半胱氨酸残基之间形成的二硫键对维持其分子结构具有重要的作用。巯基是巯基酶的必需基团，其存在状态决定了巯基酶有无活性。

1. 谷胱甘肽的生成与作用　谷胱甘肽是谷氨酸、半胱氨酸和甘氨酸以肽键相连形成的三肽，有还原型（GSH）和氧化型（GSSG）两种，两者可以互变。生理情况下，细胞内主要为 GSH。GSH 可以保护某些蛋白质及酶分子中巯基不被氧化，从而维持其生物学功能；在红细胞中可以与过氧化物及氧自由基反应，保护红细胞膜的完整性，可促使高铁血红蛋白转变为亚铁血红蛋白；在肝细胞内参与药物、毒物等非营养物质的生物转化作用。

2. 硫酸根的生成与作用　半胱氨酸分子有多种代谢途径，体内硫酸根主要来源于其巯基代谢。半胱氨酸直接脱氨基、巯基，生成丙酮酸、NH_3、H_2S。H_2S 氧化生成硫酸根，一部分与 ATP 反应转变为活性硫酸根 3′-磷酸腺苷-5′-磷酸硫酸（3′-phosphoadenosine-5′-phosphosulfate，PAPS），一部分以无机盐的形式随尿排泄。

$$SO_4^{2-} + ATP \xrightarrow{\quad PPi \quad} 腺苷\text{-}5'\text{-}磷酸硫酸 \xrightarrow[\quad ADP \quad]{\quad ATP \quad} 3'\text{-}磷酸腺苷\text{-}5'\text{-}磷酸硫酸$$

PAPS 在肝细胞内可与某些物质形成硫酸酯，参与生物转化作用；可参与硫酸角质素、硫酸软骨素及硫酸皮肤素等分子中硫酸氨基糖的生成。

三、芳香族氨基酸的代谢

芳香族氨基酸包括色氨酸、苯丙氨酸和酪氨酸。

（一）苯丙氨酸代谢

正常情况下，苯丙氨酸在苯丙氨酸羟化酶的催化下，羟化生成酪氨酸，再进一步代谢，但酪氨酸不能转变为苯丙氨酸。

若先天性缺乏苯丙氨酸羟化酶，使苯丙氨酸不能正常代谢，苯丙氨酸可在体内蓄积，导致过量的苯丙氨酸经旁路生成苯丙酮酸，后者进一步转变为苯乙酸、苯乳酸等衍生物，引起血及尿中苯丙酮酸、苯乙酸、苯乳酸等酸性代谢产物浓度升高，临床上称为苯丙酮酸尿症（phenylketonuria，PKU）。苯丙酮酸等酸性物质在血中堆积可毒害中枢神经系统，引起患儿智力发育障碍。该病属于代谢性遗传病，也是目前唯一通过饮食可以控制不发病的遗传病。目前有些国家规定对新生儿必须做 PKU 的筛查，我国某些大城市也已开展对新生儿的筛查。

（二）酪氨酸代谢

酪氨酸既可连续代谢，合成某些神经递质、激素、黑色素等，又可进行分解代谢。

1. 转变为儿茶酚胺 酪氨酸经酪氨酸羟化酶催化，生成 3,4-二羟苯丙氨酸（多巴），随后在多巴脱羧酶的作用下转变为多巴胺。多巴胺是一种神经递质，若脑中缺乏会引起震颤麻痹（帕金森病）。在肾上腺髓质，多巴胺继续羟化成去甲肾上腺素，再经活性甲硫氨酸提供甲基，转变为肾上腺素。多巴胺、去甲肾上腺素、肾上腺素统称为儿茶酚胺，三者均是含邻苯二酚结构的胺类。儿茶酚胺与许多神经精神疾病及高血压有关。

2. 合成黑色素和甲状腺素 在黑色素细胞中酪氨酸酶催化下，酪氨酸羟化成多巴、多巴醌，后者经连续反应转变成吲哚-5,6-醌，吲哚醌的聚合物即是黑色素。若酪氨酸酶缺乏，黑色素合成障碍，患者表现为皮肤及毛发等变白、眼睛畏光，称为白化病。另外，酪氨酸在甲状腺细胞还可转变为甲状腺素。

3. 分解代谢 酪氨酸在酪氨酸转氨酶的催化下，生成对羟苯丙酮酸，再羟化成尿黑酸，尿黑酸在尿黑酸氧化酶的作用下，氧化成延胡索酸和乙酰乙酸，二者可以分别参与糖和脂肪酸的合成与分解代谢。因此苯丙氨酸与酪氨酸是生糖兼生酮氨基酸。若尿黑酸氧化酶缺陷可导致尿黑酸症，尿中的尿黑酸接触空气后氧化成棕黑色的色素，颜色加深，疾病后期出现结缔组织广泛色素沉着（褐黄病）、关节炎。

（三）色氨酸代谢

色氨酸可生成 5-羟色胺；生成一碳单位；也可分解产生丙酮酸和乙酰乙酰辅酶 A，是一种生糖兼生酮氨基酸。色氨酸还可以分解产生维生素 PP，这也是体内合成维生素的特例，但产量太低，无法满足机体的需要。

第四节　氨基酸、糖和脂肪在代谢上的联系

一、三大营养物质在能量代谢上的联系

糖、脂肪、蛋白质三大营养物质虽然在分解代谢时的途径不同，但却有共同的规律，大致分为三个阶段。第一个阶段是高分子的糖、脂肪、蛋白质分别分解为各自的基本构件单位，这一阶段释放的能量不足总蕴藏能量的1%，直接以热能的形式散失，不能产生 ATP；第二个阶段是三大营养物质的基本单位葡萄糖、甘油、脂肪酸、氨基酸分别氧化分解，生成活泼的乙酰辅酶 A，这一阶段释放的能量约占总能量的1/3；第三个阶段是乙酰辅酶 A 进入三羧酸循环，彻底氧化成 CO_2 和 H_2O，这一阶段释放的能量约占总能量的2/3。第二、三两个阶段释放的能量约40%储存于 ATP 等高能化合物分子中，其余以热能的形式发散，维持体温。

从能量供应的角度来看，三大营养物质可以相互替代，也相互制约。正常情况下，以糖、脂肪为主要供能者。糖类氧化提供的能量占机体所需能量的50% ~ 70%；脂肪占10% ~ 40%；蛋白质是细胞最重要的成分，并参与多种生理活动，因此机体尽量节约对它的消耗。由于糖、脂肪、蛋白质有共同的分解代谢途径，任何一种供能物质的分解代谢占优势，都将能抑制或节约其他供能物质的降解。例如给予高糖食物，减少了脂肪酸的氧化，这是由于脂肪的分解被高血糖和高胰岛素浓度所抑制。为了节约葡萄糖以供应红细胞、脑的能量，某些组织不但在热量缺乏或饥饿等情况下，即使在进食状态时，脂肪酸氧化也优先于葡萄糖，这种机制是由激素来调节保证所有组织的能量供应。

二、三大营养物质代谢之间的联系

糖、脂、蛋白质尽管代谢途径有别，但它们通过共同的中间产物及三羧酸循环和生物氧化等连为整体，其中乙酰辅酶 A、三羧酸循环是糖、脂、蛋白质代谢相互联系的重要枢纽。三者之间可以相互转变，当一种物质代谢发生障碍时，也可引起其他物质发生代谢紊乱。例如糖尿病时糖代谢障碍，可引起脂质、蛋白质代谢甚至水盐代谢紊乱。

（一）糖与脂肪在代谢上的联系

过多的摄入以糖为主的食物会发胖，原因是葡萄糖在体内可转变成脂肪。当摄入的糖量超过体内能量消耗时，除合成少量的糖原储存在肝脏和肌肉外，葡萄糖分解产生的柠檬酸和 ATP 可激活乙酰辅酶 A 羧化酶，糖分解代谢而来的乙酰辅酶 A 经羧化作用生成丙二酸单酰辅酶 A，进而合成脂肪酸及脂肪，储存在脂肪组织中。此外糖代谢的某些产物还是磷脂、胆固醇合成的原料。

然而，绝大部分脂肪在体内不能转变为糖。这是因为丙酮酸脱氢酶催化的反应是不可逆反应，当脂肪酸分解生成乙酰辅酶 A 后，乙酰辅酶 A 无法转变成丙酮酸。尽管脂

肪分解产物之一甘油可以在肝、肾、肠等组织中经甘油激酶作用活化为磷酸甘油，进而异生成葡萄糖，这是饥饿时葡萄糖的重要来源，但其量与大量脂肪酸分解产生的乙酰辅酶 A 相比微不足道。

此外，脂肪分解代谢的强度有赖于糖代谢的正常进行。当饥饿、糖供应不足或糖代谢障碍时，脂肪大量动员，脂肪酸进入肝细胞氧化生成的酮体增加，由于糖的不足，致使草酰乙酸相对不足，酮体不能及时进入三羧酸循环氧化，造成血中酮体蓄积升高，产生酮血症。

（二）糖与氨基酸在代谢上的联系

构成蛋白质的 20 种氨基酸，除生酮氨基酸（亮氨酸、赖氨酸）外，都可通过脱氨基作用生成相应的 α-酮酸，后者经糖异生途径转变为葡萄糖。例如甘氨酸、丙氨酸、半胱氨酸、丝氨酸、苏氨酸可代谢成丙酮酸，组氨酸、精氨酸、脯氨酸可转变成谷氨酸，然后形成 α-酮戊二酸，天冬酰胺、天冬氨酸转变为草酰乙酸，α-酮戊二酸经草酰乙酸转变成磷酸烯醇式丙酮酸，然后异生成糖。

糖代谢的中间产物丙酮酸、α-酮戊二酸、草酰乙酸等可转变成丙氨酸、谷氨酸、谷氨酰胺、天冬酰胺、天冬氨酸等非必需氨基酸。必需氨基酸是不能由糖转变而来的，必须由食物供应。这也是为什么蛋白质营养作用不能被葡萄糖和脂肪所替代，而蛋白质却能替代糖和脂肪供能的原因。

（三）脂质与氨基酸在代谢上的联系

无论生糖氨基酸、生酮氨基酸或生糖兼生酮氨基酸（异亮、色、苯丙、酪、苏氨酸）分解后均生成乙酰辅酶 A，后者经还原缩合反应可合成脂肪酸，进而合成脂肪，即蛋白质可转变成脂肪。生成的乙酰辅酶 A 也是合成胆固醇的原料。此外，丝氨酸脱羧成乙醇胺，经甲基化变为胆碱，丝氨酸、乙醇胺、胆碱是合成磷脂的原料，因此，氨基酸可转变为类脂。但是，一般来说，将氨基酸转变为脂肪不是一个主导的过程。即使是食肉动物，摄入高蛋白食物的同时也摄入了高脂肪，它抑制脂肪生成。脂质不能转变为氨基酸，仅脂肪中的甘油可通过生成磷酸甘油醛，后者经糖酵解途径转变为糖，然后再转变为某些非必需氨基酸。

总之，正常情况下，体内各种物质在调节机构的协调下，相互联系、相互制约、井然有序地进行着代谢，并不断变化，以保持机体内环境的相对稳定和动态平衡。

本 章 小 结

食物中蛋白质的降解是在胃、小肠和肠黏膜细胞中经一系列酶促反应降解为氨基酸和小分子肽的过程；体内组织蛋白质的降解途径主要有两条：ATP-非依赖途径（溶酶体途径）和 ATP-依赖途径（蛋白酶体-泛素介导途径）。降解产生的氨基酸大部分可被再利用合成新的蛋白质。

　　体内氨基酸脱氨基的方式有转氨基、氧化脱氨基、联合脱氨基、嘌呤核苷酸循环，其中联合脱氨基作用既是多数氨基酸分解的主要途径，也是合成非必需氨基酸的途径；嘌呤核苷酸循环是肌组织中氨基酸分解的主要途径。

　　体内氨的来源有氨基酸脱氨基产生、肠道吸收和肾脏产生；各组织产生的氨在血液中主要以无毒的谷氨酰胺和丙氨酸两种形式运输；氨的去路主要是在肝脏合成尿素而解毒，其次是生成非必需氨基酸或合成其他含氮化合物，也可以铵盐形式随尿排出。α-酮酸可参与合成非必需氨基酸、转变为糖和脂肪、氧化供能。

　　某些氨基酸可以经脱羧基作用生成相应的胺类，例如组胺、γ-氨基丁酸、5-羟色胺等。胺类在体内含量很少，但具有重要的生理作用。一碳单位指某些氨基酸在分解代谢过程中产生的含有一个碳原子的有机基团，其载体是四氢叶酸，主要参与体内多种重要物质的合成。

　　体内糖、脂质、蛋白质通过共同的中间产物（乙酰辅酶 A）及三羧酸循环与生物氧化等联成一个整体，实现其代谢之间的联系和相互转化。从能量供应的角度来看，这三大类物质可互相替代，并相互制约。

第十一章 核酸代谢

掌握核苷酸的来源及生理功能；核苷酸合成特点及调节；抗代谢物的种类及其作用机制；复制、逆转录、转录等基本概念；参与 DNA 复制的主要酶类；原核生物的 RNA 聚合酶组成；RNA 转录的主要过程等。

熟悉脱氧核糖核苷酸合成的特点；核苷酸分解代谢的特征性终产物；DNA 复制过程；RNA 转录的起始过程；逆转录及其基本过程。

了解核苷酸的分解过程及代谢异常引起的相关疾病。

核酸是遗传信息的载体，承担着生物遗传信息的贮存、传递、调控与表达等功能，是生物体内重要的生物大分子。同其他生物分子一样，核酸分子在体内也存在着新陈代谢，其代谢包括分解代谢与合成代谢两个方面。

第一节 核酸分解代谢

一、核酸的降解

核酸的分解代谢指核酸在体内经过一系列酶的作用，最终分解成 CO_2、水、氨、磷酸等小分子化合物的过程。体内核酸一般与蛋白质结合以核蛋白的形式存在，在酸性条件下核蛋白分解为蛋白质与核酸。蛋白质经一系列酶的作用降解为氨基酸，然后沿氨基酸代谢途径进行代谢，核酸则在核酸酶的作用下首先水解为寡核苷酸或单核苷酸。单核苷酸进一步水解为核酸的基本组成成分：磷酸、戊糖和碱基，其过程与核酸的消化相似。戊糖经糖代谢途径进行代谢，碱基则可分解成 CO_2、水、氨和尿酸等小分子化合物。

二、降解核酸的酶

核酸的基本组成单位是核苷酸，由许多核苷酸以 3′,5′-磷酸二酯键连接而成。核酸降解的第一步是由多种降解核酸的酶协同作用，水解连接核苷酸之间的磷酸二酯键，形成分子量较小的寡核苷酸和单核苷酸，作用于核酸磷酸二酯键的酶称为核酸酶。研究发现生物体内降解核酸的酶有多种，根据作用的专一性不同，将核酸酶分为核糖核酸酶、脱氧核糖核酸酶和混合功能核酸酶。核糖核酸酶和脱氧核糖核酸酶的专一性较强，核糖核酸酶水解核糖核酸，而脱氧核糖核酸酶水解脱氧核糖核酸。混合功能核酸酶既可水解RNA，也可水解 DNA，专一性较差。根据核酸酶作用的位置不同，又可将核酸酶分为核酸外切酶与核酸内切酶。

（一）核酸外切酶

核酸外切酶指从 DNA 或 RNA 多核苷酸链的一端逐个水解核苷酸的核酸酶。核酸外切酶也有三种，作用于 DNA 者称为脱氧核糖核酸外切酶；作用于 RNA 者称为核糖核酸外切酶；有一些核酸外切酶可以作用于 DNA 和 RNA。核酸外切酶从 5'-端开始逐个水解核苷酸，称为 5'→3'外切酶，水解产物为 3'-核苷酸。例如嗜酸乳杆菌核酸酶。核酸外切酶从 3'-端开始逐个水解核苷酸，称为 3'→5'外切酶，水解产物为 5'-核苷酸，例如大肠杆菌核酸外切酶 I、II 和 III。

（二）核酸内切酶

核酸内切酶指催化核酸分子内部磷酸二酯键水解的酶，与核酸外切酶相对应。核酸内切酶的专一性也不同，有的核酸内切酶仅作用于 3',5'-磷酸二酯键中的 5'-磷酸酯键，将磷酸基留在 C-3'位置上，称为 5'-内切酶。有的核酸内切酶仅作用于 3',5'-磷酸二酯键中的 3'-磷酸酯键，将磷酸基留在 C-5'位置上，称为 3'-内切酶。有的核酸内切酶对碱基是专一的，例如，牛胰核酸酶水解嘧啶核苷酸右边的 3',5'-磷酸二酯键中的 5'-磷酸酯键，生成 3'-磷酸嘧啶核苷或末端为 3'-磷酸嘧啶核苷的寡核苷酸（图11-1）。

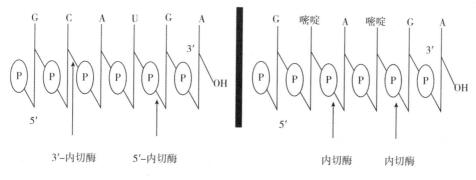

图 11-1 核酸内切酶及牛胰核酸酶切点示意图

（三）限制性核酸内切酶

限制性核酸内切酶属于核酸内切酶的范畴，有些核酸内切酶能专一性地识别并水解双链 DNA 分子上的特异碱基顺序，称为限制性核酸内切酶（简称限制酶）。限制性核酸内切酶存在于细菌体内，与相伴存在的甲基化酶共同构成细菌的限制-修饰体系，限制外源 DNA，保护自身 DNA，对细菌遗传性状的稳定遗传具有重要意义。目前发现的限制性核酸内切酶有 1800 种以上。

重组 DNA 技术中所用的限制性内切酶可以识别长度为 4 个、5 个或 6 个特异性核苷酸序列，这些序列中许多属回文结构，即同一条单链以中心轴对折可形成互补的双链。不同的限制性内切酶不仅识别的核苷酸序列不同，而且切割 DNA 后产生的片段的末端也是不同的。限制性内切酶酶切后的 DNA 可形成没有单链突出的末端，称为平端；也可形成有单链突出的所谓黏性末端，黏性末端中有 5′ 突出的黏性末端，也有 3′ 突出的黏性末端。

目前已经提取纯化出了 100 余种限制性核酸内切酶，分为 I 型、Ⅱ 型、Ⅲ 型。I 型和Ⅲ型水解 DNA 时需要消耗 ATP，全酶中的部分亚基有化学修饰活性，催化 DNA 分子上的特殊碱基进行甲基化。Ⅱ型水解 DNA 时不需要 ATP，也不能以甲基化或其他方式修饰 DNA 分子，能在所识别的特殊核苷酸顺序内或附近切割 DNA。部分限制性核酸内切酶识别位点见表 11-1。

表 11-1　限制性核酸内切酶识别位点

名称	识别位点
EcoR I	$-N-C-T-T-A-A\downarrow G-N-5'$ $5'-N-G\uparrow A-A-T-T-C-N-$
BamH I	$-N-C-C-T-A-G\downarrow G-N-5'$ $5'-N-G\uparrow G-A-T-C-C-N-$
Hind Ⅲ	$-N-T-T-C-G-A\downarrow A-N-5'$ $5'-N-A\uparrow A-G-C-T-T-N-$
Hpa Ⅱ	$-N-G-G-C\downarrow C-N-5'$ $5'-N-C\uparrow C-G-G-N-$

三、嘌呤的分解代谢

生物体内嘌呤还可以进一步分解代谢。不同嘌呤分解代谢途径略有不同，腺嘌呤脱氨基生成次黄嘌呤，后者在黄嘌呤氧化酶的作用下被氧化成黄嘌呤。鸟嘌呤脱氨基转化为黄嘌呤，黄嘌呤进一步氧化成尿酸（图 11-2），尿酸是人类嘌呤降解的终产物。

人体内嘌呤核苷酸的分解代谢主要在肝、小肠及肾中进行，黄嘌呤核苷酸氧化酶在这些脏器中活性较强。正常人血浆中尿酸含量为 $0.12 \sim 0.36$ mmol/L（$2 \sim 6$ mg/dL）。男性平均为 0.27mmol/L（4.5mg/dL），女性平均为 0.21mmol/L（3.5mg/dL）左右。尿酸的水溶性较差，当超过 8mg/dL 时，尿酸盐晶体即可沉积于关节、软骨、软组织及肾等处而引起痛风症。

痛风症多见于体型肥胖的中老年男性和绝经期后妇女，其机理尚不完全清楚，可分为原发性和继发性两大类，均与嘌呤核苷酸代谢酶的缺陷有关。原发性的基本为遗传

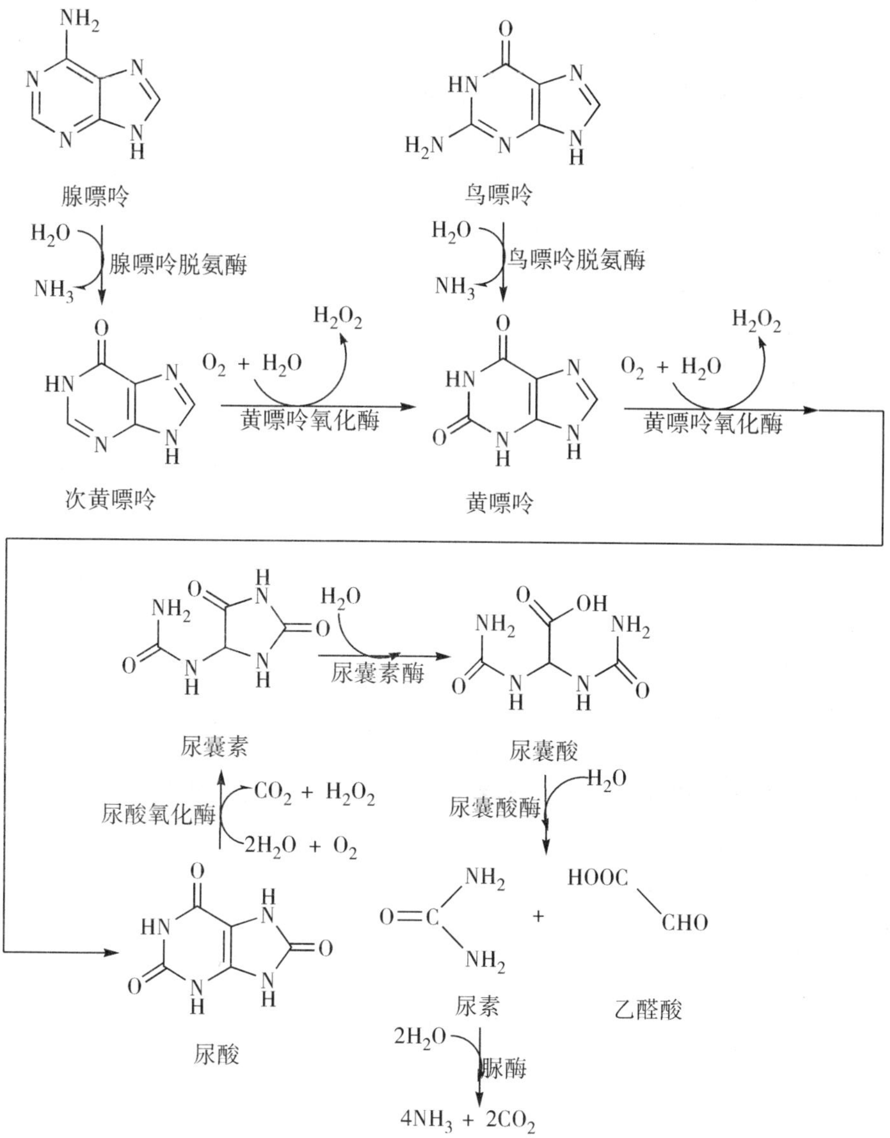

图 11-2 嘌呤的降解代谢示意图

性，多与嘌呤核苷酸代谢酶如 PRPP 合成酶或 HGPRT 的缺陷有关。继发性的往往见于高嘌呤核苷酸饮食者或体内核酸大量分解（如恶性肿瘤、白血病等）或肾疾病引起尿酸排泄障碍等情况。

临床上常用别嘌呤醇治疗痛风症，机理为别嘌呤醇与次黄嘌呤结构类似，在体内可竞争性抑制黄嘌呤核苷酸氧化酶，从而抑制尿酸的生成。此外，别嘌呤醇与 1-焦磷酸-5-磷酸核糖（PP-1-R-5-P，PRPP）反应生成别嘌呤核苷酸，一方面消耗 PRPP 而使其含量减少，另一方面别嘌呤核苷酸与 IMP 结构相似，又可反馈抑制嘌呤核苷酸从头合成的酶，这两方面的作用均可使嘌呤核苷酸的合成减少而达到治疗目的。

四、嘧啶的分解代谢

嘧啶类碱基的分解代谢过程较复杂，各种嘧啶的分解途径有所不同，嘧啶核苷酸的分解代谢主要发生在肝脏。首先在磷酸酶作用下，水解除去磷酸，生成的核苷再经核苷酶作用，水解脱去核糖，生成单独的碱基，碱基最终彻底分解后排出体外。其中，胞嘧啶可通过脱氨基转变为尿嘧啶，尿嘧啶先被还原为二氢尿嘧啶，水解开环，最终分解为 NH_3、CO_2 和 β-丙氨酸。胸腺嘧啶最终分解则生成 β-氨基异丁酸（图 11-3）。

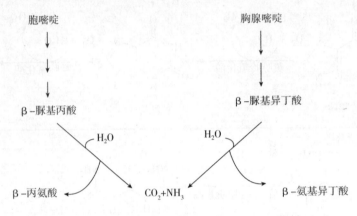

图 11-3　嘧啶核苷酸的分解代谢

嘧啶碱的分解产物均易溶于水，β-氨基异丁酸可直接随尿排出或进一步分解。当食入含 DNA 丰富的食物或经放射线治疗或化学治疗的癌症病人，尿中 β-氨基异丁酸排出增多，故检测尿中 β-氨基异丁酸含量对监测放射性损伤和临床治疗具有一定指导意义。

第二节　核酸的合成代谢

一、核苷酸的合成代谢

（一）嘌呤核苷酸的合成

体内嘌呤核苷酸的合成有两条途径：从头合成和补救合成。从头合成是利用磷酸核糖、氨基酸、一碳单位及二氧化碳等简单物质为原料，经过一系列酶促反应，合成嘌呤核苷酸的过程。补救合成是利用体内游离的嘌呤或嘌呤核苷，经过简单的反应过程，合成嘌呤核苷酸的过程。一般情况下，从头合成是合成的主要途径。但在脑、骨髓的细胞液中因缺乏从头合成的酶系，只能进行补救合成。

1. 嘌呤核苷酸的从头合成　除某些细菌外，几乎所有生物体都能合成嘌呤碱。同位素示踪实验证明，嘌呤碱的前身物均为简单物质，例如氨基酸、CO_2 及甲酰基（来自四氢叶酸）等。

嘌呤核苷酸的从头合成在胞液中进行。反应步骤比较复杂，需要经过十几步的酶促反应才能完成。整个合成过程可分为两个阶段：次黄嘌呤核苷酸（IMP）的合成及腺嘌呤核苷酸（AMP）和鸟嘌呤核苷酸（GMP）的合成。

（1）IMP 的合成　包括十一步酶促反应。首先磷酸戊糖途径生成的 5-磷酸核糖（R-5-P）在磷酸核糖焦磷酸合成酶催化下，与 ATP 作用生成 PRPP，该反应为核苷酸合成代谢中的关键步骤。然后在 PRPP 的基础上，以一碳单位、谷氨酰胺、甘氨酸、天冬氨酸和 CO_2 等为原料，经过十步复杂的酶促反应，生成次黄嘌呤核苷酸（IMP）。

（2）AMP 和 GMP 的生成　IMP 虽然不是核酸分子的主要组成成分，但它是嘌呤核苷酸合成的重要中间产物，IMP 可以经不同途径分别转变成 AMP 和 GMP。

（3）ATP 和 GTP 的合成　一磷酸核苷必须先转变为二磷酸核苷再进一步转变为三磷酸核苷。AMP 和 GMP 在核苷一磷酸激酶的作用下。经过两步磷酸化反应，进一步分别生成 ATP 和 GTP。

2. 嘌呤核苷酸的补救合成　细胞利用现有的嘌呤碱或嘌呤核苷重新合成嘌呤核苷酸。补救合成过程比较简单，消耗能量也少。有两种重要酶参与嘌呤核苷酸的补救合成：腺嘌呤磷酸核糖转移酶（adenine phosphoribosyl transferase，APRT）和次黄嘌呤-鸟嘌呤磷酸核糖转移酶（hypoxanthine-guanine phosphoribosyl transferase，HGPRT）。由 PRPP 提供磷酸核糖，分别催化 AMP 和 IMP、GMP 的补救合成。APRT 受 AMP 的反馈抑制，HGPRT 受 IMP 与 GMP 的反馈抑制。人体内嘌呤核苷的重新利用通过腺苷激酶催化的磷酸化反应，使腺嘌呤核苷生成腺嘌呤核苷酸。

嘌呤核苷酸补救合成具有重要的生理意义：①节省从头合成时能量和一些氨基酸的消耗；②体内某些组织器官，例如人的白细胞和血小板、脑、骨髓、脾等由于缺乏从头合成嘌呤核苷酸的酶体系，只能进行嘌呤核苷酸的补救合成，因此，对这些组织器官来说，补救合成途径显得尤为重要。某些由于基因缺陷而导致 HGPRT 完全缺失的患儿，表现为智力发育障碍，有自伤行为，例如咬自己嘴唇、手指和脚趾等，称为自毁容貌征或 Lesch - Nyhan 综合征。

> **知识链接**

> **Lesch-Nyhan 综合征**
>
> 　　Lesch - Nyhan 综合征是由于 HGPRT 的严重遗传缺陷所致。此种疾病是一种 X 染色体隐性连锁遗传缺陷，见于男性。患者表现为尿酸增高及神经异常，例如脑发育不全、智力低下、攻击和破坏性行为、常咬伤自己的嘴唇、手和足趾等，故亦称自毁容貌征。其尿酸增高较易解释，由于 HGPRT 缺乏，使得分解产生的 PRPP 不能被利用而堆积，PRPP 促进嘌呤的从头合成，从而使嘌呤分解产物——尿酸增高。而神经系统症状的机制尚不清楚。

3. 嘌呤核苷酸的相互转变　体内嘌呤核苷酸可以相互转变，以保持彼此平衡。前已述及 IMP 可以转变成 AMP 及 GMP。AMP、GMP 也可以转变成 IMP。因此，AMP 和

GMP 之间也是可以相互转变的。

（二）嘧啶核苷酸的合成代谢

体内嘧啶核苷酸的合成也有两条途径：从头合成与补救合成。

1. 嘧啶核苷酸的从头合成 同位素示踪实验证明，嘧啶核苷酸中嘧啶碱合成的原料来自谷氨酰胺、CO_2 和天冬氨酸，同时也需要 ATP 和无机离子（图 11-4）。

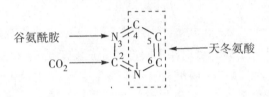

图 11-4 嘧啶环合成元素来源

与嘌呤核苷酸的从头合成途径不同，嘧啶核苷酸从头合成的特点是先合成嘧啶环，再与磷酸核糖相连而成的。嘧啶核苷酸合成的过程如下：

（1）尿嘧啶核苷酸的合成 嘧啶环的合成开始于氨基甲酰磷酸的生成。氨基甲酰磷酸也是尿素合成的原料。尿素合成中所需的氨基甲酸磷酸是在肝线粒体中由氨基甲酰磷酸合成酶I催化生成的，而嘧啶合成所用的氨基甲酰磷酸则是在细胞液中用谷氨酰胺为氮源，由氨基甲酰磷酸合成酶II催化生成的。胞液中生成的氨基甲酰磷酸在天冬氨酸-氨基甲酰转移酶的催化下，与天冬氨酸化合生成氨甲酰天冬氨酸。后者经二氢乳清酸酶催化脱水，环化形成具有嘧啶环的二氢乳清酸，再经二氢乳清酸脱氢酶的作用，脱氢成为乳清酸。乳清酸在乳清酸-磷酸核糖转移酶催化下可与 PRPP 化合，生成乳清酸核苷酸，后者再由乳清酸核苷酸脱羧酶催化脱去羧基转化成尿嘧啶核苷酸。嘧啶核苷酸的合成主要在肝进行。

（2）CTP 的合成 UMP 通过尿苷酸激酶和二磷酸核苷激酶的连续作用，生成三磷酸尿苷（UTP），并在 CTP 合成酶催化下，消耗一分子 ATP，接受谷氨酰胺的氨基而成为三磷酸胞苷（CTP）。

2. 嘧啶核苷酸的补救合成 嘧啶核苷酸的补救合成酶类有三种：嘧啶磷酸核糖转移酶、嘧啶核苷酸磷酸化酶和尿苷激酶。其嘧啶磷酸核糖转移酶是嘧啶核苷酸补救合成的主要酶，除胞嘧啶外，此酶可催化尿嘧啶、胸腺嘧啶及乳清酸与 PRPP 合成一磷酸嘧啶核苷。脱氧胸苷可通过胸苷激酶而生成 dTMP。此酶在正常肝中活性很低，再生肝中活性升高，恶性肿瘤中明显升高，并与恶性程度有关。

$$尿嘧啶 + PRPP \xrightarrow{\text{尿嘧啶磷酸核糖转移酶}} UMP + PPi$$

$$尿嘧啶 + 1-磷酸核糖 \xrightarrow{\text{尿苷磷酸化酶}} 尿嘧啶核苷 + PPi$$

$$尿嘧啶核苷 + ATP \xrightarrow{\text{尿苷激酶}} UMP + ADP$$

（三）脱氧核糖核苷酸的生成

脱氧核苷酸包括嘌呤脱氧核苷酸和嘧啶脱氧核苷酸，其所含的脱氧核糖是在相应的核糖核苷酸上直接还原作用而生成。这种还原作用在二磷酸核苷（NDP）水平上进行，由核糖核苷酸还原酶催化。反应如下：

$$NDP + NADPH + H^+ \xrightarrow{\text{核糖核苷酸还原酶}} dNDP + NADP^+$$

dNDP 经过激酶的作用磷酸化生成三磷酸脱氧核苷。胸腺嘧啶脱氧核苷酸（dTMP）不能在二磷酸水平上由相应核苷酸还原生成，而是由尿嘧啶脱氧核苷酸（dUMP）的甲基化产生。dUMP 可来自于 dUDP 的水解和 dCMP 的脱氨基这两个途径，以后者为主。

二、DNA 的生物合成

（一）遗传学中心法则

基因（gene）是具有遗传效应，能编码生物活性产物的 DNA 功能片段。编码的生物活性产物主要是蛋白质或各种 RNA。遗传信息的传递方向归纳为中心法则。该法则认为蛋白质是生命活动的执行者，通过基因转录和翻译，由 DNA 决定蛋白质的一级结构，从而决定蛋白质的功能；DNA 还通过复制，将遗传信息代代相传。即遗传信息的传递遵循 DNA→DNA（复制）；DNA→RNA（转录）；RNA→蛋白质（翻译）的基本规律。逆转录酶和逆转录现象的发现，补充和修正了中心法则。逆转录现象表明，病毒等生物的 RNA 同样兼有遗传信息传代与表达功能。修订后的中心法则如下（图11-5）：

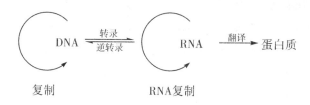

图 11-5　遗传学中心法则

中心法则是生命科学研究中最基本的原则，是现代生物学理论和生物分子技术的理论基础，从分子水平上解决了生物起源、遗传现象、生物进化、生长发育、免疫等生命科学的关键问题。

（二）DNA 复制概念、特点和主要物质

1. DNA 复制概念　早在 1953 年 Watson 和 Crick 提出 DNA 双螺旋结构模型时，生物科学家们就意识到碱基配对原则可能对遗传信息的传递具有重要的指导意义。后来证实各种生物的基因组核酸通过其自身准确、完整的复制，将其中蕴藏的生物信息忠实地传给子代，保证了物种的连续性。因此 DNA 复制是以亲代 DNA 为模板合成子代 DNA，并将遗传信息由亲代传给子代的过程。

2. DNA 复制特点　DNA 复制具有半保留性、高保真性、半不连续性和双向性等特点。

（1）半保留性　DNA 复制时首先在酶的作用下亲代 DNA 螺旋双链松弛解开形成两

股单链（母链）。然后，分别以这两股单链作为模板，以四种脱氧三磷酸核苷（dATP、dGTP、dCTP、dTTP）为原料，按照碱基配对规律（见第二章核酸），合成与模板互补的两股子链，子链与母链重新形成双螺旋结构。新合成的子代 DNA 分子中，由于一股单链是由亲代完整保留下来的，另一股单链则是完全重新合成的。因此，将这种复制方式称为半保留复制。

（2）高保真性 DNA 复制具有高保真性，这是生物物种的生物特征得以传承并保持相对稳定的基础。DNA 复制过程中维持高保真性的机制主要有如下三种：①碱基配对规律机制：DNA 复制过程中严格遵守碱基配对规律，是高保真性的最重要的机制；②防错机制：DNA 聚合酶在复制延长过程中对碱基的选择功能，是防止错配的重要机制；③纠错机制：DNA 聚合酶具有校读功能，能及时纠正复制中出现的错误。

事实上，遗传的保守性是相对而不是绝对的，自然界中还存在着普遍的变异现象。没有变异就没有生物的进化，因此在强调遗传恒定性的同时，不应忽视其变异性。

（3）半不连续性 当 DNA 进行复制时双螺旋链打开，形成一种 Y 字形的结构，称为复制叉。由于 DNA 双螺旋的两股链是反向平行，两股链都能作为模板合成新的互补链。生物体内所有 DNA 聚合酶的催化方向都是 5′→3′，DNA 复制时一股子链的延伸方向与复制叉的前进方向相同，呈连续合成状态，该子链称为领头链（前导链）；另一股子链的延伸方向与复制叉的前进方向相反，呈不连续分段合成状态，形成一节一节片段状态，该条子链称为随从链（随后链）。这些不连续的片段命名为冈崎片段。这些片段合成后还需要通过填补和连接等机制才能形成完整子链。就 DNA 复制的整体分子而言，一股子链为连续合成，另一股子链为不连续合成，故称为半不连续合成。

（4）双向性 DNA 复制是在特定起始部位进行的，这些部位通常具有特殊的核苷酸序列。原核生物基因组是环状 DNA，只有一个复制起始点，而真核生物基因组庞大而复杂，由多个染色体组成，全部染色体均需要复制，每条染色体上的 DNA 复制时又有多个复制起始点。DNA 复制从复制起始点向两个方向解链，形成两个延伸方向相反的复制叉，同时向两个方向复制，此种现象称为双向复制。双向复制是原核和真核生物最普遍的复制方式。

3. 参与 DNA 复制的主要物质 DNA 复制是一个涉及多因素的复杂过程，有多种物质的参与，包括底物（dATP，dGTP，dCTP，dTTP）、模板（单股 DNA）、引物（寡核苷酸引物 RNA）、单链结合蛋白、酶类（DNA 聚合酶、解螺旋酶，拓扑异构酶、DNA 连接酶）等，并且受到精密调控。

（1）解螺旋酶 DNA 是双螺旋结构，DNA 复制的首要问题就是 DNA 两条链要在复制叉的位置解开，细胞内的解螺旋酶执行此功能。解螺旋酶可以和单链 DNA 结合，并且利用 ATP 分解产生的能量沿 DNA 链向前运动催化 DNA 双螺旋解开成单链。解螺旋酶解链时消耗 ATP，每解开一对碱基，需要消耗 2 分子 ATP。

（2）单链 DNA 结合蛋白 单链 DNA 结合蛋白在原核和真核细胞中均有发现，它能与解开的 DNA 单链紧密结合，维持单链状态，以利于模板作用的发挥。还能与复制过程中产生的新的 DNA 单链结合，以保护新生 DNA 单链不被核酸酶水解。这是因为解链酶沿着复制叉方向向前推进产生的单链区及新生的 DNA 单链是不稳定的，容易重新配对形成双链 DNA 或被核酸酶降解。

（3）拓扑异构酶　简称拓扑酶。DNA 具有拓扑性质。所谓拓扑性质是指物体或图像作弹性移位而又保持物体原有的性质。碱基顺序相同而连环数或拓扑环绕数不同的两个双链 DNA 分子称为拓扑异构体。通俗地说，DNA 复制解链时分子高速反向旋转产生的张力可造成分子打结、缠绕、连环现象，这些现象的产生会阻止 DNA 解链的继续。拓扑酶使 DNA 超螺旋在解链过程中处于松弛状态。在 DNA 复制的全过程中起作用。

拓扑酶主要有两种：拓扑异构酶 I 和拓扑异构酶 II。拓扑异构酶 I 能使负超螺旋松弛。其作用机制是：①切断 DNA 双链螺旋中的一股链，酶与 DNA 断端结合；②互补链通过缺口；③断端连接，使双股的单环 DNA 转变成松弛的双链环。结果使分子内张力释放，DNA 解链旋转时不至于缠绕。拓扑异构酶 I 催化的反应不需要 ATP 供能。拓扑异构酶 II 切开 DNA 双链中的两股，使 DNA 断端通过切口同样沿螺旋轴松解方向转动，适时又将切口封闭，使 DNA 变为松弛状态。若在 ATP 供能情况下，松弛状态的 DNA 又进入负超螺旋状态，断端在同一酶催化下再连接恢复。负超螺旋是 DNA 复制的必要条件，而且负超螺旋的存在可以使 DNA 双链打开时所需的能量降低。

（4）引物酶　DNA 复制需要一小段 RNA 作引物，该引物由引物酶催化合成。引物酶是一种 RNA 聚合酶，但与催化转录过程的 RNA 聚合酶不同。复制起始时，在模板的复制起始部位，引物酶催化 RNA 引物合成。不同生物 RNA 引物的长短不同，从十数个至数十个核苷酸不等。引物 RNA 的碱基顺序由 DNA 模板根据互补碱基（A-U、T-A、G-C）规律决定。RNA 引物为 DNA 复制提供 3′-OH 末端，在 DNA 聚合酶催化下逐一加入 dNTP，延长 DNA 子链。

（5）DNA 聚合酶　DNA 聚合酶的全称是 DNA 依赖的 DNA 聚合酶（DNA dependent DNA polymerase，DDDP）。大肠杆菌有 DNA 聚合酶 I、II、III 三种，分别表示为 DNA-pol I、DNA-pol II，DNA-pol III。三种聚合酶催化脱氧核苷酸链按 5′→3′ 方向延长聚合，功能上又有所不同。DNA-pol I 的聚合反应可以连续进行，但 DNA 链延长 20 个核苷酸后，DNA-pol I 就脱离了模板，故属于中等程度的连续聚合反应。后来研究发现，DNA-pol I 主要功能是对复制过程中的错误进行校读，对复制及修复过程中出现的空隙进行填补；DNA-pol II 是在 DNA-pol I 和 DNA-pol III 缺失的情况下，参与 DNA 损伤的应急状态的修复；DNA-pol III 催化的聚合反应具有高度连续性。可以沿模板连续地移动，一般在加入 5000 个以上的核苷酸之后才脱离模板。其催化的聚合反应速度快，大约每秒钟加入 1000 个脱氧核苷酸，是原核生物 DNA 复制的主要聚合酶。

DNA-pol III 与 DNA-pol I 协同作用，可使复制的错误率大大降低，从 10^{-4} 降为 10^{-6} 或更低。

（6）DNA 连接酶　DNA 连接酶是催化 DNA 单链 3′-OH 末端与另一相邻的 DNA 单链的 5′-P 末端之间形成磷酸二酯键，从而把不连续相邻的 DNA 链连接成完整的链。DNA 连接酶不但在复制中起最后接合缺口的作用，在 DNA 修复、重组、剪接中也起缝合缺口的作用。此酶催化的反应的能量来自 ATP 或 NAD^+。不同生物所需要能量来源不同，真核生物利用 ATP 供能，而原核生物则消耗 NAD$^+$。

（三）DNA 复制的基本过程

DNA 复制是一个连续的过程，为便于研究、学习、理解一般人为地分为 DNA 复制的起始、延伸和终止三个阶段。

1. 起始阶段 DNA 分子的复制起始部位有其特殊的碱基序列，原核生物 DNA 分子较小，每一 DNA 分子只有一个复制原点，而且此复制点较为固定，称为起始点 *oriC*。在起始部位的上游有三组串联的 GATTNTTTATTT…重复序列，称为识别区；下游是以 A、T 为主的反向重复序列碱基组，称为富含 AT 区。AT 碱基对只有两个氢键，所以，这种丰富的 AT 配对区有利于 DNA 双链的解链。而真核生物 DNA 则有多个复制原点。整个起始阶段包括复制叉的形成、引发体的形成和引物的生成三个过程。

（1）**复制叉的形成** 复制首要的是解链，参与解链的有 DnaA、DnaB、DnaC 三种蛋白，其中 DnaB 蛋白以前称为复制蛋白，后改称为解螺旋酶。首先，是 DnaA 蛋白辨认并结合于串联重复序列区域，然后几个 DnaA 蛋白相互靠近形成类似核小体的 DNA-蛋白复合体结构，该结构可促使 AT 区的 DNA 解链。解螺旋酶（DnaB 蛋白）在 DnaC 蛋白的协同作用下与 DNA 结合，并利用 ATP 提供的能量将 DNA 双链解开形成一个缺口。然后，不断沿着解链方向移动，将 DNA 双链解开至足够用于复制的长度，形成复制叉。DNA 单链形成的同时单链 DNA 结合蛋白结合。这种结合有三个方面的意义：① 保持已解开的单链处于单链状态；②保护已解开的单链不被核酸酶水解；③维持复制叉的适当长度以利于脱氧核苷酸依据模板参入。

双螺旋 DNA 分子在解链过程中由于解链的反向旋转势必产生一定的张力。在此张力作用下，下游的双螺旋 DNA 分子势必出现打结现象，从而阻止 DNA 双链的进一步解链。此时，DNA 拓扑异构酶结合并在将要打结或已经打结处将 DNA 链切开，使下游的 DNA 穿过切口并作一定程度的旋转，把结打开或使 DNA 分子松弛，然后旋转复位、连接。保证解链的继续。在解链的过程中，即使不出现打结现象，由于双链的局部打开也会导致 DNA 超螺旋的其他部分过度拧转而形成正超螺旋。正超螺旋的张力远远大于负超螺旋，解链的阻力增大。拓扑异构酶通过切断、旋转和再连接作用实现 DNA 超螺旋的转型，把正超螺旋变为负超螺旋，有利于解链的继续。

（2）**引发前体的形成** 在复制叉结构形成并稳定的基础上，引物酶介入并与两条 DNA 单链结合。此时，由解螺旋酶、DnaC 蛋白、引物酶等物质和 DNA 复制起始区域构成的复合结构称为引发体。DnaC 蛋白的作用非常短暂，很快就从引发体复合物上脱落。故认为 DnaC 蛋白的作用是协助 DnaB 的结合。

（3）**引物的生成** 复制过程需要引物，引物是由引物酶（引发酶，即 DnaG 蛋白）催化合成短链 RNA 分子。引物酶是一种 RNA 聚合酶，高度解链的模板与 DnaB/DnaC 蛋白复合体促进引物酶加入，合成引发体。引发体的形成为 DNA 的复制做好了充分准备。引发体的蛋白质部分由 ATP 供能在 DNA 链上移动。当引发体到达适当位置后，以四种 NTP 为原料，以解开的 DNA 链为模板，按照 A-U、T-A、G-C 的碱基配对原则，从 5′→3′ 方向催化三磷酸核苷聚合成 RNA 引物。领头链上生成长度十几个至几十个核苷酸不等的 RNA 引物。引物上游的 3′-OH 成为进一步合成的起点。在同一种生物体细胞中这些引物都具有相似的序列，由于引发体在随从链模板上的移动方向与其合成引物的方向相反，说明引物酶要在 DNA 随从链模板上比较特定的序列上才能合成 RNA 引物。生成引物的主要意义有两个：①创造一个 3′-OH 端条件，为第一个脱氧核苷酸的参入奠定了基础。②减少 DNA 复制起始处的突变。DNA 复制开始处的几个核苷酸最容易出现差错，用 RNA 引物即使出现差错最后也要被 DNA 聚合酶 I 切除，提高了 DNA 复制的准确性。

2. 延伸阶段　DNA 复制的起始一旦完成，便进入延伸阶段。DNA 链的延伸是在 DNA 聚合酶催化下，以四种三磷酸脱氧核苷（dNTP）为原料进行的聚合反应。DNA 聚合酶 III 在引物的 3′-OH 末端，按模板的碱基顺序，以碱基互补规律不断加入 dNTP，每次加入一个核苷酸，相邻的三磷酸脱氧核苷之间脱去焦磷酸形成 3′,5′-磷酸二酯键，同时又为下一个核苷酸的连接提供了 3′-OH，从而以 5′→3′ 方向合成新的 DNA 片段。在复制叉起点沿两条模板链复制时，前导链是连续合成；而随从链是断续合成，合成的是 DNA 片段。随从链上新合成的不连续的 DNA 片段称为冈崎片段。当后一个冈崎片段延长至前一个冈崎片段的引物时，核酸酶将 RNA 引物水解下来，水解后留下的空隙由 pol I 催化 dNTPs 聚合填补，致使后一个冈崎片段继续延长，达到前一个冈崎片段的 5′-P 末端，在连接酶的作用下将两个冈崎片段连接起来，使前一个冈崎片段变长。

由上可知，在复制叉附近，形成了以两套 DNA 聚合酶 III 全酶分子、引发体等构成的 DNA 复制体。复制体在 DNA 领头链模板和随从链模板上移动时便合成了连续的 DNA 前导链和由冈崎片段组成的随从链。在 DNA 合成延伸过程中主要是 DNA 聚合酶 III 的作用。当冈崎片段形成后，DNA 聚合酶 I 通过其 5′→3′ 外切酶活性切除冈崎片段上的 RNA 引物，同时，利用后一个冈崎片段作为引物由 5′→3′ 合成 DNA。最后两个冈崎片段由 DNA 连接酶将其连接起来，形成完整的 DNA 随从链。

3. 终止阶段　终止阶段包括切除引物、冈崎片段的延长和连接等过程。复制的终止与 DNA 分子的形状有关。对线性 DNA 而言，复制的终止不需要特定的信号，当复制叉到达分子末端时，复制即终止。对于环状 DNA，其复制形式为双向复制，两个复制叉向不同方向行进 180°，同时到达一个特定部位。也可能其中一个复制叉先到达此处而停止下来，不会越过这一特定部位继续复制，只是等待另一个复制叉的到来。大肠杆菌两个复制叉的终止一般发生在 oriC 的相对处的区域，称为终止区（termination region，ter）。研究发现 6 个 ter 序列，分别称为 terE、terD、terA 和 terC、terB、terF，分别位于复制叉汇合点两侧约 100kb 处，terE、terD、terA 是一个复制叉特异的终止位点，terC、terB、terF 是另一个复制叉的终止位点。每个复制叉必须越过另一个复制叉的终止位点才能到达自己的终止位点。6 个 ter 序列中都含有一个 23bp 的共有序列（GTGTGGT-GT）。研究发现原核细胞内有一种终止区利用物质（terminator utilization substance，Tus）发挥着重要作用，后来证实该物质为蛋白质，故命名为 Tus 蛋白。Tus 蛋白识别和结合于终止位点的 23bp 的共有序列处，具有反解旋酶的活性，能阻止 DnaB 蛋白的解旋作用，从而抑制复制叉的前进，促使复制的终止。

核酸酶将前导链的 RNA 引物和随后链中各冈崎片段的 RNA 引物水解，空隙的填补由 DNA-pol I 催化，填补至足够长度后，相邻的 3′-OH 和 5′-P 的缺口由 DNA 连接酶催化，完成基因组 DNA 复制过程。

真核生物线性染色体 DNA 的两个末端具有特殊的端粒结构。当 DNA 复制完成时，两条新合成的子链的 5′-末端均因 RNA 引物的水解而产生一段空缺，此空缺由端粒酶和 DNA 聚合酶 I 协同催化填补。端粒酶辨认、结合母链 DNA 的重复序列并移至母链的 3′-末端，以逆转录的方式复制。复制一段后，端粒酶爬行移位至新合成的母链 3′-末端，再以逆转录的方式复制延伸母链。延伸至足够长度后端粒酶脱离母链。此时，DNA 聚合酶 I 与母链结合，母链形成非标准的 G-C 发夹结构，母链 3′-OH 反折而起到引物和模板作用，在 DNA 聚合酶 I 的催化下完成末端双链的复制。

DNA 复制完成后，在拓扑酶的作用下，将 DNA 分子引入超螺旋结构并进一步装配。

知识链接

端粒和端粒酶

端粒和端粒酶：真核细胞染色体是线性的，在其末端有一个特殊的结构称为端粒（telomere）。它是由简单的不含遗传信息的重复序列组成，重复序列的重复次数多达数十次甚至上万次。端粒是由端粒酶催化产生的。端粒酶是一种含有短的 RNA 分子的蛋白质复合物，具有逆转录酶活性，以 RNA 作为模板进行逆转录，以类似于"爬行"的方式合成重复序列。端粒的功能是完成染色体末端复制，稳定染色体结构，避免细胞正常功能受到损害。随着细胞的分离，端粒 DNA 长度会逐渐缩短，甚至完全丢失，当端粒长度不再缩短时，细胞停止分裂转为衰亡。端粒的缩短限制了高等真核生物中正常体细胞的增生，是细胞衰老的普遍现象。因此，端粒的长度可以衡量细胞分裂和增殖能力，作为细胞的"分裂钟"，限制细胞分裂次数。在肿瘤形成过程中，端粒的延长是一个重要的步骤，其中，端粒酶在维持细胞永生化，促进恶性肿瘤的发生发展方面发挥重要作用，这为肿瘤的诊断与治疗提供了重要线索。理论上讲，抑制端粒酶可抑制肿瘤细胞生长，所以，目前通过抑制端粒酶活性而治疗肿瘤已成为肿瘤研究的热点。

三、逆转录

（一）逆转录概念和主要酶

逆转录也叫反转录，指遗传信息从 RNA 流向 DNA，是 RNA 指导下的 DNA 合成过程，即以 RNA 为模板，四种 dNTP 为原料，合成与 RNA 互补的 DNA 单链的过程，因其信息流动方向（RNA→DNA）与转录过程（DNA→RNA）相反而得名。逆转录的实质是以 RNA 为模板，以 4 种 dNTP 为原料，合成与 RNA 互补 DNA 的过程。催化此过程的酶称为逆转录酶，其全称是依赖 RNA 的 DNA 聚合酶（RNA dependant DNA polymerase，RDDP）。1970 年 Termin 在 *Rous* 肉瘤病毒、Baltimore 在白血病病毒中各自发现了逆转录酶，后来发现所有 RNA 肿瘤病毒中都含有逆转录酶。

逆转录酶是多功能酶，具有四种酶活性：① 具有 RNA 指导的 DNA 聚合酶活性；② 具有 RNA 酶活性，能特异性水解 RNA-DNA 杂交体上的 RNA；③ 具有 DNA 指导的 DNA 聚合酶活性；④ 具有 5′-末端位点特异性 RNA 切割酶活性。逆转录酶没有 3′→5′ 外切酶活性，因此，没有校对功能，合成的错误率相对较高，这可能是致病病毒较易和较快变异产生新毒株的一个原因。

（二）逆转录基本过程

逆转录病毒基因组核酸是 RNA，在宿主细胞中需转变成 DNA 才能表达和进行基因组复制。逆转录病毒基因组 7000 ～ 10000 个碱基，包括三个蛋白质基因：*gag*、*pol*、*env*。在 5′-末端有帽子结构（cap）、R 序列和 U5 序列。在 3′-末端有 poly A 序列、R 序列和 U3 序列。两个 R 序列是完全相同的同向重复序列。U5 序列内侧有引物结合点（PBS）、剪接供体位点（SD）和包装信号。在 *pol* 基因和 *env* 基因之间有一个剪接受体位点（SA），见图 11-6。

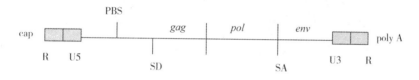

图 11-6 逆转录病毒基因组结构示意图

逆转录病毒颗粒与宿主细胞膜上特异受体结合后进入宿主细胞，在胞液中脱去病毒衣壳，释放出病毒颗粒中的基因组 RNA 和逆转录酶，逆转录酶以病毒 RNA 为模板，通过三个阶段合成双股 DNA。

第一阶段：逆转录酶以病毒基因组 RNA 为模板，催化 dNTP 聚合生成 DNA 互补链，产物是 RNA/DNA 杂化双链。

第二阶段：RNA/DNA 杂化双链中的 RNA 被逆转录酶中有核糖核酸酶活性的组分水解，剩下单链 DNA。

第三阶段：以剩下单链 DNA 作模板，由逆转录酶催化合成第二条 DNA 互补链。最后形成携带病毒遗传信息的双股 DNA。

携带病毒遗传信息的双股 DNA 可以随机插入到细胞的染色体，插入到细胞染色体的病毒称为前病毒，以原病毒的形式在宿主细胞中一代代传递下去。一旦时机成熟，整合到宿主细胞的染色体 DNA 中的前病毒利用宿主细胞的原料和酶复制并组装许许多多的病毒颗粒感染更多的细胞而导致发病。许多逆转录病毒基因组中都含有癌基因，如果由于某种因素激活了癌基因就可使宿主细胞转化为癌细胞，成为某些病毒致癌的主要机理。

（三）逆转录的意义

逆转录现象具有重要的理论和实践意义：①进一步补充和完善了分子生物学中心法则；②拓宽了病毒致癌理论，从逆转录 RNA 病毒中发现了癌基因；③在基因工程中，应用逆转录酶以获得目的基因。

（四）逆转录及逆转录酶的应用

目前已广泛地应用在疾病的诊断、治疗、药物的生产等诸多领域。例如 DNA 序列测定是基因突变检测最直接、最准确的诊断方法；利用逆转录病毒载体，进行基因治疗；通过 DNA 重组技术大量生产某些在正常细胞代谢产量很低的多肽，例如激素、抗生素、酶类及抗体等。

> **知识链接**
>
> #### 逆转录酶
>
> 逆转录酶是 1970 年美国科学家特明（H. M. Temin）和巴尔的摩（D. Baltimore）分别于动物致癌 RNA 病毒中发现的，他们因此获得 1975 年度诺贝尔生理学或医学奖。当 RNA 致癌病毒，例如鸟类劳氏肉瘤病毒进入宿主细胞后，其逆转录酶先催化合成与病毒 RNA 互补的 DNA 单链，继而复制出双螺旋 DNA，并经另一种病毒酶的作用整合到宿主的染色体 DNA 中，此整合的 DNA 可能潜伏（不表达）数代，待遇适合的条件时被激活，利用宿主的酶系统转录成相应的 RNA，其中一部分作为病毒的遗传物质，另一部分则作为 mRNA 翻译成病毒特有的蛋白质。最后，RNA 和蛋白质被组装成新的病毒粒子。在一定的条件下，整合的 DNA 也可使细胞转化成癌细胞。

四、RNA 的生物合成

（一）转录的概念

转录是 RNA 的生物合成，即以 DNA 为模板，在 RNA 聚合酶的催化下，以 4 种 NTP（ATP、CTP、GTP 和 UTP）为原料，合成 RNA 的过程。即将 DNA 功能区段的碱基序列转录为 RNA 的碱基序列。从功能上衔接 DNA 与蛋白质这两种生物大分子。真核生物最初转录的 RNA 产物通常都需要经过一系列加工和修饰才能成为成熟的 RNA 分子。原核生物 mRNA 在合成初始阶段便具有活性，不需要经过任何加工即可执行翻译功能，而且是边转录边翻译，二者几乎同时进行。转录和复制有许多相似之处：模板均为 DNA；聚合酶均需依赖 DNA；均遵循碱基配对原则；聚合过程每次都只延长一个核苷酸；核苷酸之间连接键均是 3′,5′-磷酸二酯键；链的延长方向均从 5′→3′。但转录和复制在相似之中又有区别（表 11-2）。

表 11-2 DNA 复制和转录的区别

比较要点	DNA 复制	转录
合成模板	DNA 两条链均作模板	DNA 单条链区段作模板
合成原料	dNTP	NTP
重要酶	DNA 聚合酶	RNA 聚合酶
产物	子代双链 DNA 分子	mRNA、tRNA、rRNA
碱基配对	A-T、G-C	A-U、T-A、G-C
引物	需要	不需要

庞大的基因组 DNA 双链分子中能转录出 RNA 的 DNA 区段称为结构基因。结构基因双链 DNA 区段内并不是两条链都可以转录，DNA 的两条链中仅有一条链可用于转录，某些区域以这条链为模板，另一些区域则可能是以另一条链为模板，这种转录方式被称为不对称转录。在转录中起模板作用的一股单链，称为模板链，相对的另一股单链称为编码链。不对称转录有两方面含义：其一是在 DNA 双链分子上，一条链可转录，另一条链不转录；其二是模板链并非永远在同一单链上。

（二）原核生物的转录模板结构与转录因子

原核生物的转录单位称为操纵子，包括上游调控区、结构基因区、下游转录终止区三个部分。通常由 2 个以上的编码序列与启动序列、操纵序列以及其他调节序列在基因组中成簇串联组成。启动序列是 RNA 聚合酶结合并启动转录的特异 DNA 序列。

1. 启动子 RNA 聚合酶识别、结合和开始转录的一段 DNA 序列称为启动子。模板 DNA 分子中，转录起点的左侧为上游序列，用负数表示。起点前一个核苷酸为 -1；起点后为下游序列，即转录区，用正数表示，转录单位的起点核苷酸为 +1。原核生物 RNA 聚合酶的作用区域为 -50 ~ +20，启动子序列按功能的不同由 3 个部位组成。

（1）起始部位 起始部位是 DNA 分子上开始转录的作用位点，该位点有与转录生成 RNA 链的第一个核苷酸互补的碱基，该碱基的序号为 +1。

（2）结合部位 结合部位是 DNA 分子上与 RNA 聚合酶的核心酶结合的部位，其长度约为 7 个碱基对，中心部位在 -10 个碱基对处，碱基序列具有高度保守性，富含 TATAAT 序列，故称之为 TATA 盒，该段序列富含 AT 碱基，维持双链结合的氢键相对较弱，导致该处双链 DNA 易发生解链，利于 RNA 聚合酶的结合。

（3）识别部位 该序列富含 TTGACA 碱基，其中心位于 -35 个碱基对处，是 RNA 聚合酶 σ 亚基辨认识别的部位。

2. 终止子 在模板 DNA 分子上提供转录停止信号的 DNA 序列称为终止子。大肠杆菌的终止子在 DNA 模板上靠近转录的终止部位所有特殊的核苷酸序列，为连续的 A-T 区域及其上游的富含 G-C 的回文结构。另外，在终点前还有一系列 U 核苷酸（约有 6 个），称为多聚 U 序列。

3. 终止因子 协助 RNA 聚合酶识别终止信号的辅助因子称为终止因子，化学本质为蛋白质。大肠杆菌的终止因子命名为 ρ 因子，ρ 因子是 *rho* 基因编码产生的由 6 个亚基所组成的蛋白质类终止因子，只有在多聚体状态下才能发挥作用。具有 RNA-DNA 双螺旋解旋酶和 ATP 酶活性。能利用 ATP 水解释放的能量，使 RNA 链释放。

（三）RNA 聚合酶

RNA 聚合酶广泛存在于原核生物与真核生物细胞中。原核生物的 RNA 聚合酶全称为 DNA 指导的 RNA 聚合酶（DNA directed RNA polymerase，DDRP），是一种多聚体蛋白质。大肠杆菌的 RNA 聚合酶是由四种亚基（α、β、β′和 σ）组成的五聚体（$\alpha_2\beta\beta'\sigma$），还含有两个 Zn 原子。没有 σ 的 $\alpha_2\beta\beta'$称为核心酶。核心酶只能使已经开始合成的 RNA 链延长，不具备起始合成 RNA 的能力，因此必须在 σ 亚基参与下才表现出全部聚合酶的活性。σ 亚基的功能在于辨认识别 DNA 的启动子，启动转录过程，因此，称 σ 亚基为起始亚基，σ 决定哪些基因被转录。亚基 β 与转录全过程催化作用有关，亚基 β′参与结合 DNA 模板。原核生物的 mRNA，rRNA，tRNA 是由同一种 RNA 聚合酶所转录。在大肠杆菌细胞内，某些药物通过抑制细菌的转录过程而达到治疗的目的。例如，抗结核菌药物利福平和链霉溶菌素。前者抑制 RNA 合成的起始，后者抑制 RNA 链的延伸。

（四）转录的基本过程

转录过程分为起始、延伸、终止三个阶段。

1. 起始阶段 原核生物转录的起始阶段包括四个步骤。

第一步 形成闭合的启动子复合物。转录起始过程中，RNA 聚合酶全酶中 σ 因子识别基因或操纵子中的启动子，RNA 聚合酶全酶与启动子结合形成复合物。此时，RNA 聚合酶与 DNA 的结合不十分紧密，DNA 仍处于闭合的双链状态。这种 RNA 聚合酶与启动子形成的复合物称为闭合的启动子复合物。σ 因子不能单独与启动子或 DNA 的其他区域结合，当 σ 因子与核心酶结合构成全酶后才能结合启动子。

第二步 闭合的启动子复合物转变成开放的启动子复合物。在 RNA 聚合酶的作用下，局部 DNA 构象变得较为松散。在转录起始位点处，双链打开约 17 个碱基对，暴露出 DNA 模板链，形成开放的启动子复合物。此时，RNA 聚合酶与 DNA 牢固结合。

第三步 转录的起始不需要引物，两个相邻的与模板配对的核苷酸直接在起始点上被 RNA 聚合酶催化形成磷酸二酯键。第一个核苷酸多为 GTP 或 ATP，即 5′-末端为 pppG 或 pppA，以 pppG 最为常见。第二个核苷酸有游离的 3′-OH，可以继续加入 NTP，使 RNA 链延长下去，约聚合 10 个核苷酸。

第四步 RNA 聚合酶释放 σ 因子，与 DNA 的结合变得较为松散，便于移动。此时，RNA 聚合酶离开启动子区，沿 DNA 模板链移动，进入延伸阶段。脱落的 σ 亚基则与另一个核心酶结合成全酶反复利用。

2. 链的延伸 σ 亚基从转录起始复合物上脱落后，核心酶沿 DNA 模板链 3′→5′方向移动。一方面使双股 DNA 解链，另一方面催化 NTP 按模板链互补的核苷酸序列逐个连接，使 RNA 按 $5' \rightarrow 3'$ 方向不断延伸。新生 RNA 链与模板链之间形成的 RNA-DNA 杂化双链呈疏松状态，RNA 链很容易脱离 DNA，随着向前转录的进行，RNA 链的 $5'$-末端不断脱离模板链，DNA 模板链与编码链之间恢复双螺旋结构。

转录的 RNA 链与模板链在方向上是相反，碱基顺序上是互补，与编码链方向相同，碱基顺序相似（只是 T 被 U 取代）。RNA 链把编码链的碱基顺序抄录了过来，为蛋白质的生物合成编码氨基酸顺序提供了条件。电子显微镜下观察到在同一 DNA 模板上，从转录起始点到转录终止点之间排列着一系列长短不一的新生 RNA 链，即一系列由短小而逐渐加长、延伸的 RNA 链，说明同一基因的 DNA 模板链上可以有相当多的 RNA 聚合酶同时结合，同步催化转录作用。

3. 转录终止　当 RNA 聚合酶在 DNA 模板上移行到终止信号区域时转录即停止，转录产物 RNA 从转录复合物上脱落下来。终止模式有终止子的终止和终止因子的终止两种模式。

（1）终止子的终止模式　终止子部位转录的 RNA 可形成鼓槌状的茎环或发夹形式的二级结构。这种结构可以阻止 RNA 聚合酶的向前移动。另外，在终点前的多聚 U 序列提供使 RNA 聚合酶脱离模板的信号。因为由 rU-dA 组成的 RNA-DNA 杂交分子具有特别弱的碱基配对结构，当聚合酶暂停时，RNA-DNA 杂交分子即在 rU-dA 弱键结合的末端区解开。

（2）终止因子的终止模式　该类终止模式必须在 ρ 因子存在时才发生终止作用。ρ 因子结合在新产生的 RNA 链上，借助水解 ATP 获得的能量推动其沿着 RNA 链移动，但移动速度比 RNA 聚合酶慢，当 RNA 聚合酶遇到终止子时便发生暂停，使 ρ 因子得以赶上 RNA 聚合酶。ρ 因子与 RNA 聚合酶相互作用，导致 RNA 释放，并使 RNA 聚合酶与该因子一起从 DNA 上脱落下来。

（五）转录后的加工

真核细胞核内经转录合成的 RNA（mRNA、tRNA、rRNA）分子或前体往往需要经过一系列化学修饰、剪接、添加等编辑过程，才能转变为成熟的 RNA 分子并具有生物学功能，该过程称为 RNA 的成熟或转录后加工。原核生物转录生成的 mRNA 没有特殊的转录后加工修饰过程。原核生物转录生成的 mRNA 为多顺反子，即利用共同的启动子和终止信号，数个串联结构基因转录生成一条 mRNA，再以此编码几种不同的蛋白质。例如乳糖操纵子上的 z、y 及 a 基因，转录生成的 mRNA 翻译生成半乳糖苷酶、透过酶和乙酰基转移酶三种酶。由于原核生物没有核膜，所以转录与翻译可连续进行，往往转录还未完成，翻译已经开始，出现转录、翻译同时进行的局面。真核生物由于存在细胞核结构，使得转录与翻译在时间和空间上被分隔开来。核内最初生成的 mRNA 是分子量极大的前体，称为核内不均一 RNA。分子中大约 10% 的部分转变成成熟的 mRNA，其余部分将在转录后的加工过程中被降解。真核生物的大多数基因都被内含子分隔成断裂基因，所以转录后修饰较为复杂且与许多生命现象密切相关。真核生物转录生成的 mRNA 为单顺反子，即一种 mRNA 分子只为一种蛋白质分子编码。

1. mRNA 转录后的加工修饰 真核生物 mRNA 转录后的初级产物加工修饰包括 5′-末端"帽子"结构的形成、3′-末端多聚 A "尾"的形成，以及对 mRNA 链进行剪接等加工修饰过程。

（1）5′-末端"帽"结构的形成 真核生物 mRNA 的 5′-末端"帽"结构是 7-甲基鸟嘌呤三磷酸核苷（m7Gppp）。核内不均一 RNA 的第一个核苷酸往往是 5′-三磷酸鸟苷（pppG）。在 mRNA 成熟的过程中，5′-pppG 被磷酸酶水解生成 5′-ppG- 或 5′-pG-，然后 5′-末端与另一个三磷酸鸟苷（pppG）反应生成三磷酸双鸟苷。最后在甲基酶作用下，第一或第二个鸟嘌呤碱基发生甲基化反应，形成帽结构。帽结构的形成先于 mRNA 中段的剪接过程，且在细胞核内进行。帽结构的主要功能是：①稳定 mRNA 结构，免遭核酸外切酶或磷酸酶降解破坏。②与蛋白质生物合成起始有关，为核蛋白体识别翻译起始部位提供信号。

（2）3′-末端多聚 A "尾"结构的形成 mRNA 3′-末端的多聚腺苷酸（polyA）是转录后加上去的。先由核酸外切酶切去 3′-末端的一些多余的核苷酸，然后在核内多聚腺苷酸聚合酶的催化下，由 ATP 聚合而成。此过程与转录终止同时进行。polyA 的长度一般在 100 ~ 200 个腺苷酸之间，其长度随 mRNA 的寿命而缩短，随着 polyA 的缩短，翻译的活性下降。因此 polyA 的有无及其长短可能是增加 mRNA 本身稳定的重要因素。另外，polyA 与 mRNA 从细胞核转送到细胞质有关。

（3）核内不均一 RNA 中段序列的剪接 在酶的作用下切除核内不均一 RNA 中内含子、拼接外显子，使之成为具有指导翻译功能的模板，该过程称为核内不均一 RNA 的剪接。真核生物细胞核内不均一 RNA 分子中部分无表达活性的序列称为内含子。有表达活性的结构基因序列称为外显子。剪接过程中分子中的内含子先弯曲，使相邻的两个外显子相互接近而利于剪接，称为套索 RNA。接着由特异的 RNA 酶切断内含子与外显子之间的磷酸二酯键，再使编码区相互连接生成成熟的 mRNA。

2. tRNA 转录后的加工 原核生物和真核生物最初转录生成的 tRNA 前体一般都无生物活性。tRNA 前体加工包括剪接、修饰等过程。

（1）剪接 在 RNA 酶的催化下，tRNA 前体的 5′-末端及相当于反密码环的区域各被切去一定长度的多核苷酸链，然后由连接酶催化拼接。同时，在其 3′-末端切除个别核苷酸后加上 CCA-OH 序列，该序列是氨基酸结合部位。

（2）化学修饰 修饰方式有四种形式：① tRNA 前体经甲基化某些嘌呤生成甲基嘌呤（A→Am 或 G→Gm）；②经还原反应使尿嘧啶还原为二氢尿嘧啶（DHU）；③经核苷内的转位反应使尿嘧啶核苷转变为假尿嘧啶核苷（Ψ）；④腺苷酸（A）经脱氨反应转变成次黄嘌呤核苷（I）。因此，成熟的 tRNA 分子中含有较多的稀有碱基，而这些稀有碱基是在转录后的化学修饰过程中形成的。

3. rRNA 转录后的加工 真核细胞中 rRNA 前体为 45SrRNA，经加工生成 28S、18S 与 5.8SrRNA。它们在原始转录中的相对位置是 28SrRNA 位于 3′-末端，18SrRNA 靠近 5′-末端，5.8SrRNA 位于两者之间。另外，由 RNA 聚合酶Ⅲ催化合成的 5SrRNA，经过修饰与 28SRNA 和 5.8SrRNA 及有关蛋白质一起，装配成核糖体的大亚基；而 18SrRNA

与有关蛋白质一起，装配成核糖体小亚基。然后通过核孔转移到细胞质中，作为蛋白质生物合成的场所。原核生物的 rRNA 前体的加工主要有以下几方面：① rRNA 前体被大肠杆菌体内的酶剪切成一定链长的 rRNA 分子；② rRNA 在修饰酶催化下进行碱基修饰；③rRNA 与蛋白质结合形成核糖体的大、小亚基。大亚基（50S）由 23SrRNA、5SrRNA 及蛋白质组成；小亚基（30S）由 16SrRNA 及蛋白质组成。在研究 rRNA 的自我剪接加工中，发现了有催化功能的 RNA，即核酶。

第三节　核苷酸类抗代谢药物

一、嘌呤核苷酸类抗代谢药物

嘌呤核苷酸的抗代谢物是一些干扰或阻断嘌呤核苷酸的合成代谢，从而进一步阻止核酸及蛋白质的生物合成的抑制剂。它们主要以竞争性抑制等方式干扰发挥作用，包括三类：嘌呤、氨基酸和叶酸的类似物。这种抑制或干扰对生长旺盛的细胞最为明显。肿瘤细胞的核酸及蛋白质合成十分旺盛，由此，这些抗代谢物具有抗肿瘤作用。

嘌呤核苷酸类似物有 6-巯基嘌呤（6-MP）和 8-氮杂鸟嘌呤等，以 6-MP 在临床上应用较多。6-MP 的结构与次黄嘌呤核苷酸相似，唯一不同的是分子中 C-6 上由巯基取代了羟基。6-MP 抗代谢机制有：①抑制 PRPP 合成酶和酰胺转移酶的活性，从而阻断嘌呤核苷酸的从头合成途径；② 6-MP 的结构与次黄嘌呤相似，与 PRPP 结合生成的 6-MP 核苷酸可抑制 IMP 向 AMP 和 GMP 的转化；③6-MP 直接竞争性抑制 HGPRT 活性，阻止补救合成途径中 PRPP 中磷酸核糖向腺嘌呤和鸟嘌呤转移，阻止 AMP 和 GMP 的生成。故 6-MP 为临床常用的嘌呤类抗肿瘤药物。

氨基酸类似物有氮杂丝氨酸及 6-重氮-5-氧正亮氨酸等。它们的结构与谷氨酰胺相似，可干扰谷氨酰胺在嘌呤核苷酸合成中的作用，从而抑制嘌呤核苷酸的合成。

叶酸类似物有氨蝶呤及甲氨蝶呤，它们能竞争性抑制二氢叶酸还原酶，使叶酸不能还原成二氢叶酸及四氢叶酸，导致一碳单位代谢发生障碍，这使得嘌呤核苷酸的合成受阻，妨碍了细胞内 DNA、RNA 合成，最终导致细胞分裂、增殖、分化、成熟障碍。叶酸类似物在临床上常用于白血病等癌瘤的治疗。

二、嘧啶核苷酸类抗代谢药物

嘧啶核苷酸的抗代谢物是一些嘧啶、氨基酸或叶酸等的类似物，其作用机制与嘌呤抗代谢物相似。嘧啶核苷酸的抗代谢物主要是 5-氟尿嘧啶（5-FU），其结构与胸腺嘧啶类似。5-FU 本身并无生物学活性，必须在体内转变成一磷酸脱氧核糖氟尿嘧啶核苷及三磷酸氟尿嘧啶核苷后才能发挥作用。故抗代谢作用的机制有两个方面：一方面是 5-FU 在体内转变成 5-氟尿嘧啶核苷酸，抑制胸腺嘧啶核苷酸合成酶，干扰胸腺核苷酸的合成；另一方面是在体内变成氟尿嘧啶核苷三磷酸，参入 RNA 分子中而破坏 RNA 的结构和功能。

此外，氮杂丝氨酸、氨蝶呤和甲氨蝶呤等，以与干扰嘌呤核苷酸的合成相同的方式干扰嘧啶核苷酸的合成，在临床肿瘤治疗中得到广泛应用。

某些改变了核糖结构的核苷类似物，例如，阿糖胞苷也是重要的抗癌药物。阿糖胞苷能抑制 CDP 还原成 dCDP 而干扰 DNA 的合成，从而抑制肿瘤细胞的生长繁殖。

本 章 小 结

体内核酸在核酸酶的作用下首先被降解为核苷酸，核酸酶有多种，根据作用部位不同分为外切酶和内切酶。限制性核酸内切酶指能专一性地识别并水解双链 DNA 分子上的特异碱基顺序的核酸酶。是生物工程的重要工具酶。核苷酸在体内可进一步分解，嘌呤核苷酸的分解代谢产物主要是尿酸，水溶性较差，其代谢异常会引起痛风症。嘧啶核苷酸的分解代谢产物较多，包括 NH_3、CO_2 和 β-丙氨酸、β-氨基异丁酸，水溶性都较好，可由肾脏从尿中排出。

核苷酸具有多种重要的生理功能，其中最为重要的是作为核酸合成的原料。核苷酸代谢处于动态平衡中，体内的核苷酸主要由机体细胞自身合成，食物来源的大多被排出体外。体内核苷酸的合成有两条途径：从头合成途径与补救合成途径。嘌呤核苷酸的从头合成途径主要发生在肝细胞的胞液中，以 5′-磷酸核糖、氨基酸、一碳单位及 CO_2 等简单物质为原料，在 PRPP 基础上经过一系列酶促反应，逐步合成嘌呤环；先生成 IMP，进而转变为 AMP 和 GMP；补救合成途径主要发生于脑、骨髓等处，其过程较为简单，消耗能量也较少，但其合成过程对机体有着重要的生理意义。嘧啶核苷酸的合成也有从头合成与补救合成两条途径。不同的是，其从头合成是先合成嘧啶环，而后生成各种嘧啶核苷酸。体内的脱氧核糖核苷酸大多是由其相应的核糖核苷酸在其二磷酸水平还原而来，不同的是 dTMP 的生成，有两条途径：dUMP 的甲基化和胸苷磷酸化酶的催化。

核苷酸作为一种体内重要的生物分子，代谢异常常可导致临床疾病的发生，如痛风症、Lesch-Nyhan 综合征、乳清酸尿症等。而许多与核苷酸结构或作用方式相似的抗代谢物有 6-MP、5-FU；叶酸结构类似的抗代谢物有氨蝶呤及甲氨蝶呤（MTX）。氨基酸类似物有氮杂丝氨酸及 6-重氮-5-氧正亮氨酸等。这些药物以竞争性抑制等方式干扰或阻断核苷酸的合成代谢，从而进一步阻止核酸以及蛋白质的生物合成。肿瘤细胞的核酸及蛋白质合成非常旺盛，极易受这些抗代谢物的影响，从而产生抗肿瘤作用。

生物遗传信息主要贮存于 DNA 分子中。DNA 通过复制将遗传信息由亲代传递给子代，通过转录和翻译将基因型转变为表型。DNA 复制时，以亲代 DNA 两条链为模板，以四种 dNTPs 为原料，按照碱基互补配对的原则合成子代 DNA 链。子代 DNA 双链中，一股来自亲代，另一股新合成，这种复制方式称为半保留复制。DNA 复制过程分为起始、延长、终止三阶段。由 DNA 解螺旋酶先将双链 DNA 解开，单链 DNA 结合蛋白与其结合，由引物酶合成 RNA 引物，在 DNA 聚合酶作用下，从 RNA 引物 3′-末端按碱基配对原则逐个加入 dNTP，使合成链沿着 5′→3′的方向延长。前导链 DNA 连续合成，随从链 DNA 不连续合成，不连续的 DNA 片段称为冈崎片段。RNA 指导 DNA 合成称为逆转录。RNA 病毒在被感染细胞内以病毒 RNA 为模板、dNTPs 为原料，在逆转录酶催化下合成互补DNA链（cDNA），形成RNA-DNA杂合体，杂合体分离后的cDNA可作为模板合成双链DNA。以DNA指导RNA合成称为转录。转录是基因表达的第一步，也是基因表达调控的主要步骤。转录过程包括起始、延伸和终止三个步骤。转录有不对称性，在双链DNA分子中，一般仅有一股链作为转录模板链，与其对应互补的链称为编码链。参与转录的酶为RNA聚合酶，原核细胞的RNA聚合酶由四种亚基α、β、β′和σ）组成的五聚体（$\alpha_2\beta\beta'\sigma$），$\alpha_2\beta\beta'$为核心酶，σ亚基识别启动子。真核细胞RNA聚合酶有RNA聚合酶Ⅰ、RNA聚合酶Ⅱ和RNA聚合酶Ⅲ，分别催化不同种类的RNA合成。经转录生成的新生态RNA，需要经过修饰、剪接处理加工才能成为具有特殊生物学功能的成熟RNA。

第十二章 蛋白质生物合成

掌握翻译的概念；参加蛋白质生物合成体系中的 mRNA、tRNA 和核糖体在翻译中的作用；遗传密码的概念及特点；原核生物翻译的三个阶段的特点，延长阶段的三个步骤：进位、转肽和移位。

熟悉参与蛋白质合成酶类；起始因子、延长因子和释放因子的种类和作用。

了解蛋白质生物合成的加工修饰；蛋白质生物合成与医学的关系；重组 DNA 技术。

生命离不开蛋白质，机体以 mRNA 为模板，20 种编码氨基酸为原料合成蛋白质的过程称为翻译。其实质是将 mRNA 分子上 4 种核苷酸编码的遗传信息解读为蛋白质一级结构中 20 种氨基酸的排列顺序。蛋白质的生物合成是在基因指导下进行的、细胞内最为复杂、耗能最多的合成反应，需要多种物质的参与。

第一节 蛋白质生物合成体系

蛋白质的生物合成是细胞内最为复杂的反应之一，除 20 种编码氨基酸作为蛋白质生物合成的基本原料外，还需要模板 mRNA、特异氨基酸搬运工具 tRNA、装配场所核糖体、有关的酶与蛋白因子、能源物质提供能量等。

一、RNA 在蛋白质生物合成中的作用

蛋白质生物合成过程中，三种 RNA 分别担当不同角色，协同作用，完成多肽链的合成。

（一）mRNA

mRNA 含有经 DNA 转录而获得的遗传信息，是蛋白质合成的信息模板。在 mRNA 分子上，沿 $5'\rightarrow3'$ 方向，从 $5'$-末端起始部位的 AUG 开始，每三个相邻核苷酸构成的三联体，称为遗传密码或密码子。

$$5'\cdots\quad AUGCAACGAUGCUCG\cdots 3'$$

RNA 中四种核苷酸可排列组合成 64 种不同的三联体密码（表 12-1）。这些密码中 61 个代表 20 种氨基酸；其中 5'-末端的 AUG 除代表甲硫氨酸外还可代表蛋白质生物合成的起始信号，称为起始密码；UAA、UGA 和 UAG 不编码任何氨基酸，是蛋白质生物合成的终止信号，称为终止密码。

表 12-1　遗传密码表

第一个核苷酸 (5'端)	第二个核苷酸				第三个核苷酸 (3'端)
	U	C	A	G	
U	苯丙氨酸	丝氨酸	酪氨酸	半胱氨酸	U
	苯丙氨酸	丝氨酸	酪氨酸	半胱氨酸	C
	亮氨酸	丝氨酸	终止信号	终止信号	A
	亮氨酸	丝氨酸	终止信号	色氨酸	G
C	亮氨酸	脯氨酸	组氨酸	精氨酸	U
	亮氨酸	脯氨酸	组氨酸	精氨酸	C
	亮氨酸	脯氨酸	谷氨酰胺	精氨酸	A
	亮氨酸	脯氨酸	谷氨酰胺	精氨酸	G
A	异亮氨酸	苏氨酸	天冬酰胺	丝氨酸	U
	异亮氨酸	苏氨酸	天冬酰胺	丝氨酸	C
	异亮氨酸	苏氨酸	赖氨酸	精氨酸	A
	甲硫氨酸*	苏氨酸	赖氨酸	精氨酸	G
G	缬氨酸	丙氨酸	天冬氨酸	甘氨酸	U
	缬氨酸	丙氨酸	天冬氨酸	甘氨酸	C
	缬氨酸	丙氨酸	谷氨酸	甘氨酸	A
	缬氨酸	丙氨酸	谷氨酸	甘氨酸	G

*位于 mRNA 起始部位的 AUG 为肽链合成的起始密码子，起始信号具有特殊性，在真核生物编码甲硫氨酸，原核生物编码甲酰甲硫氨酸。

遗传密码具有以下几个重要特点：

1. 方向性　密码的阅读方向是 5'→3'。从 mRNA 分子的 5'-末端 AUG 开始至 3'-末端终止密码之间的核苷酸序列编码一条多肽链，称为开放阅读框架。蛋白质生物合成时，核糖体沿着 mRNA 从 5'-末端向 3'-末端方向移动并读码。

2. 连续性　遗传密码无间隔，从 5'-末端的起始密码 AUG 开始，每 3 个一组连续向 3'-末端读下去，直至出现终止密码为止，此特点称为连续性。如果 mRNA 分子上出现碱基的插入或缺失，此后的读码顺序就会完全改变，导致由其编码的氨基酸序列的变化，称为移码突变。

3. 通用性　从细菌到人类都使用着同一套遗传密码，称为密码的通用性。这为地球上的生物来自于同一起源的进化论提供了有力依据，也使我们能够利用细菌等生物来制造人类蛋白。密码的通用性也有例外，例如动物细胞的线粒体内，AUA 编码甲硫氨酸兼做起始密码，AGA、AGG 为终止密码等。

4. 简并性　同一个氨基酸具有多种密码子编码，称为密码的简并性。20 种氨基酸中，除色氨酸和甲硫氨酸仅有一个密码外，其余氨基酸均有 2 ～ 6 个数目不等的遗传密码。编码同一氨基酸的多个密码，称为简并性密码子，也称同义密码子。多数情况下，简并性密码子前两个核苷酸常相同，第三个核苷酸有差异，如果突变发生在密码的最后一位，往往不改变密码子编码的氨基酸，这种突变称为同义突变。因此，遗传密码的简并性具有可降低基因突变的生物学效应。

5. 摆动性　密码子的翻译是通过 tRNA 的反密码子配对实现的，这种配对有时并不严格遵循碱基配对规律，出现摆动。mRNA 密码子的第 1 位和第 2 位碱基与 tRNA 分子上反密码的第 3 位和第 2 位碱基之间严格配对，而 tRNA 反密码的第 1 位碱基与 mRNA 上密码第 3 位碱基配对存在摆动现象。常见的摆动配对关系如表 12-2 所示。

表 12-2　摆动配对

tRNA 反密码的第 1 位碱基	G	U	I
mRNA 密码子的第 3 位碱基	U C	A G	A C G

知识链接

遗传密码的破译

20 世纪中叶，人们已经知道 DNA 是遗传信息的携带者，并通过 RNA 控制蛋白质的生物合成。20 世纪 60 年代初，MW Nirenberg 等人推断出 64 个三联体密码子，并利用合成的多聚尿嘧啶核苷酸（polyU）为模板，在无细胞蛋白质合成体系中合成了多聚苯丙氨酸，从而解读出第一个编码苯丙氨酸的密码子"UUU"。其后，他们用同样的方法证明 CCC、AAA 分别代表脯氨酸和赖氨酸。另外，HG Khorana 等将化学合成与酶促合成结合，合成含有重复序列的多聚核苷酸共聚物，并以此为模板确定了半胱氨酸、缬氨酸等氨基酸的密码子。tRNA 发现者之一的 RW holley 成功的制备了一种纯的 tRNA，标志着有生物活性的核酸的化学结构的确定。

经过多位科学家近 5 年的共同努力，于 1966 年确定了 64 个密码子的意义。MW Nirenberg、HG Khorana、RW holley 这三位科学家因此共同荣获 1968 年诺贝尔生理学或医学奖。

（二）tRNA

tRNA 是转运氨基酸的工具。tRNA 上有两个重要的功能部位：一个是氨基酸结合位点，位于 tRNA 氨基酸臂 3′-末端 CCA-OH；另一个是 mRNA 结合位点，是 tRNA 反密码环中的反密码子。一种氨基酸可以和几种不同的 tRNA 特异结合而转运，但一种 tRNA 只能转运一种氨基酸。

（三）rRNA

rRNA 分子与多种蛋白质共同组成核糖体（核蛋白体），是蛋白质多肽链合成的场所，起"装配机"的作用。原核生物和真核生物的核糖体均由大、小两个亚基构成。原核生物核糖体上有 A 位、P 位和 E 位三个重要的功能部位（图 12-1），A 位结合氨基酰-tRNA，称为氨基酰位；P 位结合肽酰-tRNA，称为肽酰位；E 位是排出位，由此释放空载的 tRNA。真核细胞核糖体没有 E 位，空载的 tRNA 直接从 P 位脱落。

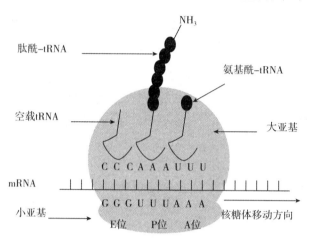

图 12-1　核糖体的功能部位

二、参与蛋白质生物合成的重要酶类及辅助因子

（一）重要酶类

蛋白质生物合成过程中重要的酶主要有氨基酰-tRNA 合酶、转肽酶和转位酶等。

1. 氨基酰-tRNA 合酶　氨基酰-tRNA 合酶存在于胞液中，可催化氨基酸的羧基与相应 tRNA 3′-末端的-OH 脱水形成氨基酰-tRNA。

2. 转肽酶　转肽酶是构成大亚基的某些具有催化活性的蛋白，它不仅能催化核糖体 P 位上的氨基酰基或肽酰基向 A 位转移，还能催化该氨基酰基与 A 位上的氨基酸之间通过肽键相连。

3. 转位酶　转位酶实际上是具有催化活性的延长因子 EF-G（延长因子的一种），可结合 GTP 并由其供能，使核糖体沿着 mRNA 从 5′-末端向 3′-末端方向移动一个密码子的距离。

（二）辅助因子

1. 蛋白因子　无论原核生物还是真核生物细胞，蛋白质合成过程中均有多种蛋白质因子的参与，包括多种起始因子（initiation factor，IF）、延长因子（elongation factor，EF）和释放因子（releasing factor，RF），它们分别参与蛋白质生物合成的起始、延伸和终止等过程，有些还具有酶的活性。

2. 能源物质和无机离子　蛋白质生物合成还需要 Mg^{2+} 和 K^+ 的参与，ATP 或 GTP 提供能量。

第二节　蛋白质生物合成的基本过程

蛋白质的生物合成是一个由多种分子参与的复杂生命化学过程，基本过程包括氨基酸的活化与转运、肽链合成的起始、延长和终止以及翻译后的加工修饰等反应阶段。本节主要以原核生物细胞蛋白质的生物合成为例介绍翻译的过程。

一、氨基酸的活化与转运

分散在胞液中的各种氨基酸化学性质比较稳定，需要活化并由 tRNA 转运至核糖体才能参与蛋白质的生物合成。活化反应需要 Mg^{2+} 的存在并由氨基酰-tRNA 合成酶催化，消耗能量。由氨基酸的 α-羧基与 tRNA 的 3'-羟基形成酯键。氨基酸活化成氨基酰-tRNA后，随时根据 mRNA 中遗传信息指导的顺序，将氨基酸转运至核糖体上参与肽链的合成。活化过程中氨基酸与 tRNA 结合的正确性是基因正确表达的保证。此反应是在胞液中进行的，反应式如下：

$$\text{Met + tRNA} \xrightarrow[\substack{Mg^{2+} \\ \text{ATP} \qquad\qquad \text{AMP+PPi}}]{\text{氨基酰-tRNA合酶}} \text{Met-tRNA}^{Met}$$

为了表示 tRNA 转运氨基酸的专一性，在氨基酰-tRNA 的书写中，前三个缩写代表结合的氨基酸，右上角的缩写代表 tRNA 的结合特异性。例如，Ala-tRNA^{Ala} 为携带丙氨酸的 tRNA；Met-tRNAe^{Met} 为延长中的甲硫氨酰-tRNA；Met-tRNAi^{Met} 为起始部位的甲硫氨酰-tRNA。tRNA 右下角字母 e 为延长之意，i 为起始之意。fMet-tRNA^{fMet} 为原核生物起始部位的 N-甲酰甲硫氨酸-tRNA。

二、肽链合成的起始

肽链合成的起始是以形成起始复合物为标志。在多种起始因子（IF-1、IF-2、IF-3）、GTP 及 Mg^{2+} 参与下，核糖体的大、小亚基，模板 mRNA 和起始 fMet-tRNA^{fMet} 结合，形成起始复合物。可分成四个阶段：

（一）核糖体大小亚基分离

IF-3、IF-1 与核糖体小亚基结合，促使核糖体的大、小亚基分离。

（二）mRNA 在小亚基定位结合

原核生物中每一个 mRNA 都具有其核糖体结合位点，它是位于 AUG 上游 8～13 个核苷酸处的一个短片段叫做 S-D（Shine-Dalgarnosequence）序列。这段序列正好与小亚基中的 16s rRNA 3′-末端一部分序列互补，因此，S-D 序列也叫做核糖体结合序列。这种互补就意味着核糖体能选择 mRNA 上 AUG 的正确位置来起始肽链的合成，该结合反应由 IF-3 介导，另外 IF-1 促进 IF-3 与小亚基的结合，故先形成 IF-3-小亚基-mRNA 三元复合物。

（三）起始 fMet-tRNA^{fMet}的结合

在 GTP 和 Mg^{2+} 参与，IF-2 作用下，fMet-tRNA^{fMet} 与 mRNA 分子中的 AUG 相结合，即密码子与反密码子配对，同时 IF-3 从三元复合物中脱落，形成 IF-2-小亚基-mRNA-fMet-tRNA^{fMet}复合物。

（四）核糖体大亚基结合

大亚基与 IF-2-小亚基-mRNA-fMet-tRNA^{fMet}复合物结合，同时 IF-2 脱落，形成小亚基-mRNA-大亚基-mRNA-fMet-tRNA^{fMet}复合物。此时，fMet-tRNA^{fMet}占据着大亚基的 P 位。A 位空着有待于对应 mRNA 中第二个密码的相应氨基酰 tRNA 进入，从而进入延长阶段。

起始复合物的形成是蛋白质生物合成中最关键的步骤，起始复合物一旦形成，肽链就能很快延伸下去。

三、肽链合成的延长

肽链合成的延长是一个循环过程，又称核糖体循环。经过 3 个步骤，即进位、转肽和移位重复进行，每一次循环多肽链增加一个氨基酸残基。在肽链延长因子（EF）、GTP、Mg^{2+} 及 K^+的促进下进行。

（一）进位

进位是指在 mRNA 遗传密码的指导下，相应氨基酰-tRNA 进入核糖体 A 位的过程，又称注册。此过程通过密码与反密码之间的相互识别，即氨基酰-tRNA 以其反密码识别起始复合体 A 位上 mRNA 的密码，并与之结合，于是进入核糖体的 A 位，使 tRNA 携带的相应氨基酸能够准确地"对号入座"。进位时需要 EF-Tu/Ts 和 GTP 参与。

（二）成肽

成肽是在转肽酶催化下，核糖体 P 位的起始甲酰甲硫氨酰基（或延长中的肽酰-tRNA的肽酰基）与 A 位氨基酰-tRNA 的 α-氨基形成肽键的过程。此过程是在转肽酶的催化、Mg^{2+} 和 K^+参与下完成的。核糖体 P 位上由 tRNA 携带的甲酰甲硫氨酰基转移到 A 位上，以其羧基与 A 位上的氨基酰-tRNA 中的 α-氨基形成第一个肽键便成为二肽酰-tRNA。此时，真核生物脱去蛋氨酰的 tRNA 从核糖体上脱落，而原核生物卸载了的 tRNA 则进入 E 位。

（三）移位

在 Mg^{2+}、EF-G 和 GTP 参与下，核糖体沿模板 mRNA 的 $5' \to 3'$ 方向移动一个遗传密码的距离，于是 A 位上的二肽酰-tRNA 从 A 位移到 P 位，A 位空出，下一个氨基酰-tRNA 通过碱基互补配对再次进入 A 位。核糖体移位时卸载的 tRNA 则进入 E 位，诱导核糖体构象改变而有利于下一个氨基酰-tRNA 进入 A 位；氨基酰-tRNA 的进位又诱导核糖体构象改变而促使卸载 tRNA 从 E 位排出。核糖体沿模板 mRNA 的 $5' \to 3'$ 方向移动的动力来自于延长因子水解 GTP 所释放的能量。

每进行一次进位、成肽、移位，可形成一个肽键，肽链中就增加一个氨基酸残基。如此反复进行，肽链就会按 mRNA 密码顺序不断延长。

四、肽链合成的终止

在肽链延长过程中，核糖体 A 位出现终止密码（UAA 或 UAG 或 UGA）时，释放因子（RF）可识别终止密码并与之结合，同时，释放因子触发核糖体构象改变，诱导转肽酶活性转变为酯酶活性，使 P 位上的 tRNA 与新生肽链间的酯键水解，肽链从肽酰-tRNA 中释出，然后 tRNA 及 RF 释出，mRNA 与核糖体分离，核糖体解离为大、小亚基，解离后的大、小亚基又可重新聚合成起始复合物，开始新一轮核糖体循环，合成新一条多肽链，构成核糖体循环（图 12-2）。

上述只是单个核糖体的翻译过程，事实上在细胞内一条 mRNA 链上结合着多个核糖体，甚至可多到几百个，形成多聚核糖体。它们在 mRNA 上有一定的距离，可合成多条同样的多肽链。多聚核糖体的形成，不仅提高了蛋白质的合成速度，也使 mRNA 得到充分利用。

蛋白质生物合成是一个耗能过程。若从氨基酸活化算起，肽链每增加一个氨基酸单位就要消耗 4 个高能磷酸键。即每分子氨基酸活化消耗 2 个高能磷酸键（ATP 水解成为 AMP），进位和移位各消耗 1 个 GTP。蛋白质多肽链合成的速度很快，据估算，每秒钟可以使肽链延长 40 个左右的氨基酸单位，所以蛋白质合成需要大量能量。临床上，对于蛋白质合成旺盛的人如婴幼儿和恢复期的病人，应供给足够的能量，才有利于体内蛋白质的合成。

五、肽链合成后的加工修饰

大多数新合成的多肽链，一般还不具有生物学活性，往往需进一步加工和化学修饰，有时需要亚基间的聚合，连接辅基等，才能成为具有生物活性的成熟蛋白质。这种肽链合成后的加工过程，称为翻译后的加工。加工修饰方式常见的有下列几种：

（一）多肽链的折叠

新合成的多肽链经过折叠形成一定的空间结构才能有生物学活性。肽链的折叠是在折叠酶或分子伴侣的参与下完成。分子伴侣广泛存在于原核生物和真核生物细胞中，是

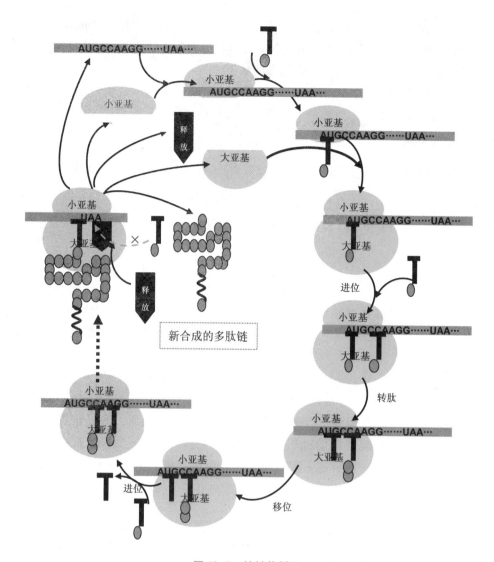

图 12-2 核糖体循环

一个结构上互不相同的蛋白质家族，它们能识别肽链的非天然构象，促进蛋白质正确折叠。折叠酶包括蛋白质二硫键异构酶和肽酰-脯氨酰顺反异构酶。蛋白质二硫键异构酶可促进天然二硫键的形成。肽酰-脯氨酸间形成的肽键存在两种异构体，天然蛋白肽链中肽酰-脯氨酸间绝大多数为反式构型，顺式构型仅为 6%。肽酰-脯氨酰顺反异构酶可促进顺、反两种异构体之间的转换，使多肽在各脯氨酸弯折处形成准确的折叠。

（二）水解修饰作用

许多多肽链合成后，在特异蛋白水解酶的作用下，切除其中的某些肽段或氨基酸残基，包括切除起始时的第一个蛋氨酸残基，才能成为有活性的蛋白质分子。例如，胰岛素的合成，先生成较大的前体，即前胰岛素原，然后水解断去一段 1～24 位氨基酸的 N端信号序列并形成二硫键，生成胰岛素原。胰岛素原再由一肽链内切酶在两处切去两对碱性氨基酸，并由肽链外切酶再切去一段连接的肽链，最后生成胰岛素的两条以二硫键连接的 A、B 链。有些肽类激素、神经肽类及生长激素等由无活性的前体转变为有活性的形式，都是经特异蛋白水解酶切除修饰的结果。

原核生物的肽链，其 N 端不保留 N-甲酰甲硫氨酸，大约半数蛋白质由脱甲酰酶除去甲酰基，留下甲硫氨酸作为第一个氨基酸；在真核细胞中起始部位的甲硫氨酸一般都要被除去，由氨肽酶水解来完成。

（三）个别氨基酸残基的共价修饰作用

某些蛋白质肽链中存在共价修饰的氨基酸残基，是肽链合成后特异加工产生的，蛋白质的正常生物学功能依赖于这些翻译后修饰。例如，某些氨基酸残基上发生磷酸化、羟基化、甲基化等。

（四）二硫键的形成

多肽链中的二硫键是在肽链合成后，通过两个半胱氨酸，由酶催化或巯基氧化形成，mRNA 中没有胱氨酸相应密码子。二硫键的正确形成对维持蛋白质的空间结构和活性起着重要作用。

（五）亚基间的聚合和连接辅基

许多蛋白质具有两个或两个以上亚基，这些多肽链在合成后，通过非共价键将亚基聚合形成寡聚体，才能表现出生物学活性。例如，血红蛋白分子 $\alpha_2\beta_2$ 亚基的聚合。结合蛋白质的合成中，多肽链需进一步与辅基部分连接起来，才能成为各种结合蛋白质。此外，各种有关的蛋白质还必须与脂类、核酸或血红素等相缔合，形成一定结构的、具有活性的结合蛋白质。

总之，蛋白质生物合成具有重要的意义。蛋白质的生物合成无论在质上还是在量上都要求极高、极准确。在质上，蛋白质的合成需要准确无误地按照遗传信息进行；在量上，又必须与机体的状态相适应，否则将会影响机体的生理功能，从而表现出疾病。

第三节　蛋白质生物合成与医学的关系

一、干扰素抗病毒感染

干扰素是真核细胞被病毒感染后分泌的一类具有抗病毒作用的蛋白质，可抑制病毒的繁殖。干扰素抑制病毒的作用机制包括两个方面：一是干扰素能诱导细胞内特异的蛋白激酶活化，使 eIF-2 磷酸化而失活，从而抑制病毒蛋白质的合成；二是干扰素能与双链 RNA 共同活化特殊的 2′,5′-寡聚腺苷酸合成酶，催化 ATP 聚合，生成核苷酸间以 2′,5′-磷酸二酯键连接的 2′,5′-寡聚腺苷酸多聚物，2′,5′-寡聚腺苷酸多聚物活化核酸内切酶 RNase L，RNase L 可水解病毒 mRNA，从而阻断病毒蛋白质合成。除此之外，干扰素还具有调节细胞生长分化、激活免疫系统等作用，临床使用广泛。干扰素也是继胰岛素之后较早获批在临床广泛使用的基因工程药物。

二、蛋白质生物合成的阻断剂

蛋白质生物合成是很多抗生素和某些毒素的作用靶点。现在，临床应用的很多药物就是通过阻断病原微生物蛋白质合成的某个环节，引起其生长、繁殖障碍，发挥抗菌消炎作用的，如抗生素。

（一）抗生素类阻断剂

某些抗生素可抑制细胞的蛋白质合成过程的不同环节，分别用于抗菌药和抗肿瘤药（表 12-3）。

表 12-3　常用抗生素抑制肽链生物合成的原理与应用

抗生素	作用位点	作用原理	应用
伊短菌素	原核、真核核糖体小亚基	阻碍翻译起始复合物	抗肿瘤药
四环素	原核核糖体小亚基	抑制 tRNA 与小亚基结合	抗菌药
链霉素、新霉素、巴龙霉素	原核核糖体小亚基	改变构象引起读码错误、抑制起始	抗菌药
氯霉素、林可霉素、红霉素	原核核糖体大亚基	抑制转肽酶、阻断肽链延长	抗菌药
嘌呤霉素	原核、真核核糖体	使肽酰基转移到它的氨基上后脱落	抗肿瘤药
放线菌酮	真核核糖体大亚基	抑制转肽酶、阻断肽链延长	医学研究
夫西地酸、微球菌素	EF-G	抑制 EF-G，阻止转位	抗菌药
大观霉素	原核核糖体小亚基	阻止转位	抗菌药

（二）毒素类阻断剂

某些毒素可经不同机制干扰真核生物蛋白质合成而呈现毒性作用。例如白喉毒素是真核细胞蛋白质合成的抑制剂，它作为一种修饰酶，可使 eEF-2 发生 ADP 糖基化，而生成 eEF-2 腺苷二磷酸核糖衍生物，使 eEF-2 失活。

三、重组 DNA 技术

（一）重组 DNA 技术的概念

重组 DNA 技术又称分子克隆或 DNA 克隆，指在体外将两个或两个以上 DNA 分子重新组合并在适当的细胞中增殖形成新 DNA 分子的过程。重组 DNA 技术可组合不同来源的 DNA 序列信息，为在分子水平上研究生命奥秘提供可操作的活体模型。

（二）重组 DNA 技术常用的载体

载体是为携带目的外源 DNA 片段进入宿主细胞进行扩增和表达的运载工具。载体按功能分为克隆载体和表达载体二类。克隆载体用于外源 DNA 片段的克隆和在受体细胞中的扩增；表达载体则用于外源基因的表达。有的载体兼具克隆和表达两种功能。

1. 克隆载体 克隆载体应具备的基本特点：①至少有一个复制起点使载体在宿主细胞中具有自主复制能力或能整合到宿主染色体上与基因组一同复制的能力；②有适宜的限制性酶的单一切位点，供外源 DNA 片段插入；③具有合适的筛选标记，以便区分阳性重组体和阴性重组体，常用的筛选标记有抗药性、酶基因、营养缺陷型或形成噬菌斑的能力等。常用的克隆载体有质粒、噬菌体 DNA 等。

2. 表达载体 依据宿主细胞的不同分为原核表达载体和真核表达载体。原核表达载体用于在原核细胞中表达外源基因，目前应用最广泛的是大肠杆菌表达载体。真核表达载体用于在真核细胞中表达外源基因，主要分为酵母表达载体、昆虫表达载体和哺乳细胞表达载体等。

（三）重组 DNA 技术常用的工具酶

重组 DNA 技术中需要一些工具酶进行操作。对目的基因进行处理时需利用序列特异的限制性核酸内切酶（restriction endonuclease，RE）在准确的位置切割 DNA；在构建重组 DNA 分子时，需在 DNA 连接酶催化下方能使 DNA 片段与载体共价连接。还有一些工具酶也是重组 DNA 技术必不可少的，常用的工具酶见表 12-4。

表 12-4　重组 DNA 技术中常用的工具酶

工具酶	功能
RE	识别特异序列，切割 DNA
DNA 连接酶	催化磷酸二酯键的生成，使 DNA 切口封合或两个 DNA 片段连接
DNA 聚合酶 I	合成双链 cDNA 或片段连接；缺口平移法制作高比活探针；DNA 序列分析；填补 3′-末端
Klenow 片段	常用于 cDNA 第二链合成，双链 DNA3′-末端标记
逆转录酶	合成 cDNA；替代 DNA 聚合酶 I 进行填补，标记或 DNA 序列分析
多聚核苷酸激酶	催化多聚核苷酸 5′-羟基末端磷酸化，或标记探针
末端转移酶	在 3′-羟基末端进行同质多聚物加尾
碱性磷酸酶	切除末端磷酸基

（四）重组 DNA 技术的主要步骤

一个完整的重组 DNA 过程包括五大步骤：目的基因的获取（分）、载体的选择与构建（选）、将目的基因与载体连接（接）、重组 DNA 转入受体细胞（转）、重组体的筛选与鉴定（筛）。

1. 目的基因的获取（分） 分离获取目的 DNA 的主要方法有：①化学合成法，可直接合成目的 DNA，通常用于小分子肽类基因的合成；②从 cDNA 文库和基因组 DNA 文库中获得；③PCR（polymerase chain reaction，PCR）法，可扩增已知两段序列的目的基因或 DNA 片段；④其他方法，如酵母杂交系统等。

2. 载体的选择与构建（选） 针对不同的目的，选择不同的载体，例如主要获得目的 DNA 片段，通常选用克隆载体，想要获取目的 DNA 编码的蛋白质，需选用表达载体。同时还要考虑目的 DNA 大小、受体细胞种类和来源等因素。

3. 将目的基因与载体连接（接）　依据目的基因和载体末端的特点，可采用不同的连接方式：①黏端连接，依靠酶切后的黏末端进行连接，效率高、方向性和准确性强；②平端连接，连接效率较低，同时存在载体自身环化、目的 DNA 双向插入和多拷贝现象等缺点；③黏-平端连接，是目的 DNA 和载体之间通过一端为黏端、另一端为平端的连接方式，目的 DNA 可被定向插入载体。

4. 重组 DNA 转入受体细胞（转）　将重组 DNA 转入宿主细胞的常用方法有：①转化：指将质粒 DNA 或以它为载体构建的重组子直接导入细菌细胞的过程；②转染：将外源基因导入哺乳动物细胞的一系列技术；③感染：是指以病毒为载体，将外源基因导入宿主细胞的过程。

5. 重组体的筛选与鉴定（筛）　目的基因导入受体细胞后，是否可以稳定维持和表达其遗传特性，只有通过筛选与鉴定才能知道。方法有遗传标志筛选、序列特异筛选、亲和筛选等。

6. 克隆基因的表达　以上步骤完成后，便达到目的 DNA 克隆的目的。此外，重组 DNA 技术还可进行目的基因的表达，实现生命科学研究、医药或商业目的，这是基因工程的最终目标。基因工程中的表达系统有原核和真核表达系统。大肠杆菌是当前采用最多的原核表达体系，优点是培养方法简单、迅速、经济而又适合大规模生产工艺，不足之处在于缺乏转录后、翻译后加工修饰，表达蛋白常形成不溶性包涵体，需要经过复性处理后才具有活性。真核表达系统包括酵母、昆虫及哺乳细胞等表达体系，是较理想的蛋白质表达体系，缺点是操作技术难、费时、费钱。

（五）重组 DNA 技术的应用

重组 DNA 技术已广泛应用于生命科学和医学研究、疾病的诊断与防治、法医学鉴定、物种的修饰与改造等诸多领域。下面简要介绍该技术在医学中的应用。

1. 生物制药　利用重组 DNA 技术生产有应用价值的药物是当今医药发展的一个重要方向。一方面可利用重组 DNA 技术改造传统的制药工业，例如改造或创造制药所需的工程菌种，从而提高抗生素、维生素、氨基酸等药物的产量；另一方面可利用重组 DNA 技术生产蛋白质或肽类药物与疫苗等产品。目前上市的基因工程药物已逾百种，部分见表 12-5。

表 12-5　部分基因工程药物与疫苗

产品名称	主要功能
组织纤溶酶原激活剂	抗凝血、溶解血栓
凝血因子Ⅷ、Ⅸ	促进凝血、治疗血友病
粒细胞-巨噬细胞集落刺激因子	刺激白细胞生成
促红细胞生成素	促进红细胞生成、治疗贫血
多种生长因子	刺激细胞生长与分化
生长素	治疗侏儒症
胰岛素	治疗糖尿病

续表

产品名称	主要功能
多种干扰素	抗病毒、抗肿瘤、免疫调节
多种白细胞介素	免疫调节、调节造血
肿瘤坏死因子	杀伤肿瘤细胞、免疫调节
骨形态形成蛋白	修复骨缺损、促进骨折愈合
超氧化物歧化酶	清除自由基、抗组织损伤
单克隆抗体	诊断、肿瘤靶向治疗
乙肝疫苗	预防乙肝
重组 HPV 衣壳蛋白（L_1）	预防 HPV 感染
口服重组 B 亚单位霍乱疫苗	预防霍乱

2. 基因诊断　外源基因的入侵或内源基因结构的改变和表达异常都是疾病产生的重要原因，利用重组 DNA 技术通过检查基因是否存在缺陷或表达异常的基因诊断，不仅能对疾病做出早期的确诊，还能确定疾病的分期分型、疗效检测、预后判断及个体对疾病的易感性等。基因诊断已广泛应用于遗传性疾病、感染性疾病、肿瘤的诊断及法医鉴定等领域。

3. 基因治疗　基因治疗已成为目前医学分子生物学最重要的研究领域之一。基因治疗是以正常基因矫正、替代缺陷基因，或从基因水平调控细胞中缺陷基因表达的一种治疗方法。自 1990 年开始对腺苷脱氨酶缺陷所致的先天性免疫缺陷综合征进行体细胞基因治疗初见成效以来，基因治疗领域已从单基因遗传病扩展到恶性肿瘤、心血管疾病、神经系统疾病、代谢性疾病等。

知识链接

第一例人体基因治疗试验

Ashanthi DeSilva 是一位普通的美国姑娘，1990 年 9 月 14 日，当时她 4 岁。美国国立卫生研究院（NIH）的 W. French Anderson 博士与其同事在经历了多年的实验室研究，科学与伦理学争论后，被获准实施人类历史上第一例基因治疗的临床试验，Ashanthi DeSilva 生来缺乏腺苷脱氨酶（Adenosine Deaminase，ADA）基因，致使细胞内脱氧腺苷大量积累，导致 T 淋巴细胞中毒死亡，因而患有重症联合免疫综合征（severe combined immunodeficiency，SCID）。这是一种非常罕见的遗传疾病，会导致患者缺乏一个健康完备的免疫系统，为了防止感染，她只能生活在"与世隔绝"的无菌病房。在这次临床试验中，医生们用梯度分离患儿离体血细胞得到单核细胞，培养这些细胞并刺激 T 淋巴细胞分化，与携带正常 ADA 基因和 NEO 基因（新霉素抗性基因）的载体共培养数日，然后将 T 细胞输回患儿体内。经过多次基因治疗，患儿免疫功能增强，较少感染，从密闭环境转入正常人生活，这就成为第一例成功的基因治疗试验。

4. 遗传病的预防 利用重组 DNA 技术可以通过母体血循环中的胎儿细胞进行基因缺陷的分析，进行更加安全的产前诊断；可以通过基因测试检出阴性遗传病携带者，指导婚姻和计划生育；可以在单基因紊乱综合征发生前作出预测，指导其工作与生活；多基因缺陷的存在使个体易于发病，早期检测有利于疾病的预防。重组 DNA 技术可以从根本上认识、理解一种遗传病的发病机制，为寻求可能的治疗途径和预测疗效提供了有力手段；而后通过诊断技巧与治疗、预防能力的结合，杜绝遗传性疾病的发生和流行。

本 章 小 结

蛋白质的生物合成是由 tRNA 携带和转运特定氨基酸，在核糖体上按照 mRNA 所提供的编码信息合成特定多肽链的过程。

mRNA 是蛋白质合成的直接模板。其 5′-末端到 3′-末端的核苷酸顺序决定了肽链 N-端到 C-端氨基酸的排列顺序。相邻 3 个核苷酸构成 1 个密码子，密码子具有方向性、连续性、通用性、简并性及摆动性。

tRNA 是结合并转运氨基酸的工具，其通过反密码子-密码子识别为多肽链提供特定氨基酸。

肽链的合成是在核糖体上进行的，其过程包括肽链合成的起始、延长和终止三阶段。起始过程是在起始因子的协助下，形成起始复合物。肽链延长依靠重复进行的进位、成肽和转位三步反应的核糖体循环。终止密码出现在 A 位时，释放因子 RF 进入 A 位，合成终止。合成的多肽链需要经过翻译后加工修饰方具有生物学活性。

重组 DNA 技术是在体外将 2 个或 2 个以上 DNA 分子重新组合并在适当细胞中增殖形成新 DNA 分子的过程，其基本过程包括目的基因的获取（分）、载体的选择与构建（选）、将目的基因与载体连接（接）、重组 DNA 转入受体细胞（转）、重组体的筛选与鉴定（筛）等步骤。

重组 DNA 技术已在生物制药、疾病基因的发现与克隆、基因诊断与基因治疗等诸多领域得到了广泛应用。

第十三章　肝的生物化学

▍学习目标

　　掌握肝在物质代谢中的特殊作用；肝的生物转化作用的概念、反应类型、特点及影响因素；胆红素在体内的正常代谢过程；黄疸的概念和分类。

　　熟悉胆汁酸的分类、功能及其代谢过程；胆色素的正常代谢。

　　了解肝脏结构与功能的关系；胆红素代谢障碍与黄疸的关系。

　　成人肝组织重约 1.5kg，是人体最大的腺体。肝不仅在糖、脂质、蛋白质、核酸、维生素和激素的代谢过程中起重要作用，而且还是胆汁酸代谢、胆色素代谢和非营养物质生物转化的重要器官，是物质代谢相互联系的重要场所，被誉为"物质代谢的中枢器官"。

　　肝在物质代谢中的重要性是由它的形态结构和化学组成特点决定的。肝的形态结构特点如下：①肝有两条入肝的血管（肝动脉和门静脉），肝既能从肝动脉获得氧气，又能从门静脉获得营养物质，为肝进行物质代谢创造了良好的条件。②肝有两条输出的通道（肝静脉与胆道系统），肝静脉与体循环相连，将肝的代谢产物运输到其他组织，或排出体外；胆道系统与肠道相连，将肝的代谢产物、有毒物质和解毒产物排入肠道。③肝有丰富的肝血窦，血液在此流速缓慢，有利于肝细胞与血液间进行物质交换。④肝细胞有丰富的线粒体、内质网、高尔基体、微粒体、溶酶体和过氧化物酶体等亚细胞结构。线粒体是糖、脂肪和氨基酸等物质氧化供能的场所；内质网是脂质合成的场所；富含生物转化酶类的微粒体是生物转化的主要场所。肝的化学组成特点是蛋白质含量高，约占其干重的 1/2，其中一部分是膜蛋白，其余主要是酶类，有些酶是肝细胞所特有的。丰富的酶类和完备的酶体系使肝脏在物质代谢和生物转化中具有重要作用。因此，肝发生疾病就会影响机体的生命活动，严重时可危及生命，维持肝的正常功能对机体有着极其重要的意义。

第一节　肝在物质代谢中的作用

一、肝在糖代谢中的作用

　　肝在糖代谢中最重要的作用是通过肝糖原代谢和糖异生作用来维持血糖浓度的相对

稳定。饱食状态下血糖浓度升高，大量的葡萄糖被肝细胞摄取并合成为肝糖原储存起来；空腹状态下血糖浓度降低，肝脏将肝糖原分解为葡萄糖，释放入血，补充血糖，以供肝外组织利用；饥饿十几小时后肝糖原几乎被耗尽，肝通过糖异生合成葡萄糖，补充血糖，维持血糖浓度恒定；肝严重受损时肝糖原代谢及糖异生作用降低，血糖浓度难以维持正常，进食后会出现一过性高血糖，饥饿时则出现低血糖；由于肝糖原储量有限，所以当大量葡萄糖被肝细胞摄取之后，过多的葡萄糖可转化成脂肪，并以 VLDL 的形式向肝外输出。

二、肝在脂质代谢中的作用

肝在脂质的消化、吸收、分解、合成和运输等代谢中起重要作用。

1. 肝促进脂质的消化吸收 肝可将胆固醇转化成胆汁酸，汇入胆汁，通过胆总管排入十二指肠，作为乳化剂乳化脂质，促进脂质的消化吸收。如果肝胆疾患导致胆汁酸分泌减少，或胆道阻塞导致胆汁排泄受阻，会引起脂质的消化吸收障碍，出现厌油和脂肪泻等临床症状。

2. 肝是脂肪酸分解、合成和改造的主要场所 肝中脂肪酸的分解和合成代谢十分活跃，这是因为肝细胞内有丰富的脂肪酸分解酶系（脂肪酸 β-氧化酶系）和脂肪酸合成酶系。

3. 肝是合成酮体的唯一场所 肝组织可用脂肪酸分解产生的乙酰 CoA 合成酮体，通过血液运输到肝外组织氧化供能。

4. 肝是胆固醇代谢的主要场所 肝合成的胆固醇占全身合成胆固醇总量的 80%，是血浆胆固醇的主要来源；肝可进一步将胆固醇转化成胆固醇酯；肝以血浆脂蛋白的形式向肝外输出胆固醇和胆固醇酯；肝将胆固醇转化成胆汁酸并汇入胆囊；肝向血液释放卵磷脂-胆固醇酰基转移酶，与 HDL 共同清除血浆游离胆固醇。

5. 肝是磷脂合成的场所 肝是体内磷脂合成量最多、合成速度最快的场所，并且进一步将其组装成脂蛋白，向肝外运输。

6. 清蛋白是游离脂肪酸的运输工具 肝合成的清蛋白是脂肪动员释放的游离脂肪酸的运输工具。

三、肝在蛋白质代谢中的作用

肝的蛋白质及氨基酸代谢非常活跃，尤其是在蛋白质的合成、氨基酸的分解和尿素的合成过程中具有重要作用。

1. 肝是合成蛋白质的重要场所 肝合成蛋白质的能力特别强，多种血浆蛋白质是由肝合成的。其合成蛋白质的特点是：①合成量多：在人体各组织器官中，肝的蛋白质合成量最多，占全身蛋白质合成量的 40% 以上。②更新快：肝内蛋白质的更新速度为肌肉蛋白质的 18 倍。③种类多：在血浆中，除 γ 球蛋白之外，其他血浆蛋白大多在肝合成。

肝是清蛋白合成的唯一器官，清蛋白是血浆中含量最高的蛋白质。正常人血浆中清蛋白（albumin，A）的含量是 35～55g/L，球蛋白（globulin，G）的含量是 20～30g/L，A/G 比值是 1.5～2.5。清蛋白的分子量小，含量多，是维持血浆胶体渗透压的主要因素。当机体营养不良或肝功能紊乱时，肝细胞合成清蛋白的能力下降，血浆中清蛋白浓度降低，可致 A/G 比值下降，甚至倒置，血浆胶体渗透压降低，此时可出现水肿。此外，当肝受损时，肝合成凝血因子、纤维蛋白原和凝血酶原等不足，可导致凝血功能障碍，出血、凝血时间延长，患者可有出血倾向。

> **知识链接**
>
> ### 甲胎蛋白
>
> 甲胎蛋白（α-fetoprotein，AFP）是胚胎肝细胞合成的一种血浆蛋白，胎儿出生后 AFP 基因受到阻遏，不再表达，因而正常人血浆中难以检测到 AFP。原发性肝癌患者癌细胞中 AFP 基因被激活，其血浆中可检测出 AFP。因此，检测血浆 AFP 对原发性肝癌的诊断有一定的意义。

2. 肝是分解氨基酸的主要场所　肝细胞内含有丰富的氨基酸代谢酶，所以氨基酸代谢非常活跃，包括氨基酸的转氨基、脱氨基、脱羧基及其他特殊代谢都能在肝组织中进行。当肝受损时，肝细胞通透性增加，血液中某些氨基酸代谢酶（如谷-丙转氨酶）的浓度会升高，临床上常作为诊断肝受损的重要指标。

3. 肝是清除血氨、合成尿素的主要场所　肠道腐败作用产生的氨和各组织氨基酸分解产生的氨在肝通过鸟氨酸循环合成尿素，以解氨毒。肝病变导致尿素合成下降，血氨浓度升高，可导致氨中毒，进而引起神经系统症状，严重时形成肝性脑病。

四、肝在维生素代谢中的作用

肝参与维生素的吸收、转化和储存。肝分泌的胆汁促进脂溶性维生素的吸收；肝是维生素 A、D、E、K 和 B_{12} 主要的储存场所；肝参与维生素的代谢转化，例如将胡萝卜素转化成 Vit A，将 Vit D_3 转化成 25-(OH)-D_3，将维生素 PP 合成 NAD^+ 和 $NADP^+$，将维生素 B_1 转化为 TPP 等。

五、肝在激素代谢中的作用

激素在体内发挥调节作用后，主要在肝被分解或转化，从而降低或失去活性，此过程称为激素的灭活作用。激素主要在肝中灭活，灭活后其极性增大，水溶性增强，易于随尿液及胆汁等排出体外。激素的生成与灭活形成动态平衡，肝疾患时对激素的灭活作用降低，造成某些激素在体内蓄积，导致代谢紊乱。例如，雌激素过多可刺激局部毛细血管增生、扩张，出现"蜘蛛痣"或"肝掌"；醛固酮和抗利尿激素积累可引起水、钠潴留而出现水肿或腹水等。

第二节　肝的生物转化作用

一、生物转化概述

（一）生物转化概念

在生命活动过程中，体内产生或从体外摄取的某些物质既不能构成组织成分，又不能氧化供能，常将这类物质称为非营养物质。肝可将这些非营养物质进行转化，使其极性增加，水溶性增强，易于随胆汁或尿液等排出体外，这一过程称为生物转化。

非营养物质按其来源可分为内源性物质和外源性物质两类：内源性物质包括代谢产物和代谢中间物（例如氨、胆红素）以及具有生物活性的物质（例如激素、神经递质等）。外源性物质包括日常生活接触的异源物质（例如食品添加剂、药物、毒物、环境污染物等）以及蛋白质的腐败产物（例如胺类、酚、吲哚和硫化氢等）。

（二）生物转化的部位

肝是进行生物转化的主要场所，这是因为在肝细胞内存在着大量参与生物转化的酶类。除此之外，其他组织，例如肾脏、胃肠道、脾和皮肤也能进行部分生物转化。

（三）生物转化的生理意义

机体通过对非营养物质的生物转化，一方面可以使这些物质极性增加，水溶性增强，使其转化为易于从尿液或胆汁排泄的物质；另一方面可以改变非营养物质的活性或毒性。

二、生物转化反应类型

生物转化过程包括多种化学反应，可归纳为第一相反应和第二相反应。第一相反应包括氧化、还原和水解反应，第二相反应为结合反应。

（一）第一相反应

许多非营养物质经过第一相反应后，非极性基团转化成极性基团，水溶性增强或使其分解，易于排出体外。

1. 氧化反应　氧化反应是生物转化反应中最常见的反应类型。肝细胞含有参与生物转化的各种氧化酶类，例如单加氧酶系、单胺氧化酶和脱氢酶等。

（1）单加氧酶系　肝细胞内存在多种氧化酶系，其中最主要的是依赖细胞色素 P_{450} 的单加氧酶，又称混合功能氧化酶。该酶系位于微粒体内，可直接激活 O_2，使一个氧原子加到底物分子上，另一个氧原子被 $NADPH + H^+$ 还原成水。该酶系中羟化酶含细胞色素 P_{450}，能羟化多种脂溶性物质。大多数氧化反应均通过此酶系进行。该酶系催化的化学反应过程见图 13-1，基本反应方程式如下：

$$RH + O_2 + NADPH + H^+ \longrightarrow ROH + NADP^+ + H_2O$$

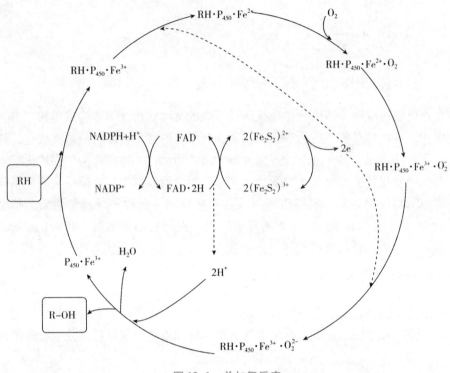

图 13-1 单加氧反应

单加氧酶的氧化作用不仅增加了药物或毒物的水溶性，使其有利于排泄，而且是许多物质代谢不可缺少的步骤。

（2）单胺氧化酶 单胺氧化酶（monoamine oxidase，MAO）存在于线粒体内，可催化胺类物质发生氧化脱氨基反应而消除其毒性。组胺、尸胺和酪胺等可通过此反应生成相应的醛类，再经醛脱氢酶催化生成酸。该酶催化的基本反应如下：

$$RCH_2NH_2 + O_2 + H_2O \longrightarrow RCHO + NH_3 + H_2O_2$$
$$RCHO + NAD^+ + H_2O \longrightarrow RCOOH + NADH + H^+$$

（3）醇脱氢酶和醛脱氢酶 醇脱氢酶和醛脱氢酶位于细胞液和微粒体内，其辅酶为 NAD^+，醇脱氢酶可催化醇氧化成醛，再经醛脱氢酶，生成酸。例如乙醇在肝中的生物转化反应如下：

$$CH_3CH_2OH \xrightarrow[NAD^+ \quad NADH+H^+]{\text{醇脱氢酶}} CH_3CHO \xrightarrow[H_2O+NAD^+ \quad NADH+H^+]{\text{醛脱氢酶}} CH_3COOH$$

2. 还原反应 主要在肝微粒体内进行，催化还原反应的酶类包括硝基还原酶和偶氮还原酶，分别催化硝基化合物与偶氮化合物从 NADH 或 NADPH 接受氢，还原成相应的胺。其反应方程式如下：

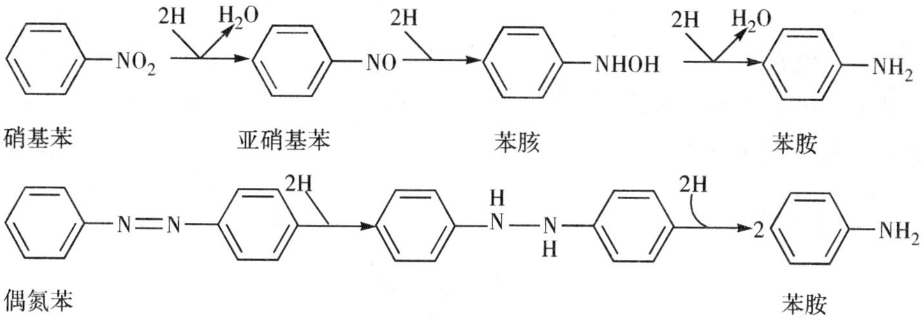

硝基苯 亚硝基苯 苯胲 苯胺

偶氮苯 苯胺

3. 水解反应 肝细胞微粒体和细胞液内含有多种水解酶，可水解脂质、酰胺类和糖苷类化合物，以消除或减弱其活性。不过，这些水解产物通常还需经过进一步转化（特别是第二相反应）才能排出体外。该类酶分布广泛，人肝中水解酶类可催化乙酰水杨酸（阿司匹林）、乙酰苯胺、普鲁卡因、利多卡因及简单的脂肪族酯类的水解。例如：

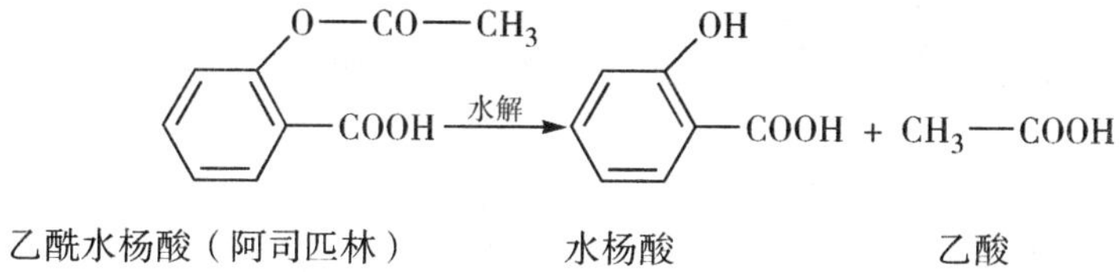

乙酰水杨酸（阿司匹林） 水杨酸 乙酸

（二）第二相反应

有些物质经过第一相反应后还必须再经过第二相反应继续转化，即与一些极性更强的基团结合。结合之后一方面提高其溶解度，使其易于随尿液或胆汁排出体外；另一方面也使其生物活性发生明显变化。例如，醛固酮与葡萄糖醛酸结合而灭活并易于排出体外。

肝细胞含有许多催化结合反应的酶类，结合反应的类型有多种。凡含有羟基、羧基或氨基的药物、毒物或激素均可以与葡萄糖醛酸、硫酸、谷胱甘肽、甘氨酸等发生结合反应，或进行酰基化、甲基化反应。其中与葡萄糖醛酸、硫酸和酰基的结合反应最为普遍。结合基团通常来自活性供体，例如葡萄糖醛酸的活性供体为 UDP-葡萄糖醛酸。结合反应的主要类型见表13-1。

表 13-1 结合反应的主要类型

结合反应	结合基团	结合基供体	催化酶类	结合场所
葡萄糖醛酸结合反应	葡萄糖醛酸基	UDP-葡萄糖醛酸	UDP-葡萄糖醛酸基转移酶	微粒体、内质网膜
硫酸结合反应	硫酸基	PAPS	磺基转移酶	细胞质
甘氨酸结合反应	甘氨酸基	甘氨酸	酰基转移酶	微粒体
谷胱甘肽结合反应	谷胱甘肽	谷胱甘肽	谷胱甘肽-S-转移酶	细胞质
甲基结合反应	甲基	SAM	甲基转移酶	细胞质
乙酰基结合反应	乙酰基	乙酰 CoA	乙酰基转移酶	细胞质

1. 葡萄糖醛酸结合反应　肝细胞微粒体富含葡萄糖醛酸转移酶，催化 UDP-葡萄糖醛酸分子中的葡萄糖醛酸基转移到含有羟基、羧基或巯基的某些毒物或药物分子上去，使其易于排出。酚、苯甲酸、胆红素、类固醇激素、吗啡、苯巴比妥类药物等均可在肝与葡萄糖醛酸结合而进行生物转化。例如：苯酚与 UDP-葡萄糖醛酸的结合反应。

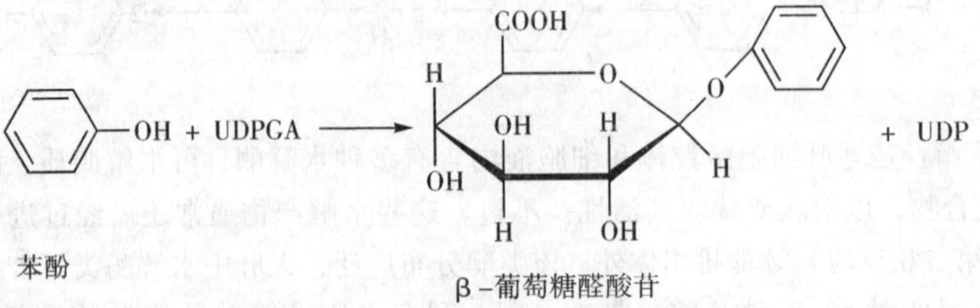

苯酚　　　　　　　　　　　β-葡萄糖醛酸苷

2. 硫酸结合反应　肝细胞液含有硫酸转移酶，它能将硫酸基从 3′-磷酸腺苷-5′-磷酸硫酸（PAPS）转移到各种醇、酚的羟基上或芳香胺的氨基上，生成相应的硫酸酯。例如：雌酮在肝内与硫酸结合而失活。

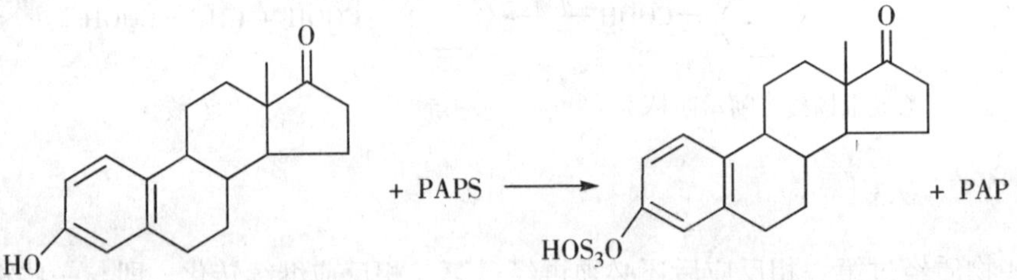

3. 乙酰基结合反应　肝细胞液含有乙酰基转移酶，它能将乙酰基从乙酰 CoA 转移给芳香胺，生成乙酰基化合物。例如对氨基苯磺酰胺（磺胺类药物）及抗结核药异烟肼在肝经乙酰化而失去作用。异烟肼与乙酰基的结合反应如下：

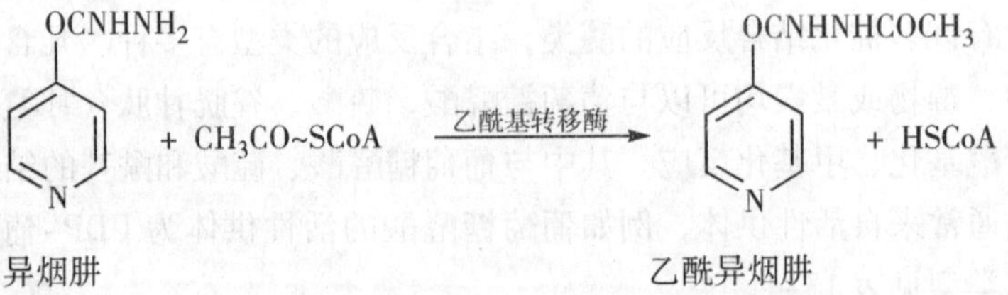

异烟肼　　　　　　　　　　乙酰异烟肼

值得注意的是，磺胺类药物与乙酰基结合后溶解度反而降低，容易在酸性尿液中析出，故应加服小苏打，提高其溶解度，使之易于随尿液排出。

4. 甲基结合反应　肝细胞液含有甲基转移酶，它能将 S-腺苷甲硫氨酸上的甲基转移给含有羟基、巯基或氨基的化合物，使其甲基化。

5. 甘氨酸结合反应　某些毒物、药物的羧基与辅酶 A 结合形成酰基辅酶 A 后，在酰基 CoA 氨基酸 N-酰基转移酶催化下与甘氨酸结合，生成相应的结合产物。例如马尿酸的生成。

苯甲酸　　　　　　　　苯甲酰CoA　　　　　　　　马尿酸

由上可见，肝的生物转化作用范围广，很多有毒的物质进入人体后迅速在肝进行解毒，这是一方面。另一方面，有些物质通过生物转化，其活性或毒性反而加强，即不是灭活而是激活。正是由于这些有害物质容易在肝聚集，如果毒物的量过多，也容易对肝造成损伤，因此，对肝病患者，要限制服用主要在肝内代谢的药物，以免中毒。

三、生物转化的特点

生物转化具有转化反应的连续性、多样性以及解毒致毒的双重性等特点。

1. 连续性和多样性　一种物质的生物转化过程往往较为复杂，需要连续反应，产生多种产物；而且大多先进行第一相反应，再进行第二相反应。例如，乙酰水杨酸先水解成乙酸和水杨酸，后者再与葡萄糖醛酸结合；也可以在水解后先氧化成羟基水杨酸，再与葡萄糖醛酸结合，因此在尿中出现的转化产物可有多种形式。

2. 解毒与致毒双重性　一种物质在体内经过生物转化作用后，其毒性可能减弱（解毒），也可能增强（致毒）。例如，3,4-苯并芘是存在于烟草中的一种多核芳香族化合物，本身并无致癌作用，但进入人体后，由肝微粒体环氧化酶和水合酶催化最终形成3,4-苯并芘-7,8-二氢二醇-9,10-环氧化物，是一种强烈的致癌物。

四、生物转化的影响因素

肝的生物转化作用受年龄、性别、疾病、诱导物、抑制物等因素的影响。新生儿肝生物转化酶系统发育尚未完善，对药物和毒物的耐受性较差，易出现中毒现象，例如氯霉素中毒所致的"灰婴综合征"。老年人脏器功能退化，生物转化能力下降，所以某些药物在血中的浓度相对较高，例如，安替匹林和保泰松的半衰期青年人分别为12小时和81小时，老年人分别为17小时和105小时。不同性别肝微粒体药物转化酶活性也不同，例如，氨基比林在男性体内的半衰期为13.4小时，而在女性体内则为10.3小时，这可能与不同性激素对药物转化酶的影响不同有关。肝功能不良可导致生物转化能力下降，药物或毒物灭活能力减弱，所以肝病患者应当慎重用药。某些因素产生的诱导和抑制作用也可影响生物转化作用，例如，吸烟者对烟碱有较强的耐受力；长期服用某些药物可诱导相关酶的合成而出现耐药性；同时服用几种药物可发生药物之间对酶的竞争性抑制作用，从而影响它们的生物转化，因此，临床用药应考虑到上述因素。

第三节 胆汁酸代谢

一、胆汁

胆汁是由肝细胞分泌的一种液体，经肝内胆道系统汇入胆囊，经胆总管排入十二指肠。正常人每天分泌胆汁 300～700mL。肝细胞初分泌的胆汁清澈透明，呈金黄色，称为肝胆汁。肝胆汁汇入胆囊后，胆囊壁从中吸收水和其他一些成分，并分泌黏蛋白掺入，使其浓缩 5～10 倍，成为暗褐色黏稠不透明的胆囊胆汁。肝胆汁与胆囊胆汁成分比较见表 13-2。

表 13-2　肝胆汁与胆囊胆汁成分比较

参数	肝胆汁	胆囊胆汁	参数	肝胆汁	胆囊胆汁
pH	7.5	6.0	总脂肪酸（g/L）	2.7	24
Na^+（mmol/L）	141～165	220	胆色素（g/L）	1～2	3
K^+（mmol/L）	2.7～6.7	14	磷脂（g/L）	1.4～8.1	34
Ca^{2+}（mmol/L）	1.2～3.2	15	胆固醇（g/L）	1～3.2	6.3
Cl^-（mmol/L）	77～177	31	蛋白质（g/L）	2～20	4.5
HCO_3^-（mmol/L）	12～25	19	渗透浓度（mmol/L）	300	300
胆汁酸（g/L）	3～45	32			

胆汁的主要成分是胆汁酸，此外还有脂肪酶、磷脂酶、淀粉酶、磷酸酶及从消化道吸收的药物、毒物、重金属盐等。因此，胆汁既作为消化液参与脂质的消化吸收，又作为排泄液将某些代谢产物和生物转化产物排出体外。

二、胆汁酸代谢

（一）胆汁酸的分类

胆汁酸是胆汁的主要成分，按结构分为两类：一类是游离胆汁酸，包括胆酸、脱氧胆酸、鹅脱氧胆酸和石胆酸；另一类是上述四种游离胆汁酸与甘氨酸或牛磺酸结合形成的 8 种结合胆汁酸。

胆汁酸也可按其来源分为两类：一类是由胆固醇转化生成的胆酸、鹅脱氧胆酸及相应的结合胆汁酸，称为初级胆汁酸；另一类是由初级胆汁酸转化生成的脱氧胆酸、石胆酸及相应的结合胆汁酸，称为次级胆汁酸。胆汁酸的分类见表 13-3。

表 13-3　胆汁酸的分类见表

来源分类	结构分类	
	游离胆汁酸	结合胆汁酸
初级胆汁酸	胆酸	甘氨胆酸、牛磺胆酸
	鹅脱氧胆酸	甘氨鹅脱氧胆酸、牛磺鹅脱氧胆酸
次级胆汁酸	脱氧胆酸	甘氨脱氧胆酸、牛磺脱氧胆酸
	石胆酸	甘氨石胆酸、牛磺石胆酸

（二）胆汁酸的代谢

胆汁酸是胆固醇的代谢产物，胆汁酸代谢包括胆汁酸的生成、转化、排泄和重吸收以及胆汁酸的肠-肝循环。

1. 初级游离胆汁酸的生成　肝细胞以胆固醇为原料合成初级胆汁酸。胆固醇首先由位于微粒体内的胆固醇 7α-羟化酶催化生成 7α-羟胆固醇，然后再经羟化、加氢、氧化、侧链修饰等一系列酶促反应生成初级游离胆汁酸。胆汁酸合成的限速酶是胆固醇 7α-羟化酶。

2. 初级结合胆汁酸的生成　在肝细胞内，游离胆汁酸与甘氨酸或牛磺酸结合生成结合胆汁酸，随胆汁排入肠道。

3. 次级胆汁酸的生成　结合胆汁酸随胆汁入肠，在小肠下段和大肠上段受肠道细菌的作用，一部分水解脱去甘氨酸或牛磺酸，重新生成游离胆汁酸，其中的一部分胆酸和鹅脱氧胆酸发生 7 位还原脱氧，分别生成脱氧胆酸和石胆酸，即次级游离胆汁酸。次级游离胆汁酸部分被肠黏膜吸收经门静脉入肝，在肝内再与甘氨酸或牛磺酸结合生成次级结合胆汁酸。

4. 胆汁酸的肠-肝循环　在进食脂质物质后，胆囊收缩，胆汁酸随胆汁排入十二指肠，参与脂质消化吸收，之后约有 95% 被重吸收。肠道中的石胆酸（约为 5%）由于溶解度小，一般不被重吸收，直接随粪便排出。其中，结合胆汁酸在回肠部位以主动吸收为主，游离胆汁酸在肠道各部位被动吸收。重吸收的胆汁酸经门静脉入肝，其中游离胆汁酸重新转化成结合胆汁酸并汇入胆汁，随胆汁入肠。上述过程构成胆汁酸的肠-肝循环（图 13-2）。

成人体内共有胆汁酸 3 ~ 5g，在量上不能满足脂质消化吸收的需要。通过每日 6 ~ 12 次的肠-肝循环，可使有限的胆汁酸反复利用，及时消化吸收食物脂质。

（三）胆汁酸的功能

作为胆固醇的转化产物，胆汁酸具有较高的亲水性，既直接参与食物脂质的消化吸收，又成为胆固醇的主要排泄形式，并促进胆固醇的直接排泄。

1. 胆汁酸参与食物脂质的消化吸收　胆汁酸分子结构中具有亲水和疏水两个侧面，能够乳化脂质，扩大脂质和脂酶的接触面，促进脂质的消化。胆汁酸与单酰甘油、胆固

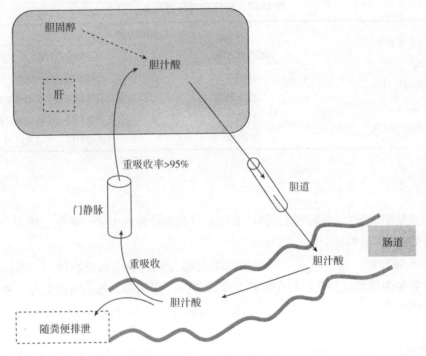

图 13-2 胆汁酸的肠-肝循环

醇、溶血磷脂、脂溶性维生素等形成微团，易于被肠黏膜细胞吸收。

2. 胆汁酸是胆固醇的主要排泄形式 正常人每日有 0.4 ~ 0.6g 胆固醇在肝中转化成胆汁酸，经肠道排出。

3. 胆汁酸抑制胆汁中胆固醇的析出 部分胆固醇可随胆汁汇入胆囊。随着胆汁在胆囊中的进一步浓缩，难溶于水的胆固醇较易析出。胆汁中的胆汁酸和卵磷脂可与胆固醇形成微团，阻止其析出。胆汁的胆固醇含量过高、肝脏的胆汁酸生成能力下降、肠-肝循环减少、胆汁酸重吸收不足等会造成胆汁中胆汁酸和卵磷脂与胆固醇的比值下降（小于 10∶1），导致胆固醇析出，形成结石。

第四节 胆色素代谢与黄疸

铁卟啉是血红蛋白、肌红蛋白、过氧化物酶、过氧化氢酶和细胞色素等的辅基，其主要分解产物是胆色素。胆色素主要包括胆红素、胆绿素、胆素原和胆素等。其中胆红素呈橙黄色，是胆色素的主要成分，也是胆汁中的主要色素。

一、胆红素的生成

正常人每天产生 250 ~ 350mg 的胆红素，其中 70% 是衰老红细胞血红蛋白的铁卟啉降解产物（图 13-3）。①衰老红细胞被单核-吞噬细胞系统（骨髓、肝、脾）破坏，释放出血红蛋白。②血红蛋白分解成珠蛋白和血红素。珠蛋白降解成氨基酸，被机体再利用。③血红素在 O_2 和 NADPH 的参与下，由单核-吞噬细胞系统微粒体内的血红素加氧酶催化裂解成胆绿素，并释放出 CO 和 Fe^{2+}。Fe^{2+} 与铁蛋白结合供再利用。④胆绿素在细胞液中胆绿素还原酶的作用下，由 NADPH 还原成胆红素。这种胆红素将直接释放入血，称为血胆红素，又称为游离胆红素或未结合胆红素。

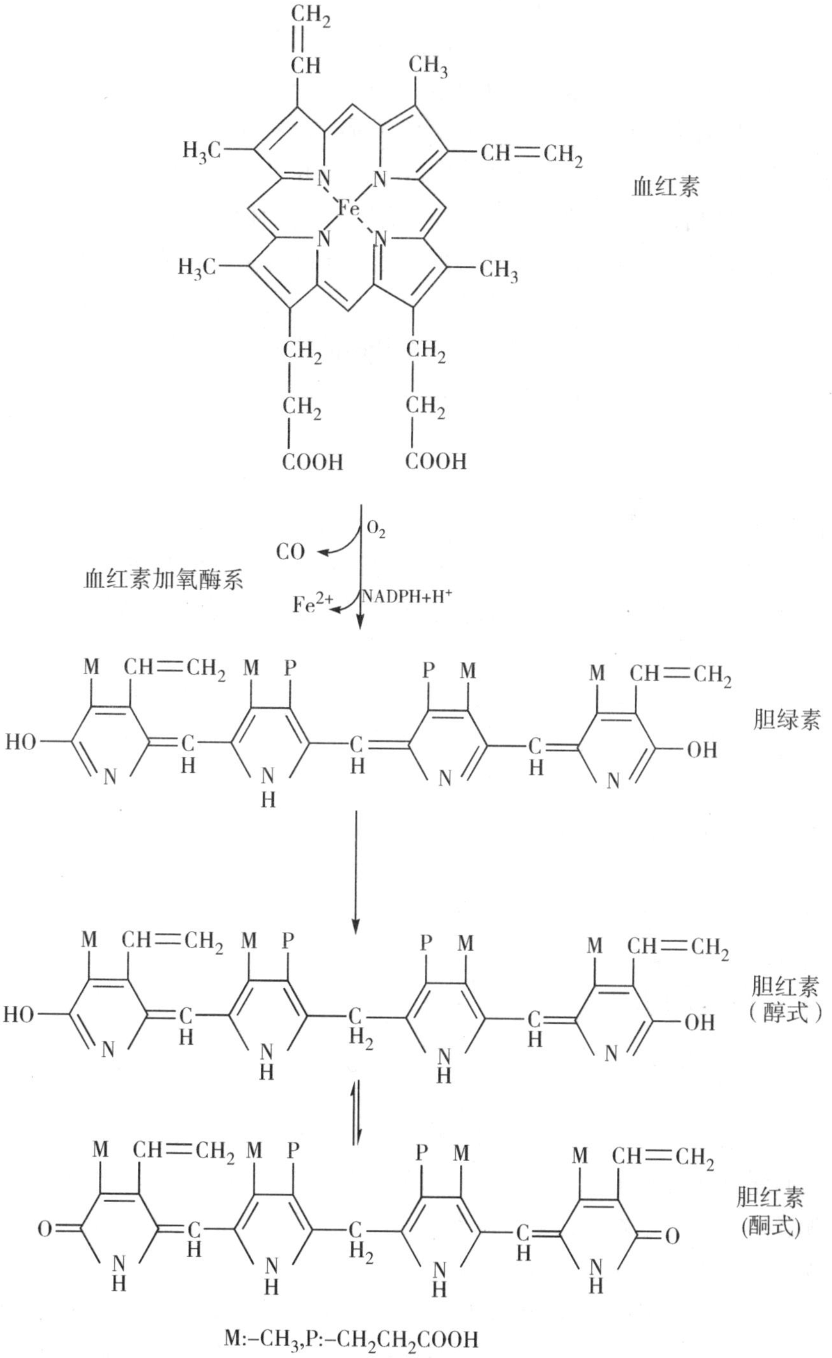

图 13-3　游离胆红素的生成

二、胆红素在血中的运输

游离胆红素通过分子内氢键形成卷曲构象，因而具有疏水性。游离胆红素虽然难溶于水，但与血浆清蛋白有极高的亲和力，所以入血后形成胆红素-清蛋白复合物。游离胆红素具有细胞毒性，胆红素-清蛋白复合物的形成既促进其在血浆中的运输，又限制其进入细胞造成损害，还阻止其透过肾小球滤过膜，因而尿中不会出现游离胆红素。

正常情况下，胆红素在血浆中的浓度只有 0.1 ~ 1.0mg/dL（1.7 ~ 17.1μmol/L），而 100mL 血浆中的清蛋白可结合 25mg 胆红素，所以血浆清蛋白可以结合全部游离胆红素。如果血浆清蛋白含量下降、清蛋白与胆红素的亲和力下降或外源物质（例如磺胺类药物和某些食品添加剂等）竞争性地与清蛋白结合，可促使游离胆红素从血浆向组织转移，对组织细胞造成损害。如果过多的游离胆红素与脑部基底核神经元的脂质结合，会干扰脑的正常功能，称为胆红素脑病或核黄疸。新生儿由于血脑屏障发育不全，游离胆红素更易进入脑组织，所以对血浆游离胆红素升高的疾病应谨慎用药，例如，新生儿高胆红素血症和先天性家族性非溶血性黄疸。

三、胆红素在肝中的转化

肝细胞对游离胆红素的代谢包括摄取、转化和排泄三个阶段。

1. 摄取　胆红素-清蛋白复合物随血液运输到肝后，胆红素与清蛋白分离。胆红素通过特异性膜受体进入肝细胞，并与细胞液内的载体蛋白结合，形成胆红素-载体蛋白复合物，向滑面内质网转运。

肝细胞有 Y 和 Z 两种载体蛋白，其中 Y 蛋白含量多，亲和力强，因而是主要的载体蛋白。不过，其他物质如类固醇等也可与 Y 蛋白结合，从而竞争性地抑制 Y 蛋白与胆红素的结合。另外，新生儿在出生 7 周之后 Y 蛋白水平才能接近成人。某些药物如苯巴比妥可诱导合成 Y 蛋白，促进胆红素的转运，故临床上应用苯巴比妥来消除新生儿生理性黄疸。

2. 转化　在滑面内质网，胆红素从 UDP-葡萄糖醛酸获得两个葡萄糖醛酸，生成胆红素二葡萄糖醛酸酯，称为肝胆红素或结合胆红素。

3. 排泄　结合胆红素的水溶性强，易于从肝细胞分泌，汇入胆汁，并排入肠道。

四、胆红素在肠道中的转化

排入肠道的结合胆红素在肠道细菌的作用下脱去葡萄糖醛酸，再还原成无色的胆素原，包括尿胆素原和粪胆素原。80% ~ 90% 的胆素原在肠道下段被空气氧化成黄褐色的粪胆素，随粪便排出，是粪便的主要色素。当胆道完全梗阻时，结合胆红素不能排入肠道，没有粪胆素生成，粪便呈灰白色，形成陶土便。

肠腔中部分胆素原由肠道重吸收，经门静脉重吸收回肝脏。重吸收的胆素原大部分仍以原形排至肠道，形成胆素原的肠-肝循环；其余进入体循环，随尿排出，在接触空气后氧化成尿胆素，是尿液的主要色素。正常人每日从尿中排出胆素原 0.5 ~ 4mg。胆红素的正常代谢过程可概括表示，如图 13-4 所示。

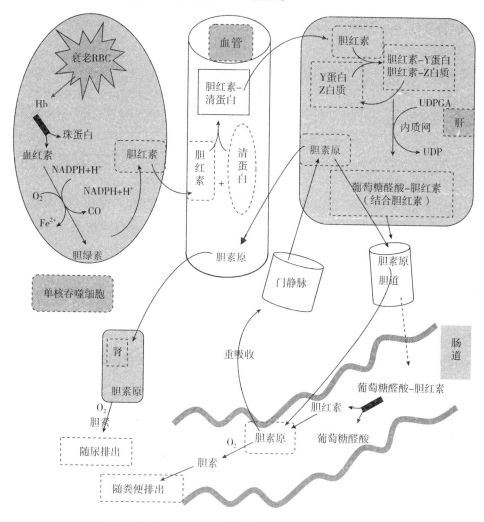

图 13-4　胆色素代谢及胆素原的肠-肝循环示意图

从胆红素的代谢过程可见，正常体内存在的胆红素主要有游离胆红素和结合胆红素两种形式。游离胆红素由于存在分子内氢键，不能直接与重氮试剂反应，须先用乙醇或尿素破坏氢键，才能与重氮试剂生成紫红色偶氮化合物，所以又称为间接胆红素；而结合胆红素不存在分子内氢键，可以直接与重氮试剂反应，形成紫红色偶氮化合物，所以又称为直接胆红素（表 13-4）。

肝转化胆红素的过程是一个解毒过程。游离胆红素是一种有毒的脂溶性物质，极易通过扩散穿过细胞膜进入细胞、特别是富含脂质的神经细胞，对细胞产生毒性损害。肝可以有效摄取血浆游离胆红素，并将其转化成结合胆红素，提高其极性和水溶性，使其易于随胆汁排入肠道。研究表明，肝每小时可清除约 100mg 胆红素，比单核-吞噬细胞系统产生胆红素的速率快 10 倍，所以正常人血浆游离胆红素的浓度极低。

表13-4　两种胆红素性质比较

性质	游离胆红素	结合胆红素	性质	游离胆红素	结合胆红素
其他名称	未结合胆红素		重氮试剂反应	慢，间接	快，直接
	血胆红素	肝胆红素	透过细胞膜能力	易	难
	间接胆红素	直接胆红素	细胞毒性	+	-
结合葡萄糖醛酸	-	+	随尿液排出	-	+
水溶性	难溶	易溶			

五、血清胆红素与黄疸

在正常情况下，胆红素不断地生成并随胆汁排泄，所以其来源和去路保持动态平衡。某些因素可以使胆红素生成过多，或在肝的摄取、转化和排泄的某个环节发生障碍，导致胆红素代谢紊乱，血浆胆红素浓度升高，出现高胆红素血症。由于胆红素是橙黄色的，且对弹性蛋白有较强的亲和力。如果血浆胆红素含量增多，会有大量胆红素扩散进入组织，将组织黄染，临床上称这一体征为黄疸。

黄疸多出现在含有较多弹性蛋白的巩膜、皮肤、黏膜等表浅部位。黄疸程度取决于血浆胆红素的浓度。当血浆胆红素浓度超过 2.0mg/dL（34.2μmol/L）时，肉眼即可看出巩膜和皮肤等组织黄染，称为显性黄疸。有时血浆胆红素浓度虽然高出正常范围，但未超过 2.0mg/dL，肉眼看不出黄染，称为隐性黄疸。

黄疸的发生不外乎是胆红素的来源增多或去路受阻。根据胆红素生成过多、肝脏转化能力下降和胆红素排泄障碍等分为以下三类。

1. 溶血性黄疸　溶血性黄疸又称肝前性黄疸。是由于各种原因（例如输血不当和过敏）使红细胞大量破坏，产生胆红素过多，超过肝转化能力，导致血浆游离胆红素浓度升高。由于是游离胆红素增加，肝对胆红素的转化作用增强，肠道重吸收胆素原的量也增加，所以可使尿胆素原的浓度升高。不过，血浆结合胆红素的浓度变化不大，所以尿胆红素呈阴性。

2. 肝细胞性黄疸　肝细胞性黄疸又称肝原性黄疸。是由于肝病变（例如肝炎和肝癌）导致肝功能减退，对胆红素的摄取、转化或排泄发生障碍，致使血浆游离胆红素浓度升高。与此同时，病变导致肝细胞肿胀，压迫肝内毛细胆管或造成毛细胆管阻塞，使已生成的结合胆红素部分返流入血，血浆结合胆红素的浓度也升高。因此，与重氮试剂间接反应和直接反应均为阳性，尿胆红素也呈阳性。此外，通过肠-肝循环到达肝的胆素原也可从受损部位进入体循环，因而尿胆素原的浓度也可升高。

3. 阻塞性黄疸　阻塞性黄疸又称肝后性黄疸。是由于各种原因（例如胆结石和肿瘤）造成胆汁排泄通道阻塞，胆小管和毛细胆管压力升高、甚至破裂，使已生成的结合胆红素返流入血，造成血浆结合胆红素的浓度升高。因此，与重氮试剂呈直接反应阳性，尿胆红素也呈阳性。此外，胆管阻塞使肠道中生成的胆素原减少，胆素原重吸收减少，因而尿胆素原的浓度降低。

三种黄疸的血、尿、便临床检验特征见表13-5。

表13-5　三种黄疸的血、尿、便临床检验特征

	指标	正常	溶血性黄疸	肝细胞性黄疸	阻塞性黄疸
血清	结合胆红素（μmol/L）	0～6.8	轻度增多	中度增多	明显增多
	未结合胆红素（μmol/L）	1.7～10.2	明显增多	中度增多	轻度增多
尿液	尿胆红素	阴性	阴性	阳性	强阳性
	尿胆素原	少量	明显增多	正常或轻度增多	减少或缺少
	尿胆素	少量	明显增多	正常或轻度增多	减少或缺少
粪便	颜色	黄褐色	加深	变浅或正常	变浅或陶土色

本 章 小 结

　　肝独特的结构和化学组成特点，赋予了肝多样的生物化学功能。肝不仅是多种物质的代谢中枢，而且还具有生物转化、分泌和排泄的功能。肝通过肝糖原的合成和分解以及糖异生来维持血糖浓度的相对恒定。肝能将胆固醇转化成胆汁酸，乳化脂质物质，促进其消化吸收；肝不仅是脂肪酸分解、合成和改造的主要场所，而且还是合成酮体和尿素的唯一场所；肝在胆固醇、磷脂以及脂蛋白的代谢中具有重要作用；肝的蛋白质合成和分解非常活跃。除γ-球蛋白外，几乎所有的血浆蛋白均来自肝，肝还是合成血浆清蛋白的唯一场所。肝是除支链氨基酸外所有氨基酸代谢的主要场所，氨在肝内经鸟氨酸循环合成尿素，是人体将有毒的氨转化为无毒的尿素的重要场所。肝在维生素的吸收、转化、储存、运输和代谢方面具有重要作用。肝还是许多激素灭活的场所。

　　肝是进行生物转化的重要场所。肝通过生物转化作用使脂溶性非营养性物质增强极性和水溶性，易于排出体外。生物转化分为两相反应：第一相反应包括氧化、还原、水解反应；第二相反应是结合反应。肝的生物转化作用受年龄、性别、营养、疾病、遗传、诱导物和抑制物的影响，并具有转化反应的连续性、多样性以及解毒与致毒双重性的特点。

　　胆汁酸是胆汁的重要成分，它既能乳化脂质，促进脂质的消化吸收，又是胆固醇的主要排泄形式，还抑制胆固醇在胆汁中析出。胆固醇在肝细胞内转化成初级胆汁酸，汇入胆汁，排入肠道。部分初级胆汁酸在肠道转化成次级胆汁酸。大部分胆汁酸经重吸收从肠道回到肝，汇入胆汁，形成肠-肝循环。

　　胆色素是铁卟啉化合物在体内代谢的产物，胆色素有多种，主要是胆红素。衰老红细胞在单核-吞噬细胞系统内被破坏，释放出血红蛋白，并进一步降解释放出血红素。血红素经微粒体血红素加氧酶催化生成胆绿素，再还原生成游离胆红素。游离胆红素与清蛋白结合，运输到肝与葡萄糖醛酸结合生成胆红素-葡萄糖醛酸二酯，即结合胆红素。结合胆红素经胆道排入肠腔，脱去葡萄糖醛酸，并被还原成胆素原。大部分胆素原随粪便排出，小部分重吸收，经门静脉回到肝，以原形汇入胆汁，再入肠道，形成胆素原的肠-肝循环。少量重吸收的胆素原经肾自尿中排出，称为尿胆素原，并被氧化成尿胆素。胆色素代谢障碍可出现黄疸，根据发病机制不同分为溶血性黄疸、肝细胞性黄疸和阻塞性黄疸，临床上可通过病史和血、尿、粪便检查等进行鉴别。

第十四章　水和无机盐代谢

掌握体液的电解质分布特点，水和无机盐的生理功能，水的来源与去路，水和无机盐代谢的调节，钙和磷代谢的调节。

熟悉体液的含量与分布，钠、钾、氯的代谢，钙和磷的生理功能、吸收与排泄，血钙与血磷。

了解体液的交换，钙和磷在体内的含量、分布。

细胞是生命的基本单位，细胞外液则被视为机体的内环境。机体内环境的稳定是建立在细胞外液的容量、成分、渗透压、pH、温度等平衡的基础之上，因而水、电解质及酸碱平衡对生命活动至关重要。水和无机盐在体液中协同作用，维持机体内环境的稳定。

第一节　水和无机盐在体内的重要作用

水与无机盐、有机物一起组成体液，构成人体稳定的内环境，从而保证物质代谢的正常进行。体液以细胞膜为界，分为细胞内液和细胞外液两大部分。人体内的物质代谢过程主要是在体液中进行的，正常生命活动依赖于体液在组成、分布和含量上保持动态平衡。

体液中有无机物和有机物，无机物与部分以离子形式存在的有机物统称为电解质。葡萄糖、尿素等不能解离的有机物称为非电解质。水和无机盐代谢常被称为水、电解质平衡。疾病和外界环境的变化，都可能破坏这种动态平衡，造成水和无机盐代谢失常，对机体产生各种不利影响，严重时甚至危及生命。因此掌握水与无机盐代谢对疾病的预防、诊断、治疗有重要意义。

一、水的重要生理功能

"水是生命之源"，维持人体正常生命活动。水的主要生理功能有：

1. 是细胞和体液的重要组成部分，维持着组织的形态和功能　细胞内液约占体重的40%，主要为细胞中细胞核、细胞质、细胞器内的流体，影响细胞代谢与生理功能。

细胞外液占体重的 20%，主要包括组织间液、血浆、淋巴液和脑脊液等，维持着组织的形态和功能。它们既是体液的组成成分，也是机体组织细胞的组成成分。此外，组织器官中的水分还可与蛋白质、黏多糖和磷脂等结合，实现组织功能。例如，心肌中含有不具流动性的水分达 79%，可维持心脏一定的形态，实现心肌强有力的舒缩。

2. 构成生物化学反应的良好环境，参与人体的新陈代谢　水作为良好的溶剂，为机体内的生物化学反应提供了良好环境，水参与的生物化学反应有水解、水化、加水脱氢等。此外，水在机体内运送养分，排泄细胞代谢产物，营养物质的消化、吸收等方面均有重要作用。

3. 维持机体产热与散热的平衡，协助调节体温　血液 90% 是水，它的流动性大，因而随着血液循环流动达到协助调节全身体温的目的。水的比热大，水能吸收代谢过程中产生的较多热量而本身温度升高不多，同时水的蒸发热大，故蒸发少量的汗就能散发大量的热量，从而维持产热与散热的平衡，保持体温的稳定。

4. 润滑功能　体液中的泪液、唾液、消化液、关节滑液、胸膜腔和腹膜腔内浆液、呼吸道和胃肠道黏液等都有良好的润滑作用，有助于维持组织器官活动与功能。例如，唾液有助于食物吞咽，泪液有助于眼球转动，滑液有助于关节活动等。

二、主要无机盐的重要生理功能

机体除有机物质和水外，还存在有约 45 种无机盐，其中约 26 种在机体具有生理功能。无机盐是维持人体生命活动必不可少的物质，在体内不能合成，必须从食物和饮水中摄取。由于机体的新陈代谢（图 14-1），每天都有一定量的无机盐排出体外，因而需要膳食补充。当外界供给不足，不仅影响生长，而且会引起机体代谢异常、生物化学反应紊乱和相应的缺乏症。

肌肉、骨骼
⇅
消化道 ⇄ 血液 ⇄ 软组织、器官
⇅
汗液、尿液、乳汁

图 14-1　无机盐新陈代谢示意图

无机盐在体内需要量很小，却在机体内发挥着重要的作用，主要生理功能包括：

1. 构成组织细胞成分　所有的组织细胞中都含有无机盐的成分，其中骨骼和牙齿主要由钙、磷、镁和氟组成，其中阳离子主要为 Ca^{2+}，其次为 Na^+、Mg^{2+} 等；阴离子主要为 PO_4^{3-}，其次为 CO_3^{2-}、OH^- 以及少量的 Cl^- 和 F^-；其他组织和体液也有含量不等的无机盐。

2. 维持组织与体液间的渗透压和酸碱平衡　无机盐在体内主要以离子形式存在，其中 Na^+、Cl^- 是维持细胞外液渗透压的主要离子；K^+、HPO_4^{2-} 是维持细胞内液渗透压的主要离子。通过这些离子含量变化调节细胞渗透压、保持机体水的平衡。此外，这些无机盐离子构成体液中各种缓冲体系，例如，碳酸氢盐缓冲体系、磷酸氢盐缓冲体系等，保持酸碱平衡，维持机体内环境的稳定。

3. 维持神经、肌肉组织正常的兴奋性（又称应激性）　神经、肌肉的兴奋性需要体液中 K^+、Na^+、Ca^{2+}、Mg^{2+}、H^+ 等离子维持一定的浓度和比例，其关系如下所示：

$$神经、肌肉兴奋性 \propto \frac{[Na^+] + [K^+]}{[Ca^{2+}] + [Mg^{2+}] + [H^+]}$$

当 Na^+、K^+ 浓度降低，Ca^{2+}、Mg^{2+}、H^+ 浓度升高，可以降低神经、肌肉组织的兴奋性；而 Na^+、K^+ 浓度升高，Ca^{2+}、Mg^{2+} 浓度降低时，则可以增高神经、肌肉的兴奋性，常出现手足搐搦症。例如，缺钙的小儿常出现手足搐搦，就是因为缺钙导致神经、肌肉组织的兴奋性增高所致。

4. 调节机体正常的代谢　无机盐构成激素、维生素、蛋白质和多种酶类的成分，在机体的新陈代谢中都发挥着重要作用。例如，铬离子作为葡萄糖耐受因子构成成分，调节机体糖的代谢；碘作为甲状腺素的成分，调节生长发育；钴离子构成维生素 B_{12}，参与一碳单位的转化代谢。此外，一些无机盐离子还参与物质代谢，例如，K^+ 参与糖原合成和蛋白质的合成，Na^+ 参与小肠对葡萄糖的吸收，Mg^{2+} 参加蛋白质合成等。

第二节　水和主要无机盐的代谢

一、水的代谢

（一）水的含量与分布

水是机体内含量最多的物质，存在于细胞内外，约占体重的 60%。机体含水总量受年龄、性别、身材等因素的影响。中年人含水量约占体重的 55%，老年约占 50%，新生儿约占 75%。其中，青壮年男性约占 60%，女性约占 50%，与机体肌肉和体脂含量有关。人体内水以两种形式存在，一种是自由水，即以游离形式存在的，约占 95%，例如血浆、细胞液、组织间液等；一种是结合水，即水与蛋白质、糖和核酸等化合物紧密结合，约占 5%。

（二）水的来源

健康成人每日摄入的水量和排出的水量基本相等，约为 2500mL，称为水平衡，主要通过饮水、食物含水及机体内物质代谢产生的水供给补充。营养物质氧化产生的水称为代谢水或内生水。通常成人的每日饮水量推荐为 1200mL，此外食物中含水约 1000mL，内生水约 300mL。内生水为机体蛋白质、脂肪和糖代谢时所产生的水。每克蛋白质在体内分解代谢可产生 0.42mL 水，脂肪产生 1.07mL，糖类产生 0.6mL。

（三）水的去路

水的排出以经肾脏为主，正常成人每天排出尿量约 1500mL。当进水少、气温高、出汗多情况下造成机体缺水会引起抗利尿激素升高从而尿液浓缩，每天尿量会少于1500mL。但是，每天尿量不能少于500mL，成人每天尿量少于400mL临床上称之为少尿。相反，摄入量过多，可能导致水中毒。

水经消化道的排出量约150mL/d。正常情况下，消化液中的绝大部分的水分会被重吸收，但在病理状态下消化液的丢失可破坏体内的水平衡，例如，异常丢失可导致脱水引起钾的不足；严重呕吐丢失胃液，可导致低氯性碱中毒；严重腹泻丢失肠液，可导致代谢性酸中毒。

此外，机体水分还可经肺呼气排出约350mL/d，经皮肤蒸发排出约500mL/d。机体对水的需要量与代谢热量成正比，每天散热所需水量约占体内总量的1/4，经体表无形蒸发散失以维持体温。主要以皮肤的不显性出汗方式和呼吸蒸发的形式排出，亦称为非显性失水。

（四）水的缺乏与过量

当正常摄入时，极少见水的过量中毒。但在疾病状态下，如果水的摄入量超过肾脏排出能力，可引起体内水过多或水中毒。水中毒时，会造成脑细胞肿胀、脑组织水肿、颅内压增高而引起头痛、恶心、呕吐、记忆力减退，严重者可发生渐进性精神迟钝、恍惚、昏迷、惊厥，甚至死亡。

同时，由于水在自然界广泛分布，可从食物中或直接饮用来获得，一般无缺乏的危险。但当极端环境或病理状态下水摄入不足或水丢失过多时，可引起体内失水，称为脱水。

小儿由于生长发育的需要每日水的摄入量（包括内生水）略大于排出量。小儿水交换速度比成人快，例如，体重7.0kg婴儿每日排出水约700mL，占细胞外液的1/3，而70kg体重的成人水交换率只占细胞外液的1/7，因而小儿较易引起脱水。

二、钾、钠、氯的代谢

为维持机体内环境的稳定，机体血液pH相对恒定，体液中阳离子和阴离子总数相等，其中阳离子中的Na^+和K^+，占血清阳离子的95%，阴离子中的Cl^-和HCO_3^-，占血清阴离子的85%，构成平衡的基本条件。

（一）钠和氯的代谢

1. 含量与分布　正常成人钠的总含量为45～50mmol/kg体重，其中有45%～50%存在于细胞外液，40%～45%存在于骨骼，其余存在于细胞内。血清中钠含量为135～145mmol/L，平均含量为142mmol/L。

成人体内氯总量约为33mmol/kg体重，其中70%存在于细胞外液中。血清中氯含量为98～106mmol/L，平均含量为102mmol/L。

2. 钠和氯的吸收与排泄

（1）吸收　机体通过膳食及食盐形式摄入钠和氯。膳食中的NaCl是以Na^+和Cl^-

的形式几乎全部被消化道消化吸收。机体对盐量的要求与需求有关，但是，人的盐食欲与体内盐含量的关系并不一致，其摄入量因个人饮食习惯的不同而有所差别，一般成人每日需要 NaCl 为 4.5 ～ 9.0g。

（2）钠和氯的排泄　钠和氯主要经肾排出。肾脏通过肾小球的滤过、肾小管的重吸收、远曲小管的离子交换作用及偶联 K^+ 和 H^+ 的分泌来调节钠的排泄量，能根据体内钠含量的多少调节尿中排钠量，以保持钠平衡。Na^+ 的摄入与排出伴随有 Cl^- 的出入。Cl^- 的主动吸收可促进 Na^+ 的被动吸收，而远曲小管和集合管的"钠泵"，可促进钠的主动吸收而引起氯的被动重吸收。

氯化钠也有少量随粪便排出。此外，大量出汗，可使氯化钠排泄增加，因而运动、高温、疾病造成出汗过多，补充水分的同时需要补充低浓度氯化钠。

（二）钾的代谢

1. 含量与分布　钾主要分布在全身细胞内，是维持细胞新陈代谢、调节体液渗透压、维持酸碱平衡和保持细胞应激功能的重要电解质之一。人体总钾量约为 50mmol/kg，其中约 98% 存在于细胞内，仅 2% 左右存在于细胞外液。血清钾浓度为 3.5 ～ 5.5mmol/L。

2. 钾的吸收与排泄

（1）钾的吸收　成人每日需钾约 2.5g，主要来自植物性食物，各种蔬菜、水果、谷类、豆类、薯类、肉类等均含有丰富的钾。一般膳食供钾量为 60 ～ 100 mmol/d，约 90% 在小肠部位被迅速吸收，一般不会有钾的缺乏。但严重呕吐、腹泻等会使消化液大量丢失必然伴有钾的丢失。

（2）钾的排泄　钾主要经肾脏在远曲小管和集合管中排出。钾经肾小球的滤过作用，以比较恒定的速率，将滤出的大部分钾与钠偶联运输到近曲小管和髓袢重吸收，残留小部分到达远曲小管上皮细胞经与 Na^+ 的离子交换，由集合管和乳头管排泄。此外，尚有部分钾从粪便排出，其余少量在大量出汗的情况下经皮肤排出。

三、水、电解质代谢的调节

正常状态下，水与电解质的分布、组成及容量的相对恒定是维持机体生命活动必不可少的条件。机体通过神经-激素调节水、电解质的代谢以维持这一平衡。

（一）神经调节

1. 口渴感觉调节　渴感中枢位于下丘脑，在调节渗透压感受器的附近，具有口渴感觉调节的作用。当机体缺水时，血浆和细胞间液的渗透压升高，下丘脑视前区渗透压感受器受到刺激，兴奋传到大脑皮质，引起口渴反射而思饮水。

口渴感觉是机体对水需要的一种极为重要的保护性生理机制。通常总体液缩减 1%～2%，水丢失超过钠的丧失即可引起渴感；血容量降低 5%～10%，有效循环血量明显减少也可引起口渴感。水源断绝、炎症影响水的摄入、尿崩症失水过多、出血、腹泻等均可引起明显的细胞脱水和口渴感。

2. 排泄神经调节 中枢神经中有调节钠排泄的机制。调节排钠和升压效应的脑内钠感受器位于下丘脑后区朝后延伸到第四脑室部位。Na^+浓度升高时，对钠敏感的感受器受到刺激，引起尿钠增多；当 Na^+ 浓度降低时，对钠敏感的感受器活性减弱，尿钠减少。

当升高脑室内 Na^+ 的浓度，能引起尿钠增加和动脉血压升高，若给降压药则阻断这些反应。因此，有研究认为排钠的神经调节可能与交感神经中枢的兴奋有关。

（二）激素调节

机体对水、电解质代谢的调节包括抗利尿激素、醛固酮、排钠激素等激素调节。

1. 抗利尿激素（antidiuretic hormone，ADH） 又称为血管升压素，由下丘脑视上核神经细胞分泌，沿下丘脑-垂体束进入神经垂体后叶后释放贮存。ADH 是调节水平衡最重要的因素。ADH 主要作用是提高远曲小管和集合管上皮细胞对水的通透性，从而促进对水的重吸收；增加髓袢升支粗段对 NaCl 的主动重吸收和内髓部集合管对尿素的通透性，提高髓质组织间液渗透浓度，促进尿的浓缩。

ADH 的分泌主要受血浆渗透压、血容量和血压的调节。当血浆渗透压增高、血容量减少或血压下降时，会引起 ADH 分泌增多，肾对水的重吸收活动明显增强，导致尿液浓缩和尿量减少，使血浆渗透压降低、血容量恢复、血压回升，维持体液平衡。相反，ADH 分泌抑制，导致尿量增多，使体内过多的水排出。

2. 醛固酮（aldosterone，ADS） 是由肾上腺皮质的球状带分泌的一类盐皮质类固醇类激素，是调节钾钠代谢的主要因素。醛固酮主要作用于肾脏，促进肾远曲小管上皮细胞的排 H^+ 保 Na^+ 作用，促进 Na^+ 重吸收，并促进 K^+ 的排出，具有保 Na^+、保水的作用。

醛固酮的分泌主要受血容量、血 Na^+ 和 K^+ 浓度的影响，是通过肾素-血管紧张素系统实现的。当血容量减少、血钠降低和血钾升高时，肾小球旁细胞分泌肾素作用于血管紧张素原，生成血管紧张素，进而刺激合成和分泌醛固酮，使肾脏 Na^+ 和水的重吸收增加，血容量恢复、血压回升，维持体液平衡。相反，肾素-血管紧张素系统使醛固酮分泌减少，肾重吸收 Na^+ 和水减少，促使血容量下降。

肾上腺皮质肿瘤或增生可引起醛固酮分泌增多，导致肾脏水与电解质的吸收增加，细胞外液容量增多，引发继发性高血压。

3. 其他 其他调节体液平衡的激素还有：①利尿钠激素：利尿钠激素可减少肾小管对钠的重吸收。②心钠素：由心房肌细胞合成和释放，又称为心房利钠因子或心房肽，可以增加肾小球滤过压，产生排钠利尿作用。

水与电解质的代谢调节易受器官系统的疾病、外界环境的变化、药物等因素的影响，导致水、电解质平衡紊乱。临床上常见的水与电解质平衡紊乱有脱水、水肿、水中毒、低钾血症和高钾血症等。如果得不到及时纠正，可导致全身各器官系统特别是心血管系统、神经系统的生理功能紊乱，物质代谢障碍，严重时可危及生命。

第三节 钙和磷代谢

钙和磷是硬组织骨和牙的重要矿物成分。骨的钙/磷比几乎是恒定的，当其中一个因素改变时，另一因素亦随之改变，因此钙和磷往往一并考虑。

一、钙和磷在体内的分布与功能

（一）钙和磷在体内的分布

钙、磷是人体必需无机盐之一，占体重的 2.5% ~ 3.0%。大约 99.3% 的钙和 87.6% 的磷以羟磷灰石的形式构成骨盐储存在骨骼和牙齿中，其余分布于软组织、细胞外液和血液中。体钙含量为 1000 ~ 1200g（0.7 ~ 24.8g/kg 无脂肪组织），除骨钙外，尚有部分以游离钙离子的形式存在于血浆、小肠消化液等组织液中。磷在机体含量为 700 ~ 800g（11 ~ 14g/kg 无脂肪组织），以磷酸盐形式存在，肌肉、皮肤、神经等组织和细胞膜中的磷多数是有机磷酸酯。

（二）钙和磷的生理功能

1. 钙的生理功能　钙除了作为构成骨骼和牙齿的主要成分之外，还可参与各种生理功能和代谢过程，影响各个器官组织的活动。主要生理功能包括：

（1）维持膜的通透性，影响膜的转运　Ca^{2+} 与神经、肝、红细胞和心肌等的细胞膜表面的各种离子受体或通道蛋白结合，调节受体结合和离子通透性。当 Ca^{2+} 从这些部位释放时，膜的结构和功能发生变化，触发细胞内信号，改变细胞膜对钾、钠等阳离子的通透性。Ca^{2+} 与镁、钾、钠等离子保持一定比例，防止渗出，控制炎症与水肿，维持酸碱平衡。

（2）作为血浆凝血因子 IV 参与凝血过程　血浆 Ca^{2+} 是因子 IX、因子 X、凝血酶原、因子 XIII 等激活作用中不可缺少的辅助因子，刺激血小板，促使伤口上的血液凝结。

（3）作为第二信使参与代谢调节　在细胞内 Ca^{2+} 参与神经递质的释放、神经冲动的传导、激素的分泌及神经肌肉的兴奋等活动。当肌细胞内储存的 Ca^{2+} 受神经冲动而释放，Ca^{2+} 浓度增大到 10^{-7} ~ 10^{-5} mol/L 时，Ca^{2+} 可迅速地与钙蛋白的钙结合亚基结合，引起一系列构象改变后导致肌肉收缩，使组织表现适当的应激性。例如，调节心脏搏动，保持心脏连续交替地收缩和舒张；维持肌肉的收缩和神经冲动的传递等。当血浆 Ca^{2+} 的浓度降低至 <70mg/L 时，神经、肌肉的兴奋性增高，可引起抽搐。

2. 磷的生理功能　磷存在于人体每个细胞中，对骨骼生长、牙齿发育、肾功能和神经传导都不可缺少。

（1）促进骨骼和牙齿的钙化　磷和钙组成骨骼和牙齿的主要成分磷灰石，而使骨与牙结构坚固。同时，磷酸盐与胶原纤维共价联结，启动骨的成核过程，决定骨的回吸和矿化。骨形成时储留 2g 钙需要 1g 磷，在形成有机磷时，每储留 17g 氮需要 1g 磷。

（2）参与调节酸碱平衡　血中磷酸盐（$HPO_4^{2-}/H_2PO_4^-$）是血液缓冲体系的重要组成成分，在体液的酸碱平衡中起缓冲作用。

（3）参与体内能量的代谢，维持体内 ATP 代谢的平衡　磷促进脂肪和脂肪酸的分解，加强糖类、脂肪和蛋白质的利用，调节糖原分解，参与能量代谢。此外，ADP、ATP、磷酸肌酸等具有储存和转移能量的作用，是细胞内化学能的主要来源。

（4）构成细胞膜成分，维持细胞功能　磷脂构成细胞生物膜结构、维持膜的功能以及调控细胞代谢。酶蛋白及多种功能性蛋白质的磷酸与脱磷酸化是细胞代谢中最为重要的调节方式，调控细胞的代谢、分化、增殖等行为。

（5）构成遗传物质的基本成分　磷构成多种重要的核苷酸（如 ATP、GTP、UTP、CTP、cAMP、cGMP 等），随着核酸分布于生物体内各器官、组织、细胞核及胞质中，并作为核酸的组成成分参与生物的遗传、发育、生长等基本生命活动。

（6）参与多种酶促反应　磷酸构成核苷酸辅酶类（例如，NAD^+、$NADP^+$、FMN、FAD、CoA 等）和含磷酸基团的辅酶（例如 TPP、磷酸吡哆醛等），并参与磷酸基转移反应、加磷酸分解反应等，从而广泛的参与机体生命活动。例如 2,3-二磷酸甘油酸能调节血红蛋白和氧的亲和力；焦磷酸硫胺素、磷酸吡哆醛、辅酶 Ⅰ 和 Ⅱ 等能调节酶活力，促进 B 族维生素的利用等。

二、钙和磷的代谢

（一）钙的代谢

1. 钙的吸收　正常成人每天摄入钙量为 0.6 ~ 1.0g。食物中的钙多以络合物形式存在。胃部的强酸环境增加该络合物的溶解度，并在适宜的 pH 下由消化酶将 Ca^{2+} 从络合物中释放出来，后在十二指肠和近端空肠部位经钙结合蛋白转运吸收。十二指肠存在钙结合蛋白，该部位吸收钙最多。胆盐能增加钙的溶解度而促进其吸收。

膳食中的乳糖被乳糖酶水解成葡萄糖和半乳糖，能增强钙的扩散转运，改善钙吸收；植物成分中的植酸盐、纤维素、藻酸钠和草酸通过络合沉降可降低钙的吸收；乳糖、蔗糖、果糖等糖类经肠道细菌进一步的发酵，降低肠腔 pH，抑制细胞的有氧代谢，促进钙吸收；蛋白质消化产物与钙形成可溶性钙盐，促进钙吸收。例如，赖氨酸、色氨酸、精氨酸、亮氨酸、组氨酸等氨基酸。膳食中的磷酸、维生素 C、果胶可影响钙的吸收。

2. 钙的排泄　正常膳食时，机体每天钙的摄入量与粪钙和尿钙的排出总量处于平衡状态。每天肠道中的总钙量包括膳食钙和消化液钙共约 1800mg，其中约 600 mg 经肠道吸收，剩余由粪排出。尿钙的排出量受血钙浓度影响，血钙低于 2.4mmol/L（7.5mg/dL）时，尿中无钙排出。哺乳期妇女经乳汁排出的钙量为 150 ~ 300mg/d。高温作业者汗多，钙在汗液中的浓度增加，钙的丢失增加。

（二）磷的代谢

1. 磷的吸收　成人每天进食磷的量为 1.0 ~ 1.5g，以磷酸根离子的形式在小肠内吸收，主要吸收部位在十二指肠远端处的小肠上部。小肠对磷的吸收为主动吸收，需要钠和钙离子的同时存在及能量，受肠管 pH 值、钠浓度和膳食成分的影响。

肠液偏碱时引起 $Ca_3(PO_4)_2$ 的生成，因而降低磷的吸收；乳酸及胃酸等酸性物质有利于磷的吸收；当肠液 pH 值一定而钠浓度增高时，磷的吸收增加；钙、镁、铁、铝等金属离子与磷酸形成难溶性盐而降低磷的吸收；维生素 D 促进磷的吸收，机体钠、葡萄糖、血清磷低于 8mg/L 以下时，小肠对磷的吸收增加；而药源性的含铝制剂能降低肠道对磷的吸收。

2. 磷的排泄 磷主要经肾以可溶性磷酸盐形式排出，未经肠道吸收的磷和包括胆汁在内的消化液内源磷从粪便排出，少量也可由汗液排出。肾小球滤出的磷在肾小管（主要是近曲小管）重吸收。禁食、雌激素、糖皮质激素、PTH、甲状腺素、高血钙等因素均会降低肾小管对磷的重吸收，造成尿磷排出增加。

三、血钙和血磷

1. 血钙 血液中的钙几乎全部存在于血浆中，在多种因素的调节和控制下，血钙浓度比较稳定，正常值为 2.25 ~ 2.75mmol/L（10 ± 1mg/dL）。血钙以离子钙和结合钙两种形式存在。其中部分（约占血浆总钙的 40%）与血浆蛋白质相结合，不能透过毛细血管壁，故称为非扩散钙；小部分（约占血浆总钙的 15%）与柠檬酸、重碳酸盐等形成的复合钙和离子钙（约占血浆总钙的 45%）可以透过毛细血管壁，则称为可扩散钙。

血浆钙中只有离子钙才发挥血钙的生理作用，非扩散钙与离子钙之间可以互相转化。当血中 pH 降低时，促进结合钙解离，Ca^{2+} 增加；反之，当 pH 增高时，结合钙增多，Ca^{2+} 减少。因此，酸中毒时蛋白结合钙向离子钙转化；碱中毒时，血浆总钙量不变，血浆离子钙浓度降低。血钙水平与人体许多重要功能有关，临床上应用离子选择电极的方法测定血清中离子钙的浓度以判断机体功能钙的水平，其正常参考值为 0.94 ~ 1.26mmol/L。

2. 血磷 血液中的磷以有机磷和无机磷两种形式存在。有机磷主要以有机磷酸酯和磷脂形式存在；无机磷主要以 HPO_4^{2-} 的形式形式存在，极少量以 $H_2PO_4^-$、PO_4^{3-} 形式存在。血磷主要是指血中的无机磷。正常成人血磷浓度为 1.1 ~ 1.3 mmol/L（3.5 ~ 4.0mg/dL），儿童为 1.3 ~ 2.3mmol/L（4 ~ 7mg/dL），无性别差异。

血磷浓度不如血钙浓度稳定。婴儿血磷浓度由 1.8mmol/L（5.5mg/dL）升高至 6 个月婴儿的 2.1mmol/L（6.5mg/dL），此后随年龄增长又逐步下降至正常成人水平。血磷浓度的变化可能是因为儿童处于成骨旺盛期的生理因素，机体碱性磷酸酶活性较高所致。此外，成人由于进食、注射胰岛素和肾上腺素等情况下也会造成细胞内磷的利用增加，引起血磷降低。

四、钙和磷代谢的调节

血中钙和磷的相对稳定取决于机体与外环境的钙、磷交换，即吸收和排泄之间的相对平衡。血中钙、磷浓度之间保持着一定的数量关系即 [Ca]·[P] 是一个常数，称为溶度积，以 mg/L 为单位时，正常人的钙、磷溶度积为 350 ~ 400，病理情况下该溶度积发生变化，当大于 400 时则二者以骨盐形式沉积在骨组织，若小于 350 时则将妨碍骨组织的钙化，影响成骨作用。钙、磷的摄入与排泄的动态平衡及钙和磷浓度的相对恒定受多种因素调节，主要有甲状旁腺素（parathyroid hormone，PTH）、降钙素（calcitonin，CT）及 1,25-二羟维生素 D_3。

（一）甲状旁腺素

甲状旁腺素是由甲状旁腺主细胞分泌的多肽类激素，由 84 个氨基酸组成。PTH 具有升高血钙、降低血磷和酸化血液等作用。主要靶器官是骨、肾小管和小肠黏膜。

1. 对骨骼的作用　PTH 可将前破骨细胞和间质细胞转化为破骨细胞；并使破骨细胞内 Ca^{2+} 浓度增加，进而促使溶酶体释放各种水解酶；同时增强胶原酶活性，抑制异柠檬酸脱氢酶等酶活性，使细胞内异柠檬酸、柠檬酸、乳酸、碳酸及透明质酸等浓度增高，促进溶骨作用和骨钙的大量释放。

2. 对肾脏的作用　PTH 作用于肾远曲小管和髓袢升段促进钙的重吸收；抑制近曲小管及远曲小管对磷的重吸收，使尿磷增加，从而促进磷的排出及钙的重吸收，降低血磷，升高血钙。

3. 对小肠的作用　PTH 刺激肾 25-(OH)-$D_3$1-羟化酶，促进 1,25-(OH)$_2$-D_3 的生成，间接促进肠黏膜对钙磷的重吸收。

总的来说 PTH 是通过促进溶骨，提高血钙；促进磷的排出，钙的重吸收，使血钙浓度增加、血磷浓度下降。

血浆 Ca^{2+} 浓度则负反馈调节 PTH 的分泌。当血钙超过 0.12mg/mL 时，PTH 的分泌极少；反之，当血钙低于 0.04mg/mL 时，PTH 的分泌水平达高峰。

（二）降钙素

降钙素（CT）是由甲状腺滤泡旁细胞分泌的一种单链多肽激素。由 32 个氨基酸残基组成。CT 的主要靶器官是骨、肾和小肠。

1. 对骨骼的作用　CT 可将间质细胞转变为成骨细胞，促进骨盐沉淀，降低血钙；同时抑制破骨细胞的生成与活性，从而抑制骨基质的分解和骨盐溶解。

2. 对肾脏的作用　CT 抑制肾小管对钙、磷的重吸收，进而促进钙、磷经尿排泄，降低血钙和血磷。

3. 对小肠的作用　CT 依赖维生素 D 间接影响肠道对钙离子的吸收。

调节 CT 分泌的主要因素是血浆 Ca^{2+} 浓度。当血浆 Ca^{2+} 浓度高于 0.09mg/mL 水平时，CT 的分泌增加。当血钙浓度降至 0.09mg/mL 水平以下时，血中 CT 水平可测不出。此外，血磷浓度的升高、胃泌素和五肽胃泌素可促进 CT 的分泌。

（三）1,25-(OH)$_2$-D_3

1,25-(OH)$_2$-D_3 为维生素 D_3 的活化型，与细胞中特异受体结合，直接作用于刷状缘，增加磷脂酰胆碱和不饱和脂肪酸含量，改变膜磷脂的结构与组成从而增加钙的通透性；加快细胞核 DNA 转录 mRNA，促进与 Ca^{2+} 转运有关的蛋白质如钙结合蛋白、Ca^{2+}-ATP 酶的生物合成，促进钙在细胞内的结合；同时激活细胞膜腺苷酸环化酶，调节转运机制，影响细胞对钙和磷的通透、细胞内的结合及转运。

1. 对骨骼的作用 维生素 D_3 与 PTH 协同作用下增强破骨细胞的形成与活性，促进溶骨，但是 $1,25-(OH)_2-D_3$ 还能促进小肠对钙、磷的吸收，促进钙、磷沉积，又促进成骨作用。总体来说，$1,25-$二羟维生素 D_3 既促进了溶骨作用，又促进了成骨作用，保证了骨的生长和更新。

2. 对肾脏的作用 维生素 D_3 增加肾小管上皮细胞内钙结合蛋白的生物合成而促进肾脏对钙、磷的重吸收。

3. 对小肠的作用 维生素 D_3 通过影响肠黏膜细胞对钙、磷的通透、细胞内的结合及转运，促进小肠对钙、磷的吸收。

总的来说，维生素 D_3 通过促进骨钙动员、小肠对钙磷的吸收与肾小管的重吸收作用，升高血钙和血磷。

无机磷通过抑制 $25-(OH)-D_3 1-$羟化酶系的活性调节 $1,25-(OH)_2-D_3$ 的生成。当血磷降低时可促进其生成，血磷正常或增高时，$25-(OH)-D_3 1-$羟化酶系活性降低，抑制其生成。此外，甲状旁腺激素可促进 $1,25-(OH)_2-D_3$ 的生成，而降钙素则抑制此过程。

在正常人体内，通过上述三种物质的相互制约，相互协调，以适应环境的变化，保持血钙、血磷浓度的相对恒定。

五、钙和磷代谢紊乱

钙和磷对细胞膜的结构功能及神经、肌肉应激等具重要的调节作用。因此其血液异常水平会引起机体的严重反应。钙、磷代谢紊乱造成的病症包括高钙血症、低钙血症、高钙尿症、高磷血症以及低磷血症。下面简单讨论高钙血症和低钙血症。

（一）高钙血症

高钙血症是指进入细胞外液的钙（肠、骨）超过了排出的钙（肠、肾），引起血清离子钙浓度的异常升高。当血清钙大于 2.75mmol/L 或血清钙离子大于 1.25mmol/L 即为高钙血症。

高钙血症的发病原因可分为 PTH 依赖性和非 PTH 依赖性高钙血症两大类。PTH 依赖性高钙血症包括甲状旁腺功能亢进症、遗传性低尿钙性高钙血症和锂盐中毒等；非 PTH 依赖性高钙血症包括维生素 A、D 中毒，恶性肿瘤，横纹肌溶解症等。临床常见病因较多的是恶性肿瘤和原发性甲状旁腺功能亢进症所致的高血钙。

高血钙水平可使神经、肌肉兴奋性降低，对肾脏产生损害，表现有体重减轻，全身肌肉软弱无力、头痛、失眠、食欲减退、恶心、烦渴、多饮、多尿等。如果血钙浓度大于 4.5mmol/L，可发生高钙血症危象，例如严重脱水、高热、意识不清等，易死于心脏骤停、坏死性胰腺炎和循环衰竭等。

（二）低钙血症

低钙血症是指血清离子钙浓度的异常减低。当血钙低于 1.75mmol/L 或离子钙低于 0.875mmol/L 时即为低钙血症。血总钙降低可在低蛋白质血症时出现，并不一定反映离子钙的降低，而低钙血症一般指离子钙低于正常值。

低钙血症是细胞外液的钙扩散并沉积于骨骼过多、钙从肾脏排出过多、肠黏膜吸收钙量过少等引起血钙浓度降低。低钙血症的发病原因可能是由于原发性甲状旁腺功能减退症、靶器官功能障碍、维生素 D 缺乏和其他因素造成。

低钙血症时，Ca^{2+} 对 Na^+ 内流抑制作用减弱，发生动作电位的阈值降低，神经-肌肉兴奋性增加。低钙血症的临床症状的严重程度与血钙下降的速度有关，初时出现四肢及口周的感觉异常、发麻、刺痛、手足搐搦，严重时可发生精神异常、全身骨骼肌及平滑肌痉挛，从而发生头痛、心绞痛、惊厥、癫痫样发作、腹泻、胆绞痛、严重喘息，甚至引起呼吸、心搏骤停而致死。

婴幼儿缺钙表现为骨骼畸形、鸡胸、"X"形腿或"O"形腿等，称为佝偻病。成年人缺钙，骨骼畸形不明显，但骨质密度较低，容易发生骨盆变形、脊柱弯曲、骨折等等，临床上称为软骨病。

知识链接

佝偻病防治知识

佝偻病在婴儿期较为常见，是由于维生素 D 缺乏引起体内钙、磷代谢紊乱，而使骨骼钙化不良的一种疾病。佝偻病发病缓慢，不容易引起重视。佝偻病使小儿抵抗力降低，容易合并肺炎及腹泻等疾病，影响小儿生长发育。宝宝缺钙主要表现为多汗、夜惊、烦躁、枕突和各种骨骼的改变。

预防措施 ①提倡母乳喂养，及时添加富含维生素 D 及钙、磷比例适当的婴儿辅助食品。②多晒太阳，平均每日户外活动时间应在 1 小时以上，并多暴露皮肤。③对体弱儿或在冬春的季节户外活动受限制时，可补充维生素 D，每日 400～800 国际单位。

本 章 小 结

水和无机盐既是生物体的重要组成成分，也是构成体液的主要成分。水是维持人体正常代谢活动和生理功能的必需物质之一，例如促进和参与物质代谢、运输功能、维持组织的形态和功能、维持体温等。水的来源为饮水、食用水和代谢水。水的去路为：消化道、呼吸道、皮肤和肾排出。成人每天生理需水量是 2500mL，最低生理需水量是 1500mL。正常情况下，水的来源和去路保持动态平衡。

　　钠主要分布于细胞外液，人体每天摄入的钠主要来自于食盐，钠主要由肾排出，少量由汗液及粪便排出。钾主要分布在细胞内液，人体每天需要的钾来自蔬菜、水果、谷类、肉类等食物，钾经肾、皮肤和肠道排泄。醛固酮和心房肽可调节钠、钾的代谢。

　　钙和磷是体内含量最多的无机盐。钙的主要生理功能是成骨作用，Ca^{2+}作为第二信使参与细胞间信号转导等。磷的主要生理功能是参与构成骨、牙齿，维持体液的酸碱平衡，组成含磷的有机化合物等。体内钙、磷代谢主要受甲状旁腺素、$1,25-(OH)_2-D_3$、降钙素三者的调节。

第十五章 酸碱平衡

■学习目标

掌握酸碱平衡、挥发性酸、固定酸的概念；体内酸性和碱性物质的来源；血液缓冲体系、肺及肾脏在酸碱平衡调节中的作用。

熟悉酸碱平衡失常的基本类型。

了解判断酸碱平衡失常的常用生化指标及临床价值。

人体正常的机能活动，除需要适宜的温度、渗透压等因素外，还必须有适宜的酸碱度。机体在生命活动过程中不断地产生酸性物质或碱性物质，同时食物中也不断有酸、碱性物质进入体内，然而机体总是能自行调节，使体液 pH 变化不大。机体通过一系列的调节机制，处理酸性或碱性物质的含量与比例，使体液 pH 维持在一定范围内的过程，称为酸碱平衡。

机体各组织都具有一定的代谢特点，因此，体液的 pH 有所不同。细胞内液中性略偏酸性，pH 为 6.8 ~ 7.0；组织间液 pH 为 7.25；血浆、淋巴液、脑脊液 pH 为 7.4 左右，血液 pH 为 7.35 ~ 7.45。由于细胞内液酸碱度的分析技术没有广泛应用于临床，因此，血液酸碱度的改变仅反映细胞外液的酸碱平衡状况。

体液的 pH 能维持在一个相对稳定的范围内，主要依靠三个方面的调节：①血液的缓冲作用；②肺脏的调节作用；③肾脏的排泄和重吸收作用。这三方面的作用相互协调，共同维持体液 pH 值的相对恒定。上述任何一个方面的调节作用出现障碍，都可能导致酸碱平衡失常，影响机体正常代谢和功能，出现酸中毒或碱中毒，严重时可危及生命。

第一节 酸碱平衡及其调节

一、体内酸碱物质的来源

（一）酸性物质的来源

体内酸性物质主要来源于糖、脂类及蛋白质的分解代谢，少量来自某些食物和药物。根据酸性物质的性质可分为挥发性酸和非挥发性酸两大类。

1. 挥发性酸 即碳酸，正常人每天由糖、脂类和蛋白质分解代谢产生约 350L（15mol）的 CO_2，在红细胞内碳酸酐酶（carbonic anhydrase，CA）的催化下与水结合生成碳酸。碳酸随血液循环运至肺部后重新分解成 CO_2 并呼出体外，故称为挥发酸，是体内酸的主要来源。故把以糖、脂肪、蛋白质为主要成分的食物称为成酸性食物。

$$CO_2 + H_2O \rightleftharpoons H_2CO_3 \rightleftharpoons H^+ + HCO_3^-$$

2. 非挥发性酸 非挥发性酸又称为固定酸。体内的糖、脂类、蛋白质及核酸在分解代谢过程中还产生一些有机酸或无机酸。例如，核酸、磷脂和磷蛋白分解产生的磷酸；糖分解代谢产生的丙酮酸和乳酸；脂肪酸在肝内氧化产生的酮体；含硫氨基酸氧化产生的硫酸等。这些酸性物质不能由肺呼出，必须经肾脏随尿排出体外，所以称为非挥发性酸或固定酸。正常人每天产生的固定酸仅为 50 ～ 100mmol，与每天产生的挥发酸相比要少得多，只有在心功能不全、严重糖尿病等病理情况下，有机酸在体内堆积，才会引起酸中毒。正常情况下，固定酸中的一些物质可被继续氧化，例如乳酸、丙酮酸和酮体等。

固定酸还可来自某些食物，例如醋酸、柠檬酸等。此外某些药物，例如阿司匹林、水杨酸等也呈酸性。

（二）碱性物质的来源

1. 碱性物质的摄入 碱性物质的摄入主要来自食物和某些药物。例如蔬菜、瓜果中含有大量的有机酸钾盐、钠盐，例如柠檬酸盐、苹果酸盐等。这些有机酸在体内氧化生成 CO_2 和 H_2O，剩下的 Na^+、K^+ 与 HCO_3^- 结合生成碳酸氢钠和碳酸氢钾，使体液中的 $NaHCO_3$ 和 $KHCO_3$ 增多。所以，蔬菜与瓜果称为成碱性食物。

2. 体内代谢产生 在正常情况下，体内产生的碱性物质较少，主要有氨、有机胺等。产生的酸性物质比碱性物质多，因此，机体对酸碱平衡的调节主要是对酸的调节。

在一定范围内，这些酸性和碱性物质进入体液后不会引起 pH 的显著变化，这是由于通过了一系列的调节作用，从而维持了体液 pH 的稳定。

二、酸碱平衡的调节

体内酸碱平衡的调节主要有血液的缓冲作用、肺和肾脏的调节，这三个方面的调节是密切相关、互相协调的。

（一）血液的缓冲作用

体液的缓冲作用，以血液的缓冲体系的调节最重要，组织间液及细胞内液的缓冲体系与血浆相似，但其缓冲作用较小。

1. 血液的缓冲体系 血浆的缓冲体系有：

$$\frac{NaHCO_3}{H_2CO_3}, \frac{Na_2HPO_4}{NaH_2PO_4}, \frac{Na-Pr}{H-Pr} \text{（Pr：血浆蛋白）}$$

红细胞的缓冲体系有：

$$\frac{KHCO_3}{H_2CO_3}, \frac{K_2HPO_4}{KH_2PO_4}, \frac{K-Hb}{H-Hb}, \frac{K-HbO_2}{H-HbO_2}$$ （Hb：血红蛋白　HbO_2：氧合血红蛋白）

血浆中以碳酸氢盐（$NaHCO_3/H_2CO_3$）缓冲体系为主，红细胞中以血红蛋白（K-Hb/H-Hb 及 K-HbO_2/H-HbO_2）缓冲体系为主。

血浆中 $NaHCO_3/H_2CO_3$ 缓冲体系之所以重要，不仅因为碳酸氢盐缓冲体系含量多，缓冲能力最强，而且容易调节。H_2CO_3 浓度可通过体液溶解的 CO_2 取得平衡，受肺的呼吸调节；HCO_3^- 通过肾对其进行调节。

血液中各缓冲体系的缓冲能力如表 15-1。

表 15-1　全血中各种缓冲体系的含量和分布

缓冲体系	占全血中缓冲体系总浓度的百分数（%）
HbO_2 和 Hb	35
有机磷酸盐	3
无机磷酸盐	2
血浆蛋白质	7
血浆碳酸氢盐	35
红细胞碳酸氢盐	16

血浆中的 pH 值主要取决于 [$NaHCO_3/H_2CO_3$] 的比值。正常人血浆 $NaHCO_3$ 的浓度为 24mmol/L；H_2CO_3 的浓度约为 1.2mmol/L，两者的比值为 24/1.2 = 20/1。血浆 pH 值可根据亨德森-哈塞巴方程式计算：

$$pH = pK_a + \lg [NaHCO_3] / [H_2CO_3]$$

方程式中 H_2CO_3 的浓度实际上绝大部分是物理溶解的 CO_2 浓度。pKa 是碳酸解离常数的负对数，在 37℃ 时为 6.1，代入上式即得：

$$pH = 6.10 + \lg 20/1 = 6.10 + 1.30 = 7.4$$

从上式可见，只要 $NaHCO_3$ 与 H_2CO_3 浓度之比为 20/1，血浆中的 pH 值即可维持在 7.40。如果任何一方的浓度发生改变，同时另一方作相应的等比变化，维持 20/1 的比值，则血浆 pH 值仍为 7.40。当此值发生改变时，血浆 pH 亦随之改变。一般来说，$NaHCO_3$ 的浓度可以反映体内代谢情况，故又称为代谢因素；H_2CO_3 的浓度可以反映肺的通气情况，故又称为呼吸因素。

2. 血液缓冲体系的缓冲作用　进入血液的固定酸或固定碱，主要被碳酸氢盐缓冲体系所缓冲；挥发酸主要由血红蛋白缓冲体系进行缓冲。

（1）对固定酸的缓冲作用　代谢过程中产生的磷酸、硫酸、乳酸、酮体等固定酸（H-A）进入血浆时，主要由 $NaHCO_3$ 中和，使酸性较强的固定酸转变为酸性较弱的 H_2CO_3。H_2CO_3 则进一步分解为 H_2O 和 CO_2，CO_2 可经肺呼出体外从而不致使血浆 pH 值有较大的变动。

$$H-A + NAHCO_3 \longrightarrow Na-A + H_2CO_3$$
$$\longrightarrow H_2O + CO_2 \uparrow$$

　　由于血浆中的 NaHCO₃ 主要用来缓冲固定酸，在一定程度上可以代表血浆对固定酸的缓冲能力，故习惯上把血浆中的 NaHCO₃ 称为碱储。碱储的多少，可以用血浆二氧化碳结合力（carbon dioxide combining power，CO_2-CP）的大小来表示。

　　此外，血浆蛋白和 Na_2HPO_4 也能缓冲固定酸，但其含量少，作用较弱。

$$H-A + Na-Pr \longrightarrow Na-A + H-Pr$$

$$H-A + Na_2HPO_4 \longrightarrow Na-A + NaH_2PO_4$$

　　（2）对碱性物质的缓冲作用　　碱性物质进入血液后可被血浆中 H_2CO_3、NaH_2PO_4 及 H-Pr 所缓冲，使强碱变弱碱。

$$OH^- + H_2CO_3 \longrightarrow HCO_3^- + H_2O$$

$$OH^- + H-Pr \longrightarrow Pr^- + H_2O$$

$$OH^- + H_2PO_4^- \longrightarrow HPO_4^{2-} + H_2O$$

　　碳酸氢盐缓冲体系中 H_2CO_3 的相对含量虽不多，但 CO_2 可由体内物质代谢不断产生，所以也是对碱起缓冲作用的主要成分。其他的缓冲体系对碱也有一定的缓冲作用。生成的过量 HCO_3^- 和 HPO_4^{2-}，最后可由肾排出。

　　（3）对挥发性酸的缓冲作用　　机体各组织细胞在代谢中不断产生的 CO_2，约有 92% 是直接或间接地由血红蛋白携带或参与缓冲，血红蛋白对挥发酸的缓冲起着重要的作用。

　　当动脉血流经组织时，由于组织细胞与血液之间存在 CO_2 分压差，组织中的 CO_2 可经毛细血管壁迅速扩散入血浆，其中大部分 CO_2 继续扩散进入红细胞，在碳酸酐酶（CA）的作用下生成 H_2CO_3，H_2CO_3 解离成 HCO_3^- 和 H^+。其中的 H^+ 与 HbO_2^- 释放 O_2 后转变而成的 Hb^- 结合生成 HHb 而被缓冲，红细胞内 HCO_3^- 因浓度增高而向血浆扩散。此时红细胞内阳离子（主要是 K^+）较难通过红细胞膜，不能随 HCO_3^- 逸出，因此血浆中等量的 Cl^- 进入红细胞以维持电荷的平衡，这种通过红细胞膜进行的 HCO_3^- 与 Cl^- 交换过程称为氯离子转移（图 15-1）。

　　当血液流经肺部时，由于肺泡中氧分压高、二氧化碳分压低，O_2 与 HHb 结合为 $HHbO_2$，后者解离生成 H^+ 和 HbO_2^-，其中 H^+ 与红细胞内的 HCO_3^- 结合生成 H_2CO_3，并在碳酸酐酶催化下生成 CO_2 和 H_2O，CO_2 从红细胞扩散经血浆进入肺泡而呼出体外。此时，红细胞中的 HCO_3^- 很快减少，继而血浆中的 HCO_3^- 进入红细胞，与红细胞内的 Cl^- 进行等量转移。HbO_2^- 随血液运到组织释放 O_2 后再缓冲 H_2CO_3。

（二）肺对酸碱平衡的调节作用

　　肺主要通过排出 CO_2 控制血浆中 H_2CO_3 的浓度，以调节体内酸碱平衡。肺排出 CO_2 的作用受呼吸中枢的调节，而呼吸中枢的兴奋性又受动脉血二氧化碳分压、pH 值及氧分压的影响。

　　当体内产酸增多时，血浆中 NaHCO₃ 减少而 H_2CO_3 增多，使血浆中 [NaHCO₃/H_2CO_3] 的比值变小。血中的 H_2CO_3 经碳酸酐酶的催化分解为 CO_2 和 H_2O，使

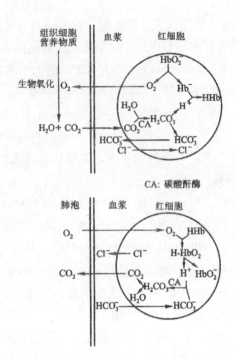

图 15-1　血红蛋白对挥发酸的缓冲作用

血浆 $PaCO_2$ 增高，刺激延髓呼吸中枢，呼吸加深加快，呼出更多的 CO_2，从而降低血中的 H_2CO_3 浓度，使 $[NaHCO_3/H_2CO_3]$ 的比值及 pH 值恢复正常。

延髓呼吸中枢对动脉血 $PaCO_2$ 的变化极为敏感，$PaCO_2$ 有小量的变化，即可影响肺的通气深度和频率的变化。正常动脉血 $PaCO_2$ 为 5.33kPa，当血液 pH 值降低或 $PaCO_2$ 增高时，呼吸中枢兴奋，呼吸加深加快，CO_2 排出增多；反之，当动脉血 $PaCO_2$ 降低或 pH 值升高时，则呼吸中枢抑制，呼吸变浅变慢，CO_2 排出减少。肺通过 CO_2 排出的多少来调节血中 H_2CO_3 的浓度，以维持 $[NaHCO_3/H_2CO_3]$ 的比值正常。所以，在临床上密切观察病人的呼吸频率和呼吸深度具有重要意义。

（三）肾对酸碱平衡的调节作用

肾对酸碱平衡的调节作用，主要是通过排出机体在代谢过程中产生过多的酸或碱，调节血中的 $NaHCO_3$ 的浓度，维持 $[NaHCO_3/H_2CO_3]$ 的比值正常，从而维持血液 pH 值的恒定。当血浆中 $NaHCO_3$ 浓度升高时，肾减少对 $NaHCO_3$ 的重吸收并排出多余的碱性物质，使血浆中的 $NaHCO_3$ 浓度仍维持在正常范围；当血浆中 $NaHCO_3$ 浓度降低时，肾则加强对 $NaHCO_3$ 的重吸收和排酸作用，以恢复血浆中的 $NaHCO_3$ 正常浓度。肾对酸碱平衡的调节实质上就是调节 $NaHCO_3$ 的浓度。肾的这种调节作用主要是通过肾小管细胞的泌 H^+、泌 NH_4^+ 及泌 K^+ 作用，实现排酸保碱。

1. $NaHCO_3$ 的重吸收　肾小管细胞泌 H^+ 及重吸收 Na^+ 是同时进行的。每天通过肾小球滤过的 HCO_3^- 约有 4.5mol，几乎全部从近曲小管吸收。在肾小管上皮细胞内含有碳酸酐酶（CA），催化 CO_2 与 H_2O 化合生成 H_2CO_3，H_2CO_3 解离为 H^+ 和 HCO_3^-。

$$CO_2 + H_2O \xrightleftharpoons[CA]{} H_2CO_3 \longrightarrow H^+ + HCO_3^-$$

解离出的 H^+ 被肾小管细胞主动分泌入管腔液中，HCO_3^- 仍留在细胞内。H^+ 分泌入管腔和小管液中的 Na^+ 进行交换，Na^+ 进入肾小管细胞内与 HCO_3^- 结合生成 $NaHCO_3$ 而入血，补充血液在缓冲酸时消耗的 $NaHCO_3$。$NaHCO_3$ 中的 Na^+ 是通过钠泵的作用向血液主动转运，HCO_3^- 则是被动吸收。分泌到管腔液中的 H^+ 与 HCO_3^- 结合为 H_2CO_3，后者分解为 CO_2 与 H_2O。CO_2 很快扩散进入细胞内，H_2O 则随尿排出（图15-2）。

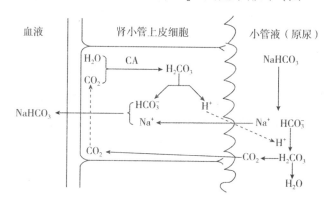

图 15-2　H^+-Na^+ 交换与 $NaHCO_3$ 重吸收

血液中 $NaHCO_3$ 的正常值为 22 ~ 28mmol/L。当血浆中 $NaHCO_3$ 浓度低于 28mmol/L 时，原尿中的 $NaHCO_3$ 可完全被肾小管细胞重吸收。当血浆中 $NaHCO_3$ 浓度超过此值时，则不能完全吸收，多余的部分随尿排出体外。但仅靠这一点仍不能恢复体内 $NaHCO_3$ 水平，因为代谢过程中产生的酸性物质不断地进入血液被 $NaHCO_3$ 缓冲，消耗的这部分 $NaHCO_3$ 必须通过 $NaHCO_3$ 的再生作用补充。

2. 尿液的酸化　正常人血液 pH 值为 7.4，血浆中 $[Na_2HPO_4/NaH_2PO_4]$ 比值为 4/1。在肾近曲小管管腔液中，磷酸氢盐缓冲体系两组分的比值与血浆相同。但变成终尿时该比值变小，尿液的 pH 值降低，这一过程称为尿液的酸化。

当原尿流经肾远曲小管时，由于肾小管细胞分泌 H^+ 增多，一部分 H^+ 就与 Na_2HPO_4 的 Na^+ 进行交换，Na_2HPO_4 转变为 NaH_2PO_4 随尿排出。被重吸收的 Na^+ 则与肾小管细胞中的 HCO_3^- 结合再生成 $NaHCO_3$。此时，由于管腔液中 Na_2HPO_4 转变为 NaH_2PO_4，尿液的 pH 值下降。正常人在一般膳食条件下，总是以排酸为主，所以排出的尿液 pH 值为 5.0 ~ 6.0。若尿液的 pH 值降至 4.8 时，则 $[Na_2HPO_4/NaH_2PO_4]$ 比值为 1/99，说明原尿经过肾远曲小管 pH 值从 7.4 降至 4.8 时，Na_2HPO_4 几乎全部转变成 NaH_2PO_4（图15-3）。

此外，体内代谢产生的固定酸经缓冲作用后生成的固定酸盐，例如乙酰乙酸钠、β-羟丁酸钠、乳酸钠等也可以相同方式进行 H^+-Na^+ 交换，Na^+ 进入肾小管细胞与 HCO_3^- 结合再形成 $NaHCO_3$ 进入血液，肾小管分泌 H^+ 与有机酸根负离子结合，以有机酸的形式随尿液排出。通过尿液的酸化过程，管腔液的 pH 值降低，维持血液的 pH 值在正常范围内。

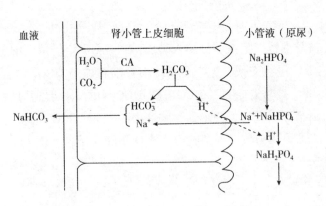

图 15-3　H^+-Na^+ 交换与尿液的酸化

3. 肾小管的泌 NH_3 作用　肾远曲小管和集合管的上皮细胞能不断地分泌 NH_3。肾小管细胞的 NH_3 主要来自血液转运来的谷氨酰胺，部分由肾小管细胞内氨基酸的氧化脱氨基作用生成。

谷氨酰胺　　　　　　　　　　　　　　　谷氨酸

生成的氨被分泌入管腔，NH_3 与 H^+ 结合生成 NH_4^+，NH_4^+ 属水溶性，不能透过细胞膜，只能停留在管腔液中与强酸盐（如 NaCl、Na_2SO_4 等）的负离子（Cl^-、SO_4^{2-} 等）结合生成酸性的铵盐，随尿排出。正常人每天以分泌 NH_3 方式排出的 H^+ 为 30 ~ 50mmol，强酸盐解离生成的 Na^+ 也与 H^+ 交换进入肾小管细胞，与 HCO_3^- 结合生成 NaHCO_3 转运到血液。随着 NH_3 的分泌，小管液中的 H^+ 浓度降低，更有利于 H^+ 的再分泌；肾小管泌 H^+ 作用增强，又促进 NH_3 的扩散（图 15-4）。

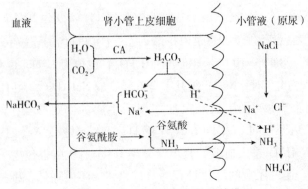

图 15-4　H^+-Na^+ 交换与铵盐的排泄

NH_3 的分泌量随尿液的 pH 值而变化，尿液酸性越强，NH_3 的分泌越多；尿液呈碱性，NH_3 的分泌减少甚至停止，此时肾小管细胞内生成的 NH_3 向小管液扩散减少，向血液扩散增多，成为体内 NH_3 的重要来源。所以，肝功能低下的患者，不宜使用碱性利尿剂，以防止血氨升高导致氨中毒。

4. K^+-Na^+ 交换　肾小管上皮细胞还具有主动泌钾而换回钠的作用，即 K^+-Na^+ 交换。原尿中的 K^+ 在近曲小管几乎全部被重吸收。在远曲小管 K^+ 被主动分泌，分泌的 K^+ 可以与管腔中的 Na^+ 交换，Na^+ 吸收入血，K^+ 随终尿排出体外。H^+-Na^+ 交换与 K^+-Na^+ 交换均在肾远曲小管进行，两者形成相互竞争作用，当细胞外液 K^+ 浓度增高时，肾小管泌钾作用加强，即 K^+-Na^+ 交换增强，而 H^+-Na^+ 交换受抑制，结果使尿中 K^+ 排出增加，H^+ 排出减少，细胞外液中 H^+ 浓度增高，因此，高血钾可以引起酸中毒；反之，细胞外液 K^+ 浓度降低时，K^+-Na^+ 交换减弱，H^+-Na^+ 交换增强，故低血钾会出现碱中毒。此外，H^+-Na^+ 交换与 K^+-Na^+ 交换受醛固酮的调节。

应该指出，肾小管对 $NaHCO_3$ 的重吸收和再生是随着机体对 $NaHCO_3$ 的需求而变动的。当血浆 $NaHCO_3$ 浓度升高时（碱中毒），肾小管对 $NaHCO_3$ 的重吸收和再生减少，$NaHCO_3$ 随尿排出，使血浆 $NaHCO_3$ 含量降至正常。

综上所述，机体在调节酸碱平衡的过程中，血液的缓冲作用是第一道防线，其调节迅速有效，但缓冲能力有限，结果势必引起 $NaHCO_3$ 与 H_2CO_3 含量及比值的改变；肺脏及时地通过呼吸运动调节 CO_2 的排出量，pH 值改变 10~15 分钟即发挥作用，但只局限于对呼吸性成分的调节；肾脏通过 H^+-Na^+ 交换及泌 NH_4^+ 作用以排酸保碱，来调节血浆 $NaHCO_3$ 含量，虽然发挥作用迟缓，但效率高，作用持久，能彻底排出过多的酸或碱，故是体内最根本、最主要的调节机制。上述三种调节前呼后应，相互协同，共同维持体液 pH 值的稳定。

第二节　酸碱平衡的检测指标及临床价值

临床上为了全面、准确地了解体内酸碱平衡状况，以协助诊断、评估疗效或指导治疗，常需测定血液 pH 值及反映呼吸性因素（H_2CO_3）和代谢性因素（$NaHCO_3$）等三方面的指标。

1. 血液 pH 值　正常人动脉血液的 pH 值为 7.35~7.45，平均为 7.40。若血液 pH 值低于 7.35，表示有失代偿性酸中毒，若 pH 值大于 7.45，表示有失代偿性碱中毒。即使 pH 值在正常范围内，并非说明体内就没有发生酸碱平衡紊乱，因为代偿期 pH 值是正常的。所以，测定血液 pH 值只能判断有无失代偿性酸中毒或碱中毒的发生，而不能区分酸碱平衡紊乱是属于呼吸性还是代谢性。

2. 动脉血二氧化碳分压（$PaCO_2$）　血浆 $PaCO_2$ 指物理溶解于血浆中的 CO_2 所产生的张力。正常人动脉血中的 $PaCO_2$ 为 4.5~6.0 kPa（35~45mmHg），平均 5.3 kPa（40mmHg），由于 CO_2 对肺泡有很大的弥散力，所以，动脉血中 $PaCO_2$ 基本上反映肺泡气的 $PaCO_2$ 及肺泡的通气水平，即 $PaCO_2$ 与肺泡通气量呈反比。

$PaCO_2$ 的高低反映血浆 H_2CO_3 含量的多少，可作为呼吸性酸碱平衡失常的诊断指标。当动脉血 $PaCO_2$ 大于 6.0 kPa 时，提示肺通气不足，CO_2 潴留，血中 H_2CO_3 含量升高，为呼吸性酸中毒；当 $PaCO_2$ 小于 4.5 kPa 时，提示肺换气过度，CO_2 排出过多，血中 H_2CO_3 含量减少，为呼吸性碱中毒。代谢性酸（碱）中毒时，由于机体的代偿作用，动脉血 $PaCO_2$ 稍有降低（或升高），但一般不明显。

3. 二氧化碳结合力（CO_2-CP） CO_2-CP 是指在 $PaCO_2$ 为 5.3 kPa 时，每升血浆中以 $NaHCO_3$ 形式存在的 CO_2 毫摩尔数。正常值为 23 ~ 31mmol/L，平均 27mmol/L。

CO_2-CP 反映血浆 HCO_3^- 的含量（即代表碱储备），主要作为代谢性酸碱平衡失常的诊断指标。CO_2-CP 降低，表示有代谢性酸中毒；CO_2-CP 升高，表示有代谢性碱中毒。在呼吸性酸碱平衡紊乱时，由于肾脏的代偿作用，使血浆 $NaHCO_3$ 含量继发性的改变，其结果与代谢性酸、碱中毒相反，即呼吸性酸中毒时，CO_2-CP 升高；呼吸性碱中毒时，CO_2-CP 降低。

4. 实际碳酸氢盐（AB）和标准碳酸氢盐（SB） SB 指全血在标准状况下（即温度 37℃，$PaCO_2$5.3kPa，血氧饱和度 100%），测得血浆中 HCO_3^- 的含量。SB 不受呼吸因素的影响，是反映代谢性成分的主要指标。AB 是指在隔绝空气下取血分离血浆，测得血浆中 HCO_3^- 的真实含量。AB 虽可反映血液中代谢性成分的多少，但受呼吸因素的影响。

SB 的正常范围是 22 ~ 27mmol/L（平均 24mmol/L），正常人 AB = SB。若 AB = SB，两者均降低，表示代谢性酸中毒；反之，AB = SB 但两者均升高，则表示代谢性碱中毒。

AB 与 SB 数值之差反映呼吸性因素对酸碱平衡的影响程度。若 AB > SB，则表示体内 CO_2 潴留，肾脏代偿使 AB 增多，提示有呼吸性酸中毒；若 AB < SB 表明 CO_2 呼出过多，肾脏代偿作用使 AB 减少，提示有呼吸性碱中毒。

5. 碱过剩（BE）或碱欠缺（BD） BE 或 BD 是指在标准条件下（即温度 37℃，$PaCO_2$5.3kPa，血氧饱和度 100%）滴定全血至 pH 为 7.40 时所消耗酸或碱的量（mmol/L）。滴定消耗酸的量为碱剩余（BE），用正值"+"表示；消耗碱的量即为碱缺失（BD），用负值"-"示之。正常人血液的 pH 就在 7.40 附近，无需用酸或碱作更多的滴定。所以，BE 或 BD 的正常参考范围是 ±3mmol/L。

BE 或 BD 不受呼吸的影响，比较真实地反映缓冲碱的过剩或不足，是判断代谢性酸碱平衡紊乱的重要指标。BE（即正值）增高，为碱过多，即为代谢性碱中毒；BD（即负值）增加，提示碱不足，为代谢性酸中毒。

6. 阴离子间隙（AG） 血浆中的阳离子和阴离子的摩尔电荷浓度相等，呈电中性。血浆中主要的阳离子是 Na^+ 和 K^+，称可测定阳离子，其余为未测定阳离子，包括 Ca^{2+}、Mg^{2+} 等。主要的阴离子是 Cl^- 和 HCO_3^-，称可测定阴离子，其余为未测定阴离子，包括蛋白质、硫酸、磷酸和有机酸等阴离子。阴离子间隙（anion gap，AG）指未测定阴离子与未测定阳离子的差值。临床上常用可测定阳离子与可测定阴离子的差值表示：$AG = ([Na^+] + [K^+]) - ([Cl^-] + [HCO_3^-])$。正常参考值为 8 ~ 16 mmol/L，平均为 12mmol/L。AG 值增高多见于乳酸、酮体等生成增多或肾功能衰竭所致酸中毒。

AG 测定对诊断代谢性酸中毒和某些混合性酸碱平衡紊乱有重要意义。AG 值降低见于低蛋白血症等。

第三节　酸碱平衡紊乱的基本类型

酸碱平衡紊乱的常见原因：①体内酸性或碱性物质过多或不足，超出了机体的调节能力；②调节器官功能障碍（肺或肾脏疾病）；③电解质代谢异常，例如高血钾或低血钾均可引起酸碱平衡紊乱。

酸碱平衡紊乱的基本类型根据［$NaHCO_3$］与［H_2CO_3］首先改变的成分及二者变化的比例关系而确定，根据血液 pH 的改变确定是酸中毒还是碱中毒，根据［$NaHCO_3$］与［H_2CO_3］二者变化的先后确定是原发性还是继发性。$NaHCO_3$ 为碱，反映代谢性成分，由 $NaHCO_3$ 含量原发性改变而引起的酸碱平衡紊乱，称为代谢性酸中毒或碱中毒；H_2CO_3 为酸，是呼吸性成分，由 H_2CO_3 含量原发性改变而引起的酸碱平衡紊乱称为呼吸性酸中毒或碱中毒。然后再根据每一基本类型中［$NaHCO_3$］／［H_2CO_3］变化的比例关系，判断属代偿性或失代偿性。

代偿性指在酸碱平衡紊乱的初期，由于血液缓冲作用及肺和肾脏等调节器官代偿功能的发挥，虽然 $NaHCO_3$ 和 H_2CO_3 的实际含量已有改变，但二者的比值仍维持在20∶1，血液 pH 值在正常范围内，称为代偿作用。如果病情继续发展，$NaHCO_3$ 和 H_2CO_3 含量显著改变，突破了机体的调节代偿限度，引起比值的改变，血液 pH 值降低或升高，称为失代偿。因此，无论是呼吸性酸中毒或碱中毒，还是代谢性酸中毒或碱中毒都又有代偿性与失代偿性之分。酸碱平衡紊乱的基本类型总结如下：

酸碱平衡紊乱的基本类型 { 代谢性 { 酸中毒：血浆 $NaHCO_3$ 含量首先降低 / 碱中毒：血浆 $NaHCO_3$ 含量首先升高 } 呼吸性 { 酸中毒：血浆 H_2CO_3 含量首先升高 / 碱中毒：血浆 H_2CO_3 含量首先降低 } } 代偿性：实际含量改变，比值是 20/1，pH 正常 / 失代偿性：三者都改变

（一）代谢性酸中毒

代谢性酸中毒是临床上最常见的酸碱平衡紊乱。

1. 发病原因　各种原因导致血浆中 $NaHCO_3$ 原发性的减少。可见于：①固定酸产生过多：例如糖尿病、缺氧、休克等情况下，酸性产物（乙酰乙酸、β-羟丁酸、乳酸等）堆积，消耗大量的 $NaHCO_3$。②肾脏排酸障碍，例如肾功能不全，泌 H^+、泌 NH_3 及回收 Na^+ 减少，使过多的酸性物质不能及时排出而潴留体内。③酸性药物（例如氯化铵、水杨酸等）摄入过多。④碱性物质丢失过多：肠液、胰液、胆汁中 $NaHCO_3$ 的浓度高于血浆，若腹泻、肠瘘、肠道引流等使碱性消化液丢失或大面积烧伤血浆渗出等。

2. 代偿机制　当体内固定酸过多时，首先血液缓冲系统迅即发挥作用，结果使 $NaHCO_3$ 减少，H_2CO_3 增多，此状态通过肺和肾脏的协同调节。一方面可刺激延髓的呼吸中枢，使呼吸加深加快，CO_2 排出增多，使血中 H_2CO_3 含量下降；另一方面可使肾小

管上皮细胞中的碳酸酐酶、谷氨酰胺酶活性增强，泌 H^+、泌 NH_3 增加，有助于固定酸的排出及 $NaHCO_3$ 的重吸收和再生，使血浆 $NaHCO_3$ 含量逐步回升。经过上述代偿过程，虽然 $NaHCO_3$ 和 H_2CO_3 的实际含量都有所减少，但两者的比值接近 20:1，pH 仍在正常范围内，称为代偿性代谢性酸中毒。如果超过了机体的代偿能力时，[$NaHCO_3$] 与 [H_2CO_3] 的比值小于 20:1，pH 值随之降至 7.35 以下，称为失代偿性代谢性酸中毒。

3. 代谢性酸中毒的特点 血浆 $NaHCO_3$ 含量降低（原发性）、H_2CO_3 浓度稍有降低（继发性）。

（二）代谢性碱中毒

1. 发病原因 各种原因（例如摄入过多碱性物质，剧烈呕吐、胃引流使胃液大量丢失，低血钾等）导致的血浆 $NaHCO_3$ 浓度原发性增多。

2. 代偿机制 由于血浆 $NaHCO_3$ 浓度增加，pH 升高，抑制呼吸中枢，使呼吸运动变浅变慢，CO_2 排出减少，尽可能保留 H_2CO_3；与此同时，肾小管细胞泌 H^+、泌 NH_3 作用减弱，回收 Na^+ 减少而排 Na^+ 增加，尿液呈碱性。通过代偿调节，[$NaHCO_3$] 与 [H_2CO_3] 的比值趋于 20:1，pH 在正常范围之内，称为代偿性代谢性碱中毒。若 [$NaHCO_3$] 与 [H_2CO_3] 的比值大于 20:1，pH 高于 7.45，称为失代偿性代谢性碱中毒。

3. 代谢性碱中毒的特点 血浆 $NaHCO_3$ 浓度升高，H_2CO_3 含量也相应升高。

（三）呼吸性酸中毒

1. 发病原因 呼吸性酸中毒是由于各种原因（如呼吸中枢抑制、呼吸肌麻痹、呼吸道阻塞、肺部疾患、胸部病变等）导致肺泡通气不畅，CO_2 排出障碍，使血浆 H_2CO_3 浓度原发性的升高。

2. 代偿机制 当体内 H_2CO_3 含量增多时，血液中血红蛋白缓冲系统首先发挥作用，可中和一部分 H_2CO_3。但由于呼吸障碍大量的 CO_2 堆积，此时肺已基本丧失代偿能力，主要通过肾小管细胞泌 H^+、泌 NH_3 增多，$NaHCO_3$ 重吸收和再生增强，力图升高 $NaHCO_3$ 含量，使 [$NaHCO_3$] 与 [H_2CO_3] 的比值接近 20:1，pH 值在 7.35～7.45 之间，称为代偿性呼吸性酸中毒。若 H_2CO_3 浓度显著增加，超出了机体的代偿能力，[$NaHCO_3$] 与 [H_2CO_3] 的比值小于 20:1，则血液 pH 值小于 7.35，称为失代偿性呼吸性酸中毒。

3. 呼吸性酸中毒的特点 血浆 $PaCO_2$ 和 H_2CO_3 浓度升高，血浆 $NaHCO_3$ 含量代偿性升高。

（四）呼吸性碱中毒

1. 发病原因 呼吸性碱中毒临床上较少见。是由各种原因（例如癔病、高热、甲亢及某些中枢神经系统疾病等）引起肺换气过度，CO_2 呼出过多，使血浆 H_2CO_3 含量原发性的降低。

2. 代偿机制　因 CO_2 排出过多，血浆 $PaCO_2$、H_2CO_3 浓度减少时，肾小管细胞泌 H^+、泌 NH_3 减少，Na^+ 重吸收和再生减弱，结果 $NaHCO_3$ 含量继发性的降低，以期恢复 ［$NaHCO_3$］与［H_2CO_3］的比值接近 20∶1，pH 值仍保持在正常范围内，称为代偿性呼吸性碱中毒。如果通过肾脏的代偿作用后，［$NaHCO_3$］与［H_2CO_3］的比值升高，pH 值大于 7.45，称其为失代偿性呼吸性碱中毒。

3. 呼吸性碱中毒的特点　血浆 $PaCO_2$ 和 H_2CO_3 浓度降低，血浆 $NaHCO_3$ 含量代偿性降低。

现将酸碱平衡紊乱的类型及主要生物化学指标的改变总结如表 15-2。

表 15-2　酸碱平衡失常的类型及主要生物化学指标的改变

指标	酸中毒		碱中毒	
	呼吸性	代谢性	呼吸性	代谢性
原发性改变	［H_2CO_3］↑	［$NaHCO_3$］↓	［H_2CO_3］↓	［$NaHCO_3$］↑
pH	↓	↓	↑	↑
$PaCO_2$	↑	↓	↓	↑
CO_2-CP	↑	↓	↓	↑
SB 与 AB	SB < AB	SB = AB 均↓	SB > AB	SB = AB 均↑
BE 与 BD	—	BD［负值］↑	—	BE［正值］↑

注：↑表示升高；↓表示下降。

本 章 小 结

机体通过一系列的调节机制（即：血液的缓冲作用、肺和肾脏的调节），处理酸性或碱性物质的含量与比例，使体液 pH 维持在一定范围内。

酸性物质包括挥发性酸和固定酸，碱性物质包括代谢产生的碱和食物中的碱。体内唯一的挥发性酸是碳酸，固定酸则是体内除碳酸以外所有酸性物质的总称。

血浆缓冲系统中 $NaHCO_3/H_2CO_3$ 缓冲对缓冲能力最强，血浆 pH 值取决于 $NaHCO_3$ 与 H_2CO_3 浓度的比值，只有两者的比值为 20∶1，血浆 pH 值才能维持在 7.35 ~ 7.45。肺主要通过呼出 CO_2 的多少，来控制血浆 H_2CO_3 的浓度；肾脏通过 $NaHCO_3$ 的重吸收、酸化尿液及泌 NH_3 作用以排酸保碱，调节血浆 $NaHCO_3$ 含量。

判断酸碱平衡失常的生物化学指标有：pH、$PaCO_2$、CO_2-CP、AB 与 SB、BE 与 BD。$PaCO_2$ 是反映呼吸性酸碱紊乱的指标，CO_2-CP、SB、BE 是反映代谢性酸碱紊乱的指标，pH < 7.35 为失代偿性酸中毒，pH > 7.45 为失代偿性碱中毒，但不能区分是呼吸性或代谢性的酸碱中毒。

各种因素导致 $NaHCO_3$ 与 H_2CO_3 含量及比值改变，即会发生酸碱平衡失常；无论是呼吸性酸中毒或碱中毒，还是代谢性酸中毒或碱中毒均可分为代偿性与失代偿性两种情况；代谢性酸中毒是临床上最常见的酸碱平衡失常。

下篇　生物化学基本技能

第十六章　生物化学实验基本知识与操作

第一节　生物化学实验基本要求

一、生物化学实验室规则

1. 进入实验室须穿好白大衣，自觉遵守实验室纪律，不准迟到、早退，不准大声喧哗和随意走动。准备好实验指导、课本、笔记、实验记录本、报告本、文具等。

2. 上实验课前必须预习，明确实验目的，掌握基本原理，熟悉主要操作及注意事项。在实验过程中，听从老师指导，严格按规程进行操作。

3. 仔细辨认试剂标签，看清名称及浓度。使用滴管时，滴管尖端朝下，不可倒置，以免试剂流入橡皮帽。用吸量管量取液体时，应用吸耳球，不能用嘴吸。吸标准溶液时，应先将标准液倒入干净试管中，再用吸量管量取，以防污染瓶中标准溶液。

4. 实验台面必须保持整洁，仪器、药品摆放井然有序。取出试剂后，立即盖好瓶塞并将试剂瓶放回原处，瓶塞不能盖错。专用吸量管、滴管，不得与试剂瓶分家，以免错用而污染试剂，造成自己或他人实验的失败。未用完的试剂不得倒回瓶内。不要将试剂药品洒在实验台面和地上。

5. 所有固体废弃物（棉花、纱布、滤纸、碎屑沉淀物等）丢入垃圾筒中，不可弃于桌上及水池里。强酸强碱必须先置于小钵中，用水稀释后倒入水池中。有毒及有害物品不能随意乱扔，应专门收集并做无害化处理。易燃易爆试剂应远离火源，低沸点有机溶剂如需加热要用水浴。

6. 实验室内严禁饮水和进食。凡产生烟雾、有害气体和不良气味的实验，均应在通风条件下进行。

7. 爱护仪器，例如分光光度计、离心机、恒温水浴箱、电炉、电泳仪等。使用前应熟悉使用方法，尽量避免损坏及超负荷使用，严禁随意开动，用完及时关机。

8. 每次实验时要按仪器清单清点仪器，负责保管，用后如数交还。器材损坏时，应如实向教师报告，并填写损坏器材登记表，按学校规定赔偿，然后方可补领。

9. 在实验室内注意安全。乙醚、乙醇、丙酮等易燃物品，使用时必须远离火源。剧毒物品要严格管理，小心使用，切勿触及伤口或误入口内。操作结束后，必须认真洗手，严格清点物品。

10. 实验室内的一切物品不得私自带出实验室。实验完毕，将所有物品清洗干净，放回原处，所有公用物品应摆放整齐，实验台面擦拭干净。要节约水、电，一经用完随手关闭。每次实验课由学生轮流值日，经老师验收后方可离去。

11. 实验后及时整理，根据实验结果进行科学分析，如实记录实验过程中出现的现象、数据与结果，按要求书写实验报告。对实验中出现的一些反常现象应积极分析、讨论，大胆提出自己的看法。

12. 若发生酸碱灼伤事故，先用大量自来水清洗，酸灼伤者用饱和 $NaHCO_3$ 溶液中和，碱灼伤者用饱和 H_3BO_3 溶液中和，氧化剂伤害者用 $Na_2S_2O_4$ 处理。

13. 若发生起火事件，根据发生起火性质分别采用砂、水、CO_2 或 CCl_4 灭火器扑灭。

二、实验记录

实验记录是指实验过程中对实验名称、目的、原理、操作过程、结果和数据等的原始记录，应具有真实性、完整性和条理性。其要求是：

1. 不得使用铅笔，应使用钢笔或圆珠笔书写。

2. 在实验中观察到的现象和得出的数据应及时地、直接写在记录本上，切忌臆测，更不准造假。努力培养严谨的科学作风，实事求是地把实验结果全部记录下来。

3. 原始记录要准确、简练、详尽、清楚。对在定量实验中所测得的数据最好设计一定的表格，并根据仪器的精确度准确记录有效数字。

4. 清楚记录实验中使用仪器的类型、编号以及试剂的规格、化学式、分子量、浓度等，以便作为总结实验时进行核对和查找失败原因的参考依据。

5. 原始数据应直接记录在笔记本上。不准修改，若需修改必须请示教师，并在原始记录上注明更改原因，方可进行。

三、实验报告的书写

书写实验报告是一项重要的基本技能训练。写好实验报告除了正确的操作外，还需要仔细的观察和客观的记录，并运用所掌握的理论知识对实验现象和结果进行综合分析。

1. 具体要求

（1）书写实验报告应简要通顺、字体清楚、无错别字及正确使用标点符号。

（2）对实验过程中一切现象的记录要详细，一切原始数据和运算过程均应写在报告上。

（3）不准修改原始数据，若需修改必须请示任课老师，经同意后方可进行，并写明原因。

（4）定量实验要求准确记录有效数字。

2. 基本内容

（1）姓名、班次、组别、实验日期（年、月、日）。

（2）实验名称。

（3）实验目的。

（4）实验原理。

（5）试剂与仪器。

（6）实验步骤。

（7）实验结果。

（8）临床意义。

（9）注意事项。

（10）思考题。

在书写实验报告时，无论是定量或定性实验，实验名称和实验目的都应符合本次实验课的全部内容所必须达到的目的和要求。实验原理要简明扼要描述，叙述可用文字，也可用化学反应式或结构式表达。实验步骤应按当时实际操作顺序进行描述，方式可灵活多样，但要具体、一目了然，也可用自行设计的表格来表达，避免长篇抄录。仔细观察和记录实验中出现的各种现象及数据，列出公式加以计算，得出结果。注意正确使用各种计量单位。实验结果是实验报告中最重要的部分，对于实验结果的表达，可用简练的文字描述，也可用表格，还可用各种曲线图。在优秀的实验报告与论文中，三者常常并用，得到最佳的效果。应探讨实验中遇见的问题和思考题，提出自己的见解，并对自己的实验质量作出评价。

第二节　基本技能训练

一、常用玻璃仪器

玻璃仪器是生物化学实验常用的基本器皿，其清洁程度将直接影响实验结果的准确性、可靠性。洗涤的基本要求为玻璃仪器清洁透明，表面不含可溶解的物质，水能够沿器壁自然下流而不挂水珠。

因此，玻璃仪器的清洁不仅是实验前后的常规工作，而且是一项重要的基本技术。玻璃仪器的清洗方法很多，需要根据实验的要求以及污物性质选用不同的清洁方法。

1. 新购玻璃仪器的清洗 新购玻璃仪器表面附着油污和灰尘，特别是附着可游离的金属离子，故需要用肥皂水刷洗，经流水冲净后，浸于 10% Na_2CO_3 溶液中煮沸。用流水冲净后，再浸泡于 1% ~ 2% HCl 溶液中过夜。流水洗净酸液，用蒸馏水少量多次冲洗后，干燥备用。

2. 使用过的玻璃仪器的清洗

（1）一般非计量玻璃仪器或精度不高的容量仪器，如试管、烧杯、量筒等先用肥皂水刷洗，然后用自来水冲洗干净，最后用蒸馏水冲洗 2 ~ 3 次后，烘干或倒置于清洁处晾干。

（2）容量分析仪器，如吸量管、滴定管、容量瓶等，先用自来水冲洗晾干后，浸于铬酸洗液浸泡数小时，然后用自来水和蒸馏水冲洗干净，干燥备用。

（3）比色杯，用完立即用自来水反复冲洗，如有污物，可用盐酸或适当溶剂清洗，然后用自来水、蒸馏水冲洗干净。切忌用刷子、粗糙的布或滤纸等擦拭。洗净后，倒置晾干备用。

二、清洗液的配方及使用

1. 肥皂水和洗衣粉溶液 肥皂水和洗衣粉溶液是最常用的清洗液，利用其乳化作用可以很好地除去污垢。

2. 铬酸洗液 铬酸洗液是广泛应用于玻璃器皿洗涤的清洗液，由重铬酸钾（$K_2Cr_2O_7$）和浓硫酸配制而成。硫酸越浓，产生铬酸越多，其清洁效力也越强。常用铬酸洗液的浓度为 3% ~ 5%，具有很强的腐蚀性，使用时必须注意安全，防止烧伤。当洗液由棕红色变为绿色时表明已变质，不宜再用。主要配制方法如下：

（1）在 250mL 烧杯中置重铬酸钾 5g，加入热水 5mL 搅拌，使其溶解。先在烧杯下放一石棉网，然后向烧杯中缓慢加入浓硫酸 100mL，边加边搅拌。注意不要加入过快，勿使硫酸溅出来。此时溶液由红黄色逐渐变为黑褐色。冷却后储于有塞的细口瓶中，以防吸水。

（2）取 80g 重铬酸钾溶于 1000mL 水中，慢慢加入硫酸，边加边搅拌，冷却后装瓶备用。

3. 乙二胺四乙酸二钠（EDTA-Na$_2$）洗液 常用的 EDTA-Na$_2$ 洗液浓度为 5% ~ 10%，加热煮沸后可去除玻璃器皿表面钙镁盐类和不易溶解的重金属盐类产生的白色沉淀。

4. 草酸洗液 草酸 5 ~ 10g，加水 100mL，配成草酸洗液。加少量硫酸或浓盐酸后可去除高锰酸钾的痕迹。

5. 尿素洗液 尿素洗液的常用浓度为 45%，是去除血污和蛋白质的良好洗剂。

6. 盐酸-乙醇洗液 盐酸-乙醇洗液的常用浓度为 3%，一般用于除去玻璃器皿上附着的染料。

7. 乙酸-硝酸混合液 乙酸-硝酸混合液常用于清洗难以洗净的有机物，最适于清洗滴定管。

8. Na$_3$PO$_4$·12H$_2$O 水溶液　常用浓度为 5%~10%，可用于洗涤油污。

三、吸量管的种类和使用

吸量管是生物化学实验最常用的仪器之一，测定的准确度与吸量管的正确选择和使用有密切关系。

1. 吸量管的分类　常用的吸量管可以分为 3 类（图 16-1）。

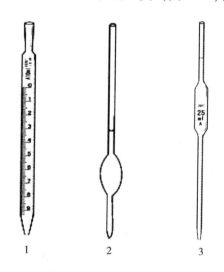

图 16-1　3 类吸量管简图
注：1：刻度吸量管；2：奥氏吸量管；3：移液管

（1）刻度吸量管　供量取 10mL 以下任意体积的溶液。一般刻度包括尖端部分的体积。将所量液体全部放出后，还需要吹出残留于管尖的溶液。此类吸量管为"吹出式"，吸量管上端标有"吹"字。未标"吹"字的吸量管，则不必吹出管尖的残留液体。

（2）奥氏吸量管　可准确量取 0.5mL、1.0mL、2.0mL、3.0mL 液体。此吸量管只有一个刻度，当放出所量取的液体时，吸量管尖部余留的液体必须吹入容器内。

（3）移液管　常用来量取 50mL、25mL、10mL、5mL、2mL、1mL 的液体。这种吸量管只有一个刻度，放液时，量取的液体自然流入容器内，移液管尖部需在容器内壁停留 15 秒，管尖残留液体不要吹出。

2. 吸量管的使用

（1）选用原则　如要准确量取整数量液体，应用奥氏吸量管；量取液体体积较大时要用移液管；量取任意体积的液体时，可选用取液量最接近的吸量管。如欲取 0.05mL 液体，应选用 0.1mL 的刻度吸量管。同一定量试验中，如欲加同种试剂于不同试管中，并且取量不同时，应选择一支与最大取液量接近的刻度吸量管。如各试管应加的试剂量为 0.3mL、0.5mL、1.0mL、1.5mL 时，应选用一支 2.0mL 刻度吸量管。

（2）使用方法　使用时，用拇指和中指拿住吸量管顶端部分，食指置于吸管的一旁，将管的下端插入液体，用吸耳球吸入液体到需要刻度标线上 1～2cm 处（插入液面下的部分不可太深，也不可太浅，防止空气突然进入管内，将溶液吸入吸耳球内），用食指封闭上口，将已充满液体的吸量管提出液面，将吸量管垂直，尖端与试剂瓶保持接触，然后小心松开上口，调节液面至需要的刻度处。将吸量管移到另一容器，松开上口，使液体自由流出。最后再根据规定吹出或不吹出尖端的液体（图 16-2）。

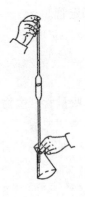

图 16-2　放液体时的姿势

四、微量移液器的使用

1. 微量移液器的结构　可调式移液器的结构见图 16-3，持握移液器的姿势见图 16-4。

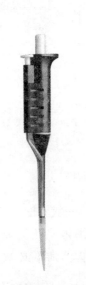
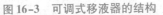

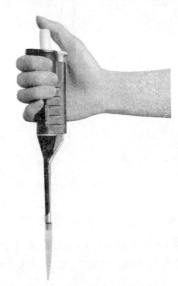

图 16-3　可调式移液器的结构　　　图 16-4　持握移液器的姿势

2. 档次　内部活塞行程推动按钮，内部的活塞分 2 段行程，第一档为吸液，第二档为放液，手感十分清楚。

3. 微量移液器的操作

（1）旋转调节轮至所需体积刻度。

（2）在微量移液器下端套上吸嘴，旋紧。

（3）垂直持握可调式移液器，用大拇指按至第一档。

（4）将吸嘴插入溶液，徐徐松开大拇指，使其复原。

（5）将微量移液器移出液面，必要时可用纱布或滤纸拭去附于吸嘴表面的液体（注意不要接触吸嘴孔口）。

（6）排放时，重新将大拇指按下，至第一档后，继续按至第二档以排空液体。如移取另一种试剂时，按卸吸头按钮弃掉吸嘴并更换新吸嘴。

五、量筒的使用

量筒为精度不高的量器，不能用来配制标准溶液，仅能用来粗略地度量液体体积。常用量筒有 50mL、200mL、500mL、1000mL、2000mL 等规格。要根据所量溶液多少选择适量规格量筒。读数时，视线必须和溶液凹面成同一水平面，不可过高或过低。无须校正。

六、容量瓶

容量瓶是具有细长瓶颈的圆形玻璃瓶。用于配制一定体积的溶液，主要用于制备标准溶液。瓶颈有标线，溶液弯月面最低点与标线相切，且温度为瓶上所指定的温度时，则瓶内所包含溶液的体积即为所指明的体积。常用的规格有 1000mL、500mL、250mL、100mL、50mL、25mL 等。刻有 2 根标线的容量瓶可兼作移液用，上面 1 根是指泻出的标线，下面 1 根是指包含的标线。

使用容量瓶配制溶液时，不要把溶质直接加入容量瓶内溶解，须事先溶于小烧杯中，用玻棒引入容量瓶内；然后用少量蒸馏水洗烧杯 3～4 次，每次都倾入容量瓶内。再加蒸馏水至其体积的 2/3 或 1/2 左右，摇动至溶质完全溶解。用蒸馏水稀释至刻度。当蒸馏水加到快接近刻度 1cm 左右时，应停留 1～2 分钟，使黏附在瓶颈内壁刻度标线之上的水流下后，小心用滴管逐滴加至溶液弯月面最低点与刻度相切，盖上瓶塞，充分摇匀即可。学生专用玻璃仪器一览表见表 16-1。

表 16-1 学生专用玻璃仪器一览表

品名	规格	单位	数量
试管架	40 孔/个	2	
大试管	（15mm×150mm）	支	20
小试管	（13mm×100mm）	支	20
吸耳球		个	2
三角烧瓶	100mL	个	2
玻璃漏斗	7cm	个	2
烧杯	100mL	个	2
滴管	10mL	支	2
刻度吸管	5mL	支	2
刻度吸管	1mL	支	2
刻度吸管	0.5mL	支	2
刻度吸管	0.2mL	支	2
刻度吸管	0.1mL	支	2
刻度吸管	500mL	支	2
量杯	0.1mL	个	1
微量移液器		支	2
试管夹		个	2

七、试剂混匀

样品和试剂的混匀是保证化学反应充分进行的一种有效措施。为使反应体系内各物质迅速接触，必须借助于外力的机械作用。常用的混匀方法有以下几种：

1. 旋转法　手持容器，使溶液离心旋转。适用于未盛满液体的试管或小口器皿如锥形瓶。

2. 指弹法　一手执试管上端，另一只手轻弹试管下部，使管内溶液进行旋涡运动。

3. 搅动法　使用玻璃棒搅匀。多用于溶解烧杯中的固体。

4. 电磁搅拌混匀　在电磁搅拌机内放置烧杯，在烧杯内放入封闭于玻璃管或塑料管中的磁棒。

5. 混匀器法　将容器置于混匀器的振动盘上，逐渐用力下压，使内容物旋转。

6. 甩动混匀法　右手持试管上部，轻轻甩动振摇，即可混匀。

7. 倒转混匀法　适用于有塞的量筒、容量瓶和试管内容物的混匀。

注意：混匀时谨防容器内液体溅出或被污染，严禁用手堵塞管口或瓶口振摇。

八、溶液保温

将试管等放入恒温水浴箱内，调节温度旋钮至所需温度。水浴箱中的水要充足。实验过程中要随时监测温度，并及时调节。

九、过滤

用于收集滤液、收集沉淀或洗涤沉淀。在生物化学实验中如用于收集滤液，应选用干滤纸，不应将滤纸先弄湿，湿滤纸将影响滤液的稀释比例。滤纸过滤一般采用平析法（即对折后，再对折），并且使滤纸上缘与漏斗壁完全吻合，不留缝隙。向漏斗内加液时，要用玻棒引导，而且不应倒入过快，勿使液面超过滤纸上缘。较粗的过滤可用脱脂棉或纱布代替滤纸。有时以离心沉淀法代替过滤法可达到省时、快捷的目的。

第三节　化 学 试 剂

一、化学试剂的等级标准

生物化学是一门实验性较强的学科，在实际工作中需要配制大量的试剂。试剂溶液配制的好坏，常常会影响检验结果。配制试剂溶液时应注意化学试剂的纯度。我国化学试剂（通用试剂）的等级标准分为 4 级（表 16-2）。

表 16-2 试剂的级别及纯度

级别	名称	简写	标签	纯度和用途
1	优级纯（一级）	G·R	绿色	纯度高，杂质含量低，适用于科研和配制标准溶液
2	分析纯（二级）	A·R	红色	纯度较高，杂质含量较低，适用于定性和定量分析
3	化学纯（三级）	C·P	蓝色	质量略低于二级试剂，适用于一般分析和定性试验
4	实验试剂（四级）	L·R	蓝色	质量较低，用于一般定性实验

一般生物化学实验常选用三级或三级以上试剂。若用于精确的定量分析或配制标准溶液时，须选用二级以上化学试剂。我们在选用试剂时应本着节约的原则，在可以不用更高级的试剂也可达到检验目的时，尽量不用。例如能用95%的乙醇就不用无水乙醇；配制清洁液时能用工业硫酸，就不要用化学纯级硫酸。

二、化学试剂的包装规格

一般是根据化学试剂的性质、纯度、用途及其价值来确定包装单位。我国规定的包装单位为5类。

第一类为稀有元素等贵重试剂，包装单位分为 0.1g、0.25g、0.5g、1.5g（或 mL）4 种。

第二类为指示剂、生物试剂等，包装单位分为 5g、10g、25g（或 mL）3 种。

第三类为基准试剂或较贵重的固体或液体试剂，包装单位分为 25g、50g、100g（或 mL）3 种。

第四类为在各类实验室，化验室中广泛应用的化学试剂，一般为固体或有机液体的化学试剂，包装单位分为 250g、500g（或 mL）2 种。

第五类为酸类试剂及纯度较差的实验试剂，包装单位分为 0.5kg、1.25kg、5kg 3 种。

包装化学试剂的用品一般为玻璃瓶或塑料瓶等。在试剂瓶签的上角有时还注明"符合 GB（化学试剂国家标准）"、"符合 HG（原化学工业部部颁化学试剂标准）"或"符合 HGB（原化学工业部部颁化学试剂暂行标准）"等字样，这些符号是该化学试剂的技术条件。在其后有该化学试剂的统一编号，如 GB62565、HG3-123-64、HGB3166-60 等。

三、化学试剂的保管

生物化学实验中使用的化学试剂种类繁多，其中有剧毒、麻醉、易燃、易爆、腐蚀品等。在保管时应了解各种化学试剂的不同性质，采取相应的措施，保证安全。保管原则如下：

1. 试剂须按液体，固体分门别类按序排列，做好登记，储于干燥冷暗处。
2. 易燃、易挥发药品应用蜡封瓶塞，储于干燥冷暗处或冰箱中。
3. 剧毒药品应由专人保管，每次均应记录用量。

4. 强酸、强碱应分别存放。

四、危险化学试剂

化学试剂中的危险品主要是指在贮藏和运输中有危险性的物质，按其物理和化学性质可分为爆炸品、氧化剂、易燃品、毒害品，腐蚀性物品、放射性物品等六大类。

1. 爆炸品 容易发生爆炸的化学试剂受到外力作用时，能在瞬间发生剧烈的化学连锁反应，产生大量的气体和热量，从而发生燃烧和爆炸，造成灾害。如过氯酸、氯酸钾、亚硝酸铵等。

2. 氧化剂 凡具有氧化性的试剂称为氧化剂。氧化剂本身一般不能燃烧。由于某些氧化剂在反应过程中能放出活泼的氧元素而促进其他物质的燃烧，所以氧化剂又称作助燃剂。

强氧化剂因受潮、高温、震动、冲击以及与还原剂易燃品接触时，在一定条件下也能分解放热而引起燃烧或爆炸。氧化剂一般应单独储藏于阴凉干燥的通风处、严防潮湿，受热、冲击和摩擦。如 Cl_2、Br_2、O_2、Fe^{3+}、$KMnO_4$、$K_2Cr_2O_2$、HNO_3、H_2O_2 等。

3. 易燃品 易燃品指在空气中能够自燃或遇到其他物质容易燃烧的化学试剂。

（1）自燃品 指不需外界供热而能自身缓慢氧化、放热的物质，当温度达到该物质的燃点时能发生自燃，如一级自燃品黄磷、硝酸纤维素等在空气中就能剧烈氧化而自燃。

（2）遇水燃烧品 这类试剂与水接触即可发生化学变化，同时放出热量，引起燃烧甚至爆炸。例如碱金属遇水即能产生氢气，产生热量而强烈燃烧，碳化钙遇水即生成易燃，易爆的乙炔气体。

（3）易燃液体 这类试剂容易挥发、汽化和燃烧。其蒸气一般具有毒性和麻醉性，大多数属于有机溶液。易燃液体的划分以闪光点作标准。可燃液体的蒸气与空气混合后与火焰接触发生闪光时的最低温度叫闪光点。

闪光点在28℃以下就可以燃烧的挥发性液体为一级易燃品，如汽油、环氧丙烷、环氧乙烷、丙酮、乙醚、苯等。

闪光点在28℃~45℃之间易挥发燃烧的液体为二级易燃品，如乙醇（酒精）、甲醇、吡啶、甲苯、二甲苯、正丙醇、异丙醇等。

闪光点在46℃~120℃之间易挥发燃烧的液体为三级易燃品，如柴油、煤油和松节油等。

（4）易燃固体 这类试剂往往由于外力作用（点火、受热、冲击等）可引起急剧及连续性的燃烧或产生轻微的爆炸现象，如乙醇钠、二硝基苯、硫黄、镁粉、赤磷、二硝基苯酚等。

4. 毒害品 毒害品指小量侵入人体内就能使人体受害，引起局部或全身中毒甚至死亡的化学试剂，如丙烯酰胺、草酸铵、硫氰酸铵、三氧化二砷、苯胺、氰化钾、氟化钾、硝基苯等。毒害品应单独储存在阴凉通风的干燥处，要有严密的防护设施。

5. 腐蚀性物品 腐蚀性物品一般不易燃烧，但对人体、金属、塑料等有不同的腐蚀作用。这类试剂在腐蚀过程中能产生大量的热，因而要与氧化剂、易燃、易爆性试剂隔离，放在阴凉干燥的通风处。这类试剂有冰醋酸、醋酐、氨水、溴、30% H_2O_2、酚、碘酸、硫酸、三氯醋酸等。

6. 放射性物品　这类试剂能放射出射线，对人体健康产生一定的影响。其中有人工核素及天然放射物品，如醋酸铀、醋酸铀酰锌等。

五、特殊试剂

在生物化学实验工作中经常使用一些专属的特殊试剂进行检验。这类试剂品种甚多，已成为有机试剂的一个重要分支。如四苯硼钠、2,4-二羟基-4′-硝基偶氮苯等。

第四节　配制试剂的公式

一、百分浓度

1. 质量-质量百分浓度　质量-质量百分浓度通常指100g溶液中所含溶质的克数，符号为%（g/g）。用公式表示为：

$$\% （g/g）= M（溶质质量）/ M（溶液质量）$$

市售98%的浓硫酸是指100g溶液中含98g溶质。

2. 体积-体积百分浓度　体积百分浓度通常指100mL溶液中所含溶质的毫升数，符号为%（mL/mL）。用公式表示为：

$$\% （mL/mL）= V（溶质体积）/ V（溶液体积）$$

例1　若需配制75%乙醇溶液2000mL，应取无水乙醇多少毫升？如何配制？

解：应取无水乙醇为75% ×2000mL =1500mL。即取无水乙醇1500mL加蒸馏水至2000mL即可。

二、质量-体积浓度

质量-体积浓度是指1 L溶液中含溶质的克数，符号为M/V（g/L）。用公式表示为：

$$M/V（g/L）= M（溶质质量）/ V（溶液体积）$$

例2　配制2g/L清蛋白溶液100mL，应取清蛋白多少克？如何配制？

解：已知100mL =0.1L，欲配制2g/L清蛋白0.1L，应取清蛋白为2g/L×0.1L =0.2g。即取清蛋白0.2g加蒸馏水溶解后，稀释至100mL即可。

三、物质的量浓度

物质的量浓度简称浓度C，是指在1L溶液中含有溶质的量。用公式表示为：

$$C = n（溶质的量）/ V（溶液体积1L）$$

溶质的量的单位可用mol、mmol、μmol等表示。

例 3 欲配制 1mol/L 的氢氧化钠溶液 1000mL，应取氢氧化钠多少克？如何配制？

解：已知氢氧化钠的量的浓度 $C = 1\text{mol/L}$，$M_{\text{NaOH}} = 40\text{g/mol}$（$M_{\text{NaOH}}$ 代表氢氧化钠的摩尔质量）。

$$\text{物质的量} = m/M$$

$$m = 40 \times 1 \times 1 = 40 \ (\text{g})$$

即称取氢氧化钠 40g 溶于 800mL 蒸馏水中，最后用蒸馏水稀释至 1000mL 即可。

四、百分浓度与物质的量浓度的换算

市售的浓酸均采用 %（g/g）表示物质的含量。例如，硫酸、盐酸等，若将其换算成物质的量浓度，可做如下计算：

$$C = 1000 \times \rho \times \%\ (\text{g/g})\ /M$$

式中，ρ 表示密度。

例 4 已知 37%（g/g）、密度 1.19 的盐酸，其物质的量浓度是多少？

解：已知 %（g/g）$= 37\%$，$\rho = 1.19$。

$$M_{\text{HCl}} = 36.5\text{g}$$

$$C = 1000 \times 1.19 \times 37\%/36.5 = 12.0 \ (\text{mol/L})$$

此盐酸的量浓度是 12.0mol/L。

若用上述物质配制 1mol/L 的酸或碱溶液所需浓碱、酸的体积可由下式计算：

$$V\ (\text{mL}) = \frac{M}{\rho} \times \%\ (\text{g/g})$$

例 5 配制 1mol/L 的硫酸溶液。需 98%（g/g）、密度 1.84 的浓硫酸多少毫升？

解：已知 %（g/g）$= 98\%$，$\rho = 1.84$，$M_{\text{H}_2\text{SO}_4} = 98$（g/mol）。

则

$$V\ (\text{mL}) = \frac{98}{1.84} \times 98\% = 52.2 \ (\text{mL})$$

需 98%（g/g）、密度 1.84 的浓硫酸 52.2mL。

五、溶液的稀释与混合

溶液在稀释前后其溶质的量保持不变，即：

$$C_{\text{浓}} \cdot V_{\text{浓}} = C_{\text{稀}} \cdot V_{\text{稀}}$$

应用此公式要注意稀释前后浓度单位和体积单位要一致。

例 6 欲配制 0.4mol/L 的氢氧化钠溶液 500mL，需量取 1mol/L 的氢氧化钠多少毫升？如何配制？

解：已知 $C_{\text{浓}} = 1\text{mol/L}$，$C_{\text{稀}} = 0.4\text{mol/L}$，$V_{\text{稀}} = 500\text{mL}$。

则

$$V_{\text{浓}} = 0.4 \times 500/1 = 200 \ (\text{mL})$$

即取 1mol/L 氢氧化钠 200mL，加蒸馏水至 500mL 即可。

不同浓度溶液进行混合时，其混合前后的溶质总量和体积总量应保持不变。即关系为：

$$C \cdot (V_1 + V_2) = C_1 V_1 + C_2 V_2$$

式中，C 表示所需浓度，C_1 表示浓溶液浓度，C_2 表示稀溶液浓度，V_1 表示浓溶液体积，V_2 表示稀溶液体积。

第五节　实验样品的制备

基础生物化学实验中最常用样品多为人或动物的全血、血清、血浆及无蛋白血滤液，其次为尿液，有时用组织样品如肝、肾、胰、肌肉等组织制成匀浆或组织浸出液等进行生物化学分析。样品收集前应考虑的主要因素有饮食、药物和采集时间等。取血样时，应避免溶血。收集的样品要及时送检，防止某些化学成分发生变化。样品有时还需要添加特殊的保存剂、防腐剂、抗凝剂或放置冰箱内保存。

一、血液样品

1. 全血样品　采集人或动物的新鲜血液后，应取清洁干燥的试管或其他容器，立即加入适量的抗凝剂，同时轻轻摇动使之充分混合，所得到的抗凝血为全血样品。如得到的全血不能立即送检，应储于4℃冰箱内。血液中加入抗凝剂的种类和量可以根据实验的需要选择，但是用量不宜过大，否则会影响实验的结果。抗凝剂宜先配成水溶液，按取血量的需要加入试管或适当容器内，横放，再烘干水分（肝素不宜超过30℃），使抗凝剂在容器内形成薄层，利于血液与抗凝剂的均匀接触。常用抗凝剂有草酸钾或草酸钠、氟化钠、枸橼酸钠、肝素等。常用抗凝剂的剂量为草酸钾或草酸钠 1 ~ 2mg、枸橼酸钠5mg、氟化钠5 ~ 10mg、肝素0.1 ~ 0.2mg。

2. 血浆　抗凝的全血在离心机中离心，使血细胞等有形成分下沉，得到的淡黄色上清液即为血浆。为避免溶血，必须采用干燥清洁的采血器具和容器，并尽可能减少剧烈振动。

3. 血清　收集血液，不加抗凝剂，室温下5 ~ 20分钟可自然凝固，凝固后析出的黄色液体即为血清。制备血清时，血凝块收缩析出血清大约需要3小时。为了使血清能够尽快析出，可用离心（3000r/min）的方法缩短分离时间，且可得到较多的血清。制备血清样品也要防止溶血，所用的器具应当干燥清洁。血清析出后，应及时吸出。

4. 无蛋白质血滤液的制备　血液中含有丰富的蛋白质，它的存在往往会干扰某些血液化学成分的测定结果，因此通常需将其除去，制成无蛋白质血滤液后再进行分析。例如，血液中非蛋白氮、尿酸、肌酸等测定均需先把血液制成无蛋白质血滤液后再进行分析。沉淀蛋白质的有钨酸、三氯乙酸、氢氧化锌等。血液加入蛋白质沉淀剂后，离心或过滤所得的上清液或滤液就是无蛋白质血滤液。以钨酸为蛋白质沉淀剂的无蛋白质血滤液，常用于血糖、肌酐、非蛋白氮等成分的测定；用三氯乙酸沉淀蛋白质，所得的血滤液呈酸性，利于钙、磷的溶解，在测定血清离子含量时多采用。

例　钨酸法（Folin-Wu法）无蛋白质血滤液的制备。

【实验原理】

钨酸钠与硫酸混合，生成钨酸，钨酸可与血液蛋白质结合生成蛋白质盐沉淀，经离心将蛋白质除掉即可得无蛋白血滤液。

【实验试剂】

（1）100g/L 钨酸钠溶液：称取钨酸钠（$Na_2WO_4 \cdot 2H_2O$）100g，溶于水中，加水定容至 1000mL。

（2）1/3mol 硫酸：取已标定的当量硫酸 1 份加水 2 份混合。

【实验步骤】

（1）除蛋白的同时，血液被稀释，常用 2 种稀释浓度，可任取其一，操作顺序如表 16-3 所示。

表 16-3　无蛋白血滤液的制备

血滤液	蒸馏水（mL）	全血（mL）	1/3 mol 硫酸（mL）	100 g/L 钨酸钠溶液（mL）
1:20	5.1	0.3	0.3	0.3
1:10	7.0	1.0	1.0	1.0

（2）用吸管将全血慢慢放入蒸馏水中，每次加入试剂后充分混匀。静止 10 分钟后离心（3000r/min），取上清液备用。

【注意事项】

（1）血样内加入草酸盐抗凝剂过量时，蛋白质沉淀不完全，沉淀不能变为暗褐色。这时可加入 100g/L H_2SO_4 1 滴，摇匀，至沉淀转变成暗褐色后再进行过滤。通常追加 100g/L H_2SO_4 1～2 滴，容量会有轻微变化，但可以忽略不计。

（2）除蛋白滤液不透明时，应将沉淀蛋白及滤液倒回试管中，重复上述操作步骤，加入 H_2SO_4，使蛋白质完全沉淀。

（3）1/3mol 硫酸的浓度应正确，此规定浓度过低时，滤液仍会有色，尿素及蛋白氮的检测结果偏高。反之，浓度过高时得到的滤液是清晰的，但葡萄糖及尿酸的测定结果则偏低。

（4）此滤液适用于葡萄糖、血清非蛋白氮（NPN）、肌酐、肌酸、尿酸等测定。

二、尿液样品

一般情况下应留取新鲜尿，以清晨第一次尿为宜，因尿液中含有多种代谢产物。但昼夜之中尿液里的化学物质含量往往随着进食、饮水、运动及其他情况而变动。一般定性实验，收集 1 次尿液即可；若做定量测定，则需收集 24 小时尿液（收集的方法是：排掉体内残余尿液并记录时间，收集至次日同一时间的全部尿液）。为防止尿液变质，可适当加入防腐剂。

1. 若测定含氮物质，如尿液总氮、非蛋白氮、尿素、尿酸、肌酐、肌酸等，均用甲苯防腐，这样可在尿液面形成薄膜，以防细菌发育而避免尿液中各种化学物质分解变质。最好每升尿液加 10mL 甲苯。

2. 若测定激素，如尿液 17-羟皮质类固醇、17-酮类固醇、儿茶酚胺等，均用盐酸防腐。每升尿液加 10mL 浓盐酸，使尿液保持酸性，防止细菌生长，以免尿液变碱分解、腐败。同时使一些化学物质在酸性环境中稳定，不致分解变质。如果做某种试验性测定（如维生素排出测定），宜在服药后数小时采集尿液。

收集动物的尿液时，可将动物关在代谢笼中。排出的尿液可经笼下设置漏斗收集。

三、组织样品

离体不久的组织，在适宜的温度及 pH 等条件下，可以进行一定程度的物质代谢。因此，在生物化学实验中，常利用离体组织研究各种物质代谢的途径与酶类系的作用，也可以从组织中提取各种有意义的代谢物质、分离纯化核酸或酶进行研究。在生物组织中含有大量的催化活性物质，因此，各种组织器官离体过久后，都要发生变化。例如，组织中的某些酶在久置后会发生变性而失活。有些组织成分如糖原、ATP 等，甚至在动物死亡数分钟至十几分钟内，其含量即有明显的降低。故利用离体组织进行代谢研究或作为提取材料时，都必须迅速将它取出，并尽快地进行提取或测定。

一般采用断头法处死动物，放出血液，立即取出实验所需的脏器或组织，去除外层的脂肪及结缔组织后，用冰生理盐水洗去血液，必要时也可用冰生理盐水灌注脏器以洗去血液，再用滤纸吸干，称重后按实验要求制成组织匀浆，即可供实验之用。取出的脏器或组织，做生物化学分析的第一步就是组织的破碎。不同生物体或同一生物体不同组织，其细胞破碎难易不一，使用方法也不完全相同。不管使用什么方法，其主要目的是达到细胞破裂来获得比较完整的细胞器、膜碎片或内含物。而与此同时，又必须使所释放的组分及其内含物承受最小的物理（如温度）和生物学（如酶失活）损伤。

（一）常用的细胞破碎方法

1. 机械法　利用机械搅切作用，使细胞破碎。常用的有玻璃匀浆器、组织匀浆器、高速搅切器、研钵等。

2. 物理学方法　常用的有超声波、渗透压和压力匀浆法。

超声波法是利用超声波（10 ~ 15kHz）的机械振动产生很大的压力而使细胞破碎。超声波法处理细胞操作简单，重复性好。

随着重组蛋白产品的问世，渗透压休克法又受到重视，因为许多蛋白是直接分泌到胞质之中的。先用高渗蔗糖（20%），再用低渗液可达到破裂细胞的目的。

压力匀浆也叫气穴作用。该法的原理是：容器内气体（通常为氮气或氩气）呈高压状态（6894.8 kPa），当气体压力突然被释放时使细胞破裂。主要用于破碎培养细胞株和淋巴细胞。

3. 化学法　常用的为有机溶剂提取法、碱或去垢剂破碎法。

4. 酶消化法　即利用蛋白酶、溶菌酶或细胞分解酶在一定条件下作用于生物材料，而使细胞膜或细胞壁破碎，释放细胞内蛋白质。

（二）离体的组织转变的形式

1. 组织匀浆　根据实验的要求取一定量新鲜组织剪碎，加入适量匀浆制备液，有生理盐水、缓冲液、0.25mol/L 的蔗糖液等，用高速电动匀浆器磨碎组织。

2. 组织浸出液　上述组织匀浆再经过离心，分离出的上清液就是组织浸出液。

3. 组织切片　在清洁的木块上或玻璃板上铺一张先用冷生理盐水润湿的滤纸，将一小块新鲜组织平放在滤纸上，然后用冷生理盐水润湿过的刀片或组织切片机将组织切成薄片，组织切片一般要求厚度为 0.2mm 左右。

第十七章　常用生物化学实验技术原理及应用

第一节　离心技术

离心技术始于 19 世纪 60 年代，目前是蛋白质、酶、核酸及细胞亚组分分离的最常用的方法之一，也是生物化学实验室中常用的分离、纯化方法。实验离心技术还改革了生物大分子相对分子质量测定的方法，在研究细胞亚显微结构和生物大分子中起着关键性的作用。现在离心技术成为现代生命科学分离微量样品最有效的手段之一，是生命科学研究和应用不可缺少的技术。

一、离心技术的基本原理

离心力的产生依靠物体角速度旋转，而离心技术就是依据悬浊液，在离心机的高速旋转情况下所产生强大的离心力，使其颗粒沉降。其中，不同的悬浮颗粒的质量、沉降系数及浮力的不同，在同一固定大小的离心场中沉降速度亦不相同，由此便可使不同的颗粒得到分离，最终达到分离各种物质的目的。

（一）相对离心力

当物体依一定的角度做圆周运动时，将受到向外的离心力 F'，其定义为：

$$F' = \omega^2 r$$

式中：F' 为离心力的强度；ω 为离心转子转动的角速度，以弧度/秒为单位；r 为离心半径（cm），即转子中心轴到沉降颗粒之间的距离；离心力 F' 的单位常用地心引力的倍数来表示，即"数字×g"（g 为重力加速度，等于 980cm/s^2），所以就称之为相对离心力 F，即：

$$F = \omega^2 r / g$$

实际工作中常以"每分钟转数"（r/min）来表示，这时角速度为：

$$\omega = 2\pi (\text{r/min}) / 60$$

因此
$$F = [2\pi (\text{r/min}) / 60]^2 r / g$$

从式中可知相对离心力与每分钟转速的关系。

（二）沉降系数

沉降系数是指单位离心力作用下颗粒沉降的速度。用 Svedberg 表示，简称 S。1S 单位等于 1×10^{-13} 秒。近来常用沉降系数来描述生物大分子或亚细胞器的大小，蛋白质的沉降系数一般在 1～200S 单位之间。

$$S = 沉降速度/单位离心力$$

沉降速度是指在强大离心力作用下，单位时间内物质运动的距离。

（三）离心时间

在离心过程中，我们应该注意，一个球形颗粒的沉降速度不但取决于离心力，离心时间也是决定因素。离心时间由被分离对象的性质（颗粒浮力、密度、颗粒大小等）、样品液介质的黏度、离心机的性能（最高转速、转子半径等）等特征来确定。离心力相同，离心时间与试液中分离的物质比重差异成反比。物质比重大的分离时间短，比重小的分离时间长。试液相同，分离时间与离心力成反比。离心力大，离心时间短；离心力小，离心时间长。在实际应用中，为了避免沉降的细胞或亚细胞受到挤压损伤、变性失活等，在保证较好的分离效果的前提下应尽可能缩短离心时间。

（四）温度和 pH 值

在离心过程中，要防止分离物质的凝集、变性和失活，除了在离心介质的选择方面加以注意外，还必须控制好温度及介质溶液的 pH 值等离心条件。如对于酶样品，离心温度一般控制在 4℃左右。在超速或高速离心时，转子高速旋转会发热从而引起温度升高，必须采用冷冻系统，使温度保持在一定范围内。离心介质溶液的 pH 值应该是处于酶稳定的 pH 范围内，必要时可采用缓冲液。

二、常用离心方法

离心方式多样，目前使用得比较多的有沉淀离心、差速离心、速率区带离心、等密度区带离心、淘洗离心和连续流离心等（以离心原理不同分类）。

（一）沉淀离心

沉淀离心是目前应用最广泛的一种离心方法。一般是指介质密度约 1g/mL，选用一种离心速度，使悬浮溶液中的悬浮颗粒在离心力的作用下完全沉淀下来，这种离心方式称为沉降离心。根据颗粒大小来确定沉降所需要的离心力。主要适用于细菌等微生物、细胞和细胞器等生物材料（密度为 1.08～1.12g/mL），及病毒和染色体 DNA 等（密度为 1.18～1.31g/mL）的离心分离。沉降速度与离心力和颗粒大小有关，见图 17-1。

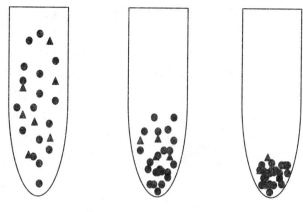

图 17-1　沉淀离心示意图

（二）差速离心

差速离心是建立在颗粒的大小、密度和形状有明显的不同，沉降系数存在较大差异的基础上进行分离的方法（图 17-2）。

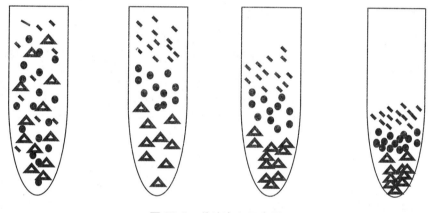

图 17-2　差速离心示意图

凡是利用颗粒在离心场中的系数差异进行逐级分离的离心方法，都称差速离心。差速离心常要求被分离的组分的沉降系数差在 10 倍以上。例如，200mL 悬浮液中有甲、乙、丙三种物质，沉降系数分别为 100S、10S 和 1S，采用差速离心方法大致有三步：第一步，选用甲物质沉降系数为 100S 的离心条件，经过一段时间离心后，刚好使甲物质完全沉淀到离心管底。此时在沉淀物中从理论上分析应当含有 100% 的甲，10% 的乙，1% 的丙。而上清液中不含甲，含 90% 的乙和 99% 的丙。如果得到的沉淀物悬浮在 200mL 的溶液中，仍以甲的离心条件再次离心，第二次离心所得的沉淀中，仍是含 100% 的甲，含 1% 的乙和 0.01% 的丙。如果得到的沉淀物再悬浮在同等体积的溶液中，仍按甲的条件进行第三次离心，所得的沉淀中仍含有 100% 甲，含 0.1% 的乙和 0.0001% 丙。而上清液中只含有 0.9% 的乙和 0.0099% 的丙。第二步，用同样的方法将第一次离心后所得的上清液，按乙物质的沉降系数 10S 的离心条件，按上述步骤操作，即得到乙物质。第三步，用同样的方法将第二步第一次离心所得的上清液，选用丙物质沉降系数为 1S 的离心条件，即可得到丙物质。

差速离心比较适合用于差异比较明显的细胞或细胞器的分级分离，经过多次离心可以获得满意的效果。但每次得到的沉淀物中都含有极少量小于该沉降系数的沉淀物质。这是因为小沉降系数的物质是均匀分布在溶液中，在大沉降系数的物质沉淀过程中位于离心管底的小沉降系数物质被埋在大沉降系数下面，所以每次得到的沉淀物都不是纯品，但其纯度随离心次数增加而提高，收率随离心的次数增加而降低。另一方面，差速离心操作比较繁琐，收率和纯度不可能做到两者兼得。所以差速离心一般用于初级分离，而不用于精细分离。差速离心时细胞器沉降的顺序依次为核、线粒体、溶酶体与过氧化物酶体、内质网与高尔基体，最后为核糖体。

（三）密度梯度离心

密度梯度离心是使用密度梯度介质的离心方法，是用具有一定连续或不连续的密度梯度的物质作为介质，并将细胞混悬液或匀浆置于介质的顶部，在离心力的作用下使细胞分层、分离。常用的介质为氯化铯，蔗糖和多聚蔗糖。

密度梯度离心比差速分级离心分离率高。差速分级离心只可以分离沉降系数差别在 10 倍以上的颗粒，而差别在 10 倍以下的颗粒就难以分开。密度梯度离心可以分离沉降系数相差 $0.1 \sim 0.2S$ 的颗粒，或者颗粒的密度差小于 $0.01 g/mL$ 的组分；还可以同时分离混合样品中沉降系数相差在 $0.1 \sim 0.2S$ 的组分，且得到的产品纯度较高。

由于密度梯度试剂具有很好的抗对流、抗扰动作用，因此可以减轻离心过程中的某些干扰因素，如操作搅动、温度变化的影响等，提高了分离的效果。其次，密度梯度介质还有稳定样品和样品层的作用。颗粒在密度梯度中具有一定的区带宽度，在离心过程中，颗粒受到离心力和黏度、密度梯度的阻力作用。当离心力和密度梯度的反作用力趋向平衡时，区带就维持一个稳定状态。这种稳定状态的维持主要取决于密度梯度的形状和密度梯度物质的性质。在密度梯度离心中，由于梯度的存在，沉淀的样品会被压实，这样就能对离心样品的结构和形状起到了保护作用。

密度梯度离心主要有两种类型，一种是根据颗粒的不同沉降速度而分层的，称之为速率区带离心；另一种是根据颗粒不同密度而分层的，称之为等密度区带离心。

1. 速率区带离心　速率区带离心是根据大小不同、形状不同的颗粒在梯度介质中沉降速度不同建立起来的分离方法。离心前预先在离心管内装入密度梯度介质，被分离物质的样品溶液位于梯度液的上面，在离心力的作用下样品中的各组分以不同的沉降速度沉降（沉降系数越大，往下沉降越快），当颗粒的沉降速度与某密度区域的浮力相等时，颗粒就停留在该密度区域内，使各组分达到分离的目的。此法适用于样品性质相近，而颗粒的直径和形状不同的组分分离（图 17-3）。

欲获得满意的密度离心效果，在密度梯度离心时必须注意两点：第一，在制备梯度液时，必须考虑颗粒的质量密度必须大于任何位置的介质密度；第二，必须控制好离心时间，要在所需样品到达管底之前停止离心。其中，选准离心时间是本法的关键环节之

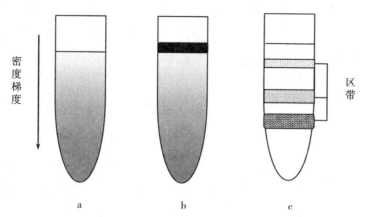

图 17-3　速率区带离心示意图

a. 装有密度梯度介质的离心管；b. 样液加在密度梯度介质之上

c. 离心结束后样品位于不同密度介质部位

一。可分离与介质密度相当的细胞、细胞器、DNA 和蛋白质，分离效果只与被分离物质大小有关，与介质的密度无关。

2. 等密度区带离心　等密度区带离心是根据颗粒密度的差异进行分离，此法仅与颗粒的密度有关而与其大小、形状、S 值等无关。因此选择相应的密度介质和使用合适的密度范围是非常重要的。在等密度介质中的密度范围包括所有待分离颗粒的密度。样品与密度介质混合在一起，离心后形成自成型的梯度。颗粒密度和介质密度达到平衡时，所形成的颗粒区带就停止运动，此时延长离心时间对离心效果无明显影响。另外，等密度区带离心也可以使用不连续梯度，通常是样品的浮力密度介于任两层梯度之间，或使其与某层的密度梯度相同，此法离心结果是在两层之间或某层梯度液中得到分离样品。利用不连续梯度可以缩短离心时间（图 17-4）。

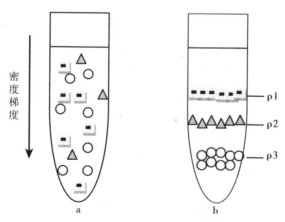

图 17-4　等密度区带离心示意图

等密度离心法也叫 ρ 区带分离法，本法是使不同密度的各种颗粒分别停留在介质的相应密度梯度上，形成一条 $\rho = \rho_0$ 的等密度区带，从而达到分离的目的，故又称为 ρ 区带分离法。这种方法仅与颗粒的密度有关而与其大小、形状、S 值等无关。离心时样品可以加到任何位置上。离心时间宜长不宜短。介质可以采用连续梯度，也可以采用不连续梯度。采用连续梯度时，这个密度梯度应包括所要分离的各种颗粒的密度范围。于是各不同密度的颗粒（ρ_1、ρ_2、ρ_3……）在离心时将分别沉降在与介质相应的密度区带位置上，各颗粒将按各自密度的大小依次排列成一条条的区带而达到分离的目的。

（四）连续流离心

连续流离心是在离心力的作用情况下，连续向连续流转头内加入样液，颗粒在离心力的作用下发生沉降，上清液受注入样液的压力不断溢出，最终获得所需颗粒。此法适用于溶液体积大的样品，这样可以减少操作时间，提高效率。也适用于发酵工业化规模生产的细胞和培养液的分离，及不同生长周期细胞分离。

三、离心机的种类

1. 按离心机的速度分类　①低速离心机：最大转速（V_{max}）一般在 6000r/min。②高速离心机：最大转速（V_{max}）一般在 25000r/min。③超速离心机：最大转速（V_{max}）一般在 100000r/min。

2. 按离心机的用途分类　①小型离心机：小量快速离心机。②制备型大容量低速离心机：$V_{max}=6000r/min$，最大离心力 $6000\times g$，最大容量达 $500mL\times 6$。③高速冷冻离心机：$V_{max}=18000\sim 21000r/min$，最大离心力在 $50000\times g$。多用于细胞和亚细胞的分离。④超速离心机：最大离心力可达 $800000\times g$，可进行小量制备，多用于蛋白质、核酸和多糖等生物大分子的制备。⑤分析型离心机：用于生物大分子定性、定量分析。⑥连续流离心机：处理类似于发酵液等特大体积、浓度较稀的样品，最大离心速度与高速离心机相似。

3. 按离心机的驱动系统分类　①空气驱动离心机。②油涡轮驱动离心机。③电刷电机驱动离心机。④变频电机驱动离心机。

四、离心机的安全操作与保养

（一）安全操作要点

1. 不过速运转　每一种转头设计了所能承受最大的离心力或最大允许速度，如果超过了其设计的最大速度的离心力，将会引起转头炸裂。

2. 平衡运转　转头在出产时都经过精密的测量，空转头要在离心机上非常对称。在平衡的一对离心管与离心轴对称的情况下离心，离心机是非常平稳的。若在非对称的情况下负载运行，就会使轴承产生离心偏差，引起离心机剧烈振动，严重时会使轴承断裂。离心前必须精确平衡一对离心管。

3. 准确组装转头　离心管平衡后对称放入转头内，转头与轴承固定于一体。防止转头在高速转动时与轴承发生松动，导致转头飞溅出来，所以应锁紧两者之间的螺扣。

4. 不使用带损伤的转头　使用前认真检查转头是否有划痕或被腐蚀，保证转头完好无损上机。

5. 不使用过期的转头　不同的转头有不同的使用寿命，超过了使用寿命应当停止使用。一般情况铝转头使用寿命在 2500 小时左右或 1000 次左右；钛转头在 5000 小时左右或 10000 次左右。

（二）转头的保养

转头的保养应做到：①转头要轻取轻放，防止剧烈撞击。②每次用后擦净冷凝水和可能溢出的液体，防酸碱腐蚀和氧化物氧化。③防机械疲劳。转头在离心时，随着离心速度的增加，转头的金属随之拉长变形，在停止离心后又恢复到原状，若长期使用转头以最大允许速度离心，就会造成机械疲劳。

第二节　电泳技术

电泳是指带电粒子在直流电场中向其相反的电极移动的现象。很多在生物学上有意义的分子，如氨基酸、多肽、蛋白质及核酸等，都具有可电离的基团，因此在具有一定 pH 值的溶液中，能够形成带电荷的阳离子或阴离子，通过电泳的方法可以将处在同一样品中的不同组分分开。当滤纸、聚丙烯酰胺凝胶等介质相继引入电泳以来，电泳技术得以迅速发展。电泳技术除了用于小分子物质的分离分析外，最主要用于核酸、蛋白质、酶，甚至细胞与病毒的研究。由于某些电泳法操作方便，设备简单，具有高分辨率及选择性特点，已成为医学检验中常用的技术。

一、电泳法分类

从电泳使用支持物与否的角度看，电泳可分为两大类，即无支持物的自由电泳和使用支持物的区带电泳。根据其使用的支持物的不同，可分为纸电泳、醋酸纤维薄膜电泳及各种凝胶电泳等。从电泳分离所采用的形式来看，又有平板式电泳、垂直板式电泳、柱状（圆盘）电泳等。

二、电泳的基本原理

带电的样品颗粒，在饱含缓冲液的支持物中，在电场作用下可进行运动。经研究发现，样品中不同组分（颗粒）的电泳迁移率，与电场强度及颗粒本身的带电量成正比；与颗粒的大小及介质的黏度成反比。几种物质在电场中移动速度是否有差异，主要取决于它们的分子量、带电量及结构形状。一般说来，球状的、分子量小的、带电荷多的移动得快；非球状的、分子量大的、带电荷少的移动得慢。最后结果取决于上述各种条件的平衡。

在医学检验中，利用电泳的方法所进行的检验项目，通常包括血清蛋白质、脂蛋白和同工酶等。例如，血清中的蛋白质，通过普通区带电泳（如纸电泳或醋酸纤维薄膜电

泳等）可以分离成 5 种成分，即清（白）蛋白、α₁-球蛋白、α₂-球蛋白、β-球蛋白、
γ-球蛋白，这是由于它们各自组成的氨基酸不同、分子量不同、可游离的残余的羧基
和氨基的数目不同，以及由于等电点不同等造成它们的电泳迁移率不同，所以通过电泳
可以将它们分离开来。

把电泳在支持物上分离开来的血清、各种蛋白质、脂蛋白和同工酶，通过染色显露
出有颜色的区带，从而可以判定哪种成分有或哪种成分无。因为颜色的深浅一般与那种
成分的含量成正比，因此可以通过比色法或扫描法，测定出各种成分的百分比，这就是
在通常情况下的临床电泳所要达到的目的。

三、醋酸纤维薄膜电泳

采用醋酸纤维薄膜作为支持物的电泳方法叫醋酸纤维薄膜电泳。醋酸纤维薄膜是将
纤维素的羟基乙酰化形成纤维酯，然后将其溶于有机溶剂后涂抹成均匀的薄膜，干燥后
就成为醋酸纤维薄膜。这种薄膜由于纤维素的羟基被乙酰化，对蛋白质样品吸附性小，
基本上没有脱尾现象产生。又因为薄膜的亲水性比较小，它所容纳的缓冲液少，电泳时
电流的大部分由样品传导，所以电泳时间短，分离速度快，可将不同样品分离成为明显
的细带，分辨率较高，适合病理情况下微量异常蛋白的检测。

醋酸纤维薄膜电泳是在纸电泳的基础上发展起来的，与其相比具有以下优点：分离
所用的样品少；分离速度快；醋酸纤维薄膜可做成透明膜扫描定量，减少误差。但其缺
点是：薄膜不易吸水；随着水分的蒸发薄膜逐渐变干；醋酸纤维薄膜在使用前必须用缓
冲液预先浸泡。

四、琼脂糖凝胶电泳

琼脂糖结构单元是 D-半乳糖和 3,6-脱水-L-半乳糖，是由琼脂分离制备的链状多
糖。许多琼脂糖链依靠氢键及其他力的作用使其互相盘绕形成绳状琼脂糖束，构成大网
孔型凝胶。当琼脂糖加热至 90℃ 左右时，即可形成清亮、透明的液体，其凝固点为
40℃ ~ 43℃。琼脂糖凝胶可区分相差 100bp 的 DNA 片段，为了满足特殊的需要，可选
择下列特殊的琼脂糖：

1. 低熔点琼脂糖 经化学修饰后熔点降低的琼脂糖为低熔点琼脂糖，这类凝胶的
熔化温度 <70℃，用于双链 DNA 片段的回收。

2. 高纯度琼脂糖 这种琼脂糖凝胶强度高，适用于脉冲凝胶电泳，可节省时间。
琼脂糖凝胶电泳是分离、纯化、鉴定 DNA 片段的典型方法，它的特点是简便、快速。
在琼脂糖凝胶电泳中分离的 DNA 区带，与溴化乙啶结合，在紫外光照射下可产生橘红
色荧光，可以检测 DNA，其检测灵敏度为 1ng。

DNA 片段琼脂糖凝胶电泳的原理与蛋白质的电泳原理基本相同。DNA 分子在高于
其等电点的 pH 溶液中带负电荷，在电场中向正极移动。DNA 分子在电场中通过介质而
泳动，除电荷效应外，凝胶介质还有分子筛效应，与分子大小及构象有关。对于线形
DNA 分子，在电场中的迁移率与其分子量的对数值成反比。

琼脂糖凝胶电泳所需 DNA 样品量仅 0.5 ～ 1μg，若用微薄的平板型琼脂糖凝胶进行电泳，则样品 DNA 量可低于 0.5pg，电泳时以溴酚蓝及二甲苯青作为双色电泳指示剂。

五、影响电泳速度的因素

被分离物泳动速度除受其本身性质影响外，还与其他外界因素有关，影响泳动速度的外界因素有如下几个方面。

1. 电场强度　电场强度是指每厘米的电位降，也称电位梯度或电势梯度。电场强度对泳动速度起着重要的作用。电场强度越高，则带电颗粒泳动越快。例如，纸电泳时滤纸两端相距 22cm 处测得电位降为 220V，则电场强度为 220/22 = 10V/cm。根据电场强度的不同，电泳可以分为常压电泳和高压电泳。

（1）常压（100 ～ 500V）电泳　其电场强度为 2 ～ 10V/cm。分离时间长，从数小时到数天。适合于分离生物大分子物质（如蛋白质、核酸等）。

（2）高压（2000 ～ 10000V）电泳　其电场强度为（50 ～ 200V/cm），易产热，常需要降温装置，电泳时间很短，有时只需几分钟。多用于分离小分子物质（如：氨基酸、多肽、核苷酸、糖类等）。

2. 溶液 pH　溶液的 pH 决定带电颗粒的解离程度，亦即决定其所带电荷的多少。例如，蛋白质溶液中的 pH 离等电点 pI 越远，则其颗粒所带的净电荷越多，泳动速度也越快；反之，则越慢。分离某种蛋白质混合液时，选择一个合适的 pH，使欲分离的各种蛋白质所带的电荷数量有较大的差异，更有利于彼此的分开。由上述可知 pH 对电泳效果有一定的影响，为使电泳时 pH 恒定，一般采用缓冲液作为电极液。

3. 溶液的离子强度　离子强度影响颗粒的电动势，缓冲液离子强度越高，电动势越小，则泳动速度越慢；反之，则越快。但若离子强度过低，则缓冲液缓冲能力差，这样往往会因溶液 pH 变化而影响泳动速度。一般最适合的离子强度在 0.02 ～ 0.2 之间。

溶液离子强度的计算公式为：

$$I = \frac{1}{2} \sum_{i=1}^{s} c_i z_i^2$$

式中，I 为离子强度，s 表示有 s 种离子，c 为离子的摩尔浓度（mol/L），z 为离子价数，Σ 为平均求和。由公式知，溶液离子的价数越高，其离子强度越大。

现在，我们根据离子强度公式，对各价态的电解质的离子强度进计算，可得：

一个单单价的电解（如 NaCl、KCl）的离子强度等于其浓度。

$$I = \frac{c(1)^2 + c(1)^2}{2} = c$$

一个双单价（单双价）的电解（如 Na_2SO_4、$CaCl_2$）的离子强度等于其浓度的 3 倍。

$$I = \frac{2 \times c(1)^2 + c(2)^2}{2} = \frac{6c}{2} = 3c$$

一个双双价的电解（如 $MgSO_4$、$CuSO_4$）的离子强度等于其浓度的 4 倍。

$$I = \frac{c(2)^2 + c(2)^2}{2} = \frac{8c}{2} = 4c$$

其余电解质的离子强度，见表17-1：

表17-1　分子中离子的价数与溶液的离子强度关系

分子中离子价数	溶液离子强度（mol/L）	分子中离子价数	溶液离子强度（mol/L）
1:1	c	3:1	6c
2:1	3c	2:3	12c
2:2	4c	3:3	9c

由表17-1可得规律，想算得离子强度，只要知道溶液摩尔浓度，查表即可得到溶液离子强度。

4. 电渗现象　电渗现象是指在电场中液体对固体支持物的相对移动的现象，见图17-5。

现以纸电泳为例说明如下。在纸电泳时，由于滤纸上吸附了 OH⁻ 负电荷，而与纸相接触的一薄层水溶液带正电荷，液体便向负极移动，并携带颗粒同时移动。所以电泳过程中，带电颗粒泳动的表现速度是颗粒本身的泳动速度与电渗携带颗粒的移动速度的矢量和（即带电颗粒原来向负极移动，则其表观速度将比泳动速度快；若原来向正极移动，则其表观速度将比泳动速度慢）。此时测定的泳动速度存在一定的误差，为校正这一误差，可用中性物质（如蔗糖、糊精或葡聚糖等）与样品同时在纸上进行电泳，然后将样品移动距离自实验对比的结果中扣除。

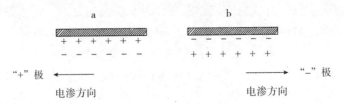

图17-5　电渗现象示意图

a、b为固相支持物

5. 对支持物的选择　电泳方法中一般要求支持物均匀，吸附力小。如果达不到这个要求，电泳过程中容易出现电场强度不均匀，影响区带的分离，致使实验的结果及扫描图谱均无法重复。如纸电泳时，滤纸厚薄不均匀或吸附力过大，则样品颗粒在它们泳动过程中将有一部分被滤纸吸附，造成分离区带样含量降低，因此电泳前应事先处理滤纸，减低滤纸的吸附能力，才能取得较好的分离效果。有文献报道，选用 Whatwan No.1 号滤纸或国产新华滤纸，可不进行预处理。

6. 焦耳热对电泳的影响　电泳过程中由于通电产生焦耳热，且其大小与电流强度的平方成正比。温度对电泳有很大的影响，尤其是在温度升高时，介质黏度下降，分子运动加剧，这会引起自由扩散变快，使迁移率增加，电泳分辨率下降，严重时还会烧断滤纸，融化琼脂糖凝胶或烧焦聚丙烯酰胺凝胶支持物。影响焦耳热的因素有很多，如电场强度、电极缓冲液离子强度、样品离子强度等增强时，电流强度亦随着增强，焦耳热都会随之增加。为降低热效应对电泳的影响，可控制电压或电流，也可在电泳系统中安装冷却散热装置。

第三节　分光光度技术

分光光度技术是根据物质分子对波长为200～760nm这一范围的电磁波的吸收特性所建立起来的一种定性、定量和结构分析方法。此法操作简单、准确度高、重现性好。分光光度技术测量的是物质分子对紫外-可见光区不同波长和特定波长处的辐射吸收程度，从而得到紫外-可见吸收光谱。紫外-可见吸收光谱是光谱分析中最早用于物质分析鉴定的物理分析方法之一。其检测仪器紫外-可见分光光度计（UV-Vis）是最早出现的光谱仪器，并且在光谱仪器的发展过程中衍生出许多专门化的光谱仪器，现已成为生物化学和分子生物学分析研究不可缺少的分析手段。

一、分光光度技术的基本原理

分光光度法常被用来测定溶液中存在的光吸收物质的浓度，其基本原理是根据Lambert 和 Beer 定律。

1. Lambert 定律　一束平行单色光垂直照射于一均匀物质（溶液）时，由于溶液吸收一部分光能，使光的强度减弱。若溶液的浓度不变，则溶液的厚度越大，光线强度的减弱也越显著。

2. Beer 定律　当一束单色光通过一溶液时，光能被溶液介质吸收一部分。若溶液的厚度不变，则溶液浓度越大，光吸收越大，透射光线强度的减弱也越显著。光强度减弱的量与溶液浓度增加量成正比。

3. Lambert-Beer 定律（又称吸收定律）

$$A = KCL \qquad A = -\lg T$$

式中：A 为吸光度（光密度、消光度）是指光线通过溶液或某一物质前的入射光强度（I_0）与该光线通过溶液或物质后的透射光强度（I_1）比值以 10 为底的对数 ［即 $\lg(I_0/I_1)$］。吸光度主要是用于衡量光被吸收程度的一个物理量，吸光度越大，表示物质对光的吸收越多。C 为溶液的浓度。L 为溶液的厚度。K 为常数，又称消光系数，消光系数指在一定条件下物质（溶液）对光的吸收大小值，是溶液对光吸收的比例常数，用 K 表示。K 值取决于溶质性质、入射光波长和温度。其物理意义是吸光物质在单位浓度及单位厚度时的吸光值。在一定条件下，吸光值是物质的特征常数，不同物质对同一波长的单色光有不同的消光系数；消光系数愈大，表明物质吸收光能力愈强，灵敏度愈高，它是定性和定量分析的依据。

4. 待测样品浓度计算　根据 Lambert Beer 定律，如果单色光的波长、溶液的性质和溶液的厚度一定时，用一个已知浓度的标准液和一个未知浓度的待测液进行比色分析就可以得出下列运算公式：

$$A_{标} : KC_{标}L = A_{样} : KC_{样}L$$

由于是同一类物质及相同光径，故：

$$A_{样}/A_{标} = KC_{样}L/KC_{标}L = C_{样}/C_{标}$$

$$C_{样} = (A_{样} \times C_{标}) / A_{标}$$

式中，$C_{样}$ 为待测样品浓度，$A_{样}$ 为待测样品吸光度，$C_{标}$ 为标准溶液浓度，$A_{标}$ 为标准溶液吸光度。

根据上式可知，对于相同物质和相同波长的单色光（消光系数不变）来说，溶液的吸光度和溶液的浓度呈正比。故已知标准溶液的浓度及吸光度，按公式可算出测试样品溶液的浓度。

5. 光互补　溶液的颜色与相应颜色单色光为互补色，可生成白光，称为光互补。溶液颜色与相应波长的关系见表 17-2。

表 17-2　波长范围、样品颜色和光互补色之间的关系

波长范围（nm）	样品颜色	光互补色
630 ~ 700	红	绿色带蓝
595 ~ 630	橘红	蓝色带绿
580 ~ 595	黄	蓝
560 ~ 580	绿色带黄	青紫
500 ~ 560	绿	紫
490 ~ 500	绿色带蓝	红
480 ~ 490	蓝色带绿	橘红
435 ~ 480	蓝	黄
400 ~ 435	青紫色	绿色带黄

6. 发色基团及助色基团　发色基团是有机化合物中的某些基团，在紫外-可见光波区具有特殊的吸收峰，且其特征吸收较少受化合物中其他原子或基团的影响。这些基团在结构上多含 π 键，在紫外-可见光照射下发生 π→π* 和 n→π* 跃迁。常见的发色基团有 –C＝C–、–CHO、–CO–、N＝N–、N＝O 等。这里值得注意的是：在检测化合物的紫外可见光谱时，如果一个化合物的分子中含多个生色基团，但它们并不发生共轭作用，则该化合物的吸收亦将包括这些个别生色基团原有的吸收带，这些吸收带的位置及强度互相影响不大；如果生色基团彼此相邻形成的共轭体系所产生的效应称为共轭效应，此时原来的各自生色基团的吸收带就消失了，而产生新的吸收带。在共轭效应体系中，每一个 π 轨道相互作用形成一组新的成键和反键轨道。当分子的共轭体系变得较长时，π→π* 跃迁的基态和激发态之间的能量差变小，会在较长的波长处产生光吸收。助色基团是指有机化合物的某些基团本身并不产生特殊吸收峰，但与发色基团同时存在于同一分子中时，能引起生色基团吸收峰发生位移和光吸收的强度增加。这些基团在分子中常常存在孤对电子，能与生色基团中的 π 电子相互作用，使跃迁能量下降并引起吸收峰位移。常见的基团有：-OH，-NH₂，-SH，-Cl。

某些化合物通过取代反应引入了含有未共享电子对的基团之后，例如，-OH、-NH₂、-SH、-Cl 等，使该化合物的最大吸收峰的波长 λ_{max} 向长波长的方向移动，这

种现象称为向红效应，或称红移，这个基团称为向红基团。而与红移效应相反，某些化合物生色基团的碳原子一端引入了某些取代基以后，如酮基，能使该化合物的最大吸收峰的波长 λ_{max} 向短波长的方向移动。这种现象称为向紫效应，或称蓝移，这个基团称为向蓝基团。

化合物结构的改变不仅会出现上述现象，还可以使摩尔消光系数 ε 改变，凡能提高 ε 值的，称为增色效应，降低 ε 值的，称为减色效应。例如：天然双链的核酸发生变性时，ε 值上升，复性后 ε 值下降，分别发生了增色和减色效应。

二、分光光度法的应用

紫外分光光度法以使用方便、迅速、样品用量少等优点而广泛应用于生物化学分析，成为实验室常规的检测手段。它在生物化学领域的应用主要是对物质的定性分析和定量测定。

（一）定性分析

用紫外-可见分光光度法对物质鉴定时，主要根据光谱上的一些特征吸收，包括最大吸收波长（λ_{max}）、消光系数（ε_{max} 和 $E_{1cm}^{1\%}$）、吸光值比等对物质进行鉴定。通常可用以下几种定性鉴别方法：

1. 比较光谱的一致性 若样品与对照品是同一种化合物，两者吸收光谱应完全一致。在鉴别时，样品与对照品应以相同溶剂配制成相同的浓度，分别测定其吸收光谱图，比较两者图谱是否一致，即可鉴定。

此方法简便、快捷，但要求有标准对照品，或者有标准光谱图对照比较。同时要求仪器准确度精密度高，且测定条件要相同。为了进一步确证，还需要变换另一种溶剂或改变溶剂的 pH，再分别测定样品和对照品的吸收光谱图，进行比较鉴别。此外测试样品必须是纯品，避免杂质对吸收光谱的干扰。如果两个纯化合物的吸收光谱图有明显差别，则可以肯定两者不是同一物质。

2. 比较吸收光谱特征数据 常用于鉴别的光谱特征数据有最大吸收峰波长（λ_{max}）和消光系数（ε_{max} 和 $E_{1cm}^{1\%}$）。因为最大吸收峰的消光系数大，测定灵敏度高，所以常用最大吸收峰的参数来鉴别物质。如果化合物不只有 1 个吸收峰，还可同时比较几个峰值，进行鉴别。例如，还原型细胞色素 c 的最大吸收峰为 415nm、520nm 和 550nm；而氧化型细胞色素 c 的最大吸收峰为 408nm 和 530nm。在还原型细胞色素 c 的 ε_{550nm} 为 2.77×10^4 L/（mol·cm），550nm 处氧化型细胞 c 的 ε_{550nm} 为 0.9×10^4 L/（mol·cm）。由此可简单快速地鉴别细胞色素 c 还原型和氧化型。

有些化合物由于分子内含有相同吸光基团，使得它们的摩尔消光系数常很近，此时可依两者相对分子质量不同，得出它们的百分消光系数（比消光系数）不同，在测定时，同时比较它们的摩尔消光系数和比消光系数，所得结果将更为准确。

3. 比较吸光值比值的一致性 对于有多个吸收峰的物质，可以规定以几个吸收峰的吸光值（A）或消光系数（ε 和 $E_{1cm}^{1\%}$）的比值作为鉴别标准。例如：维生素 B_{12} 有三个吸收峰：278nm、361nm 和 550nm，《中国药典》规定用以下比值作为鉴别标准：

$$\frac{A_{361nm}}{A_{278nm}} = 1.70 \sim 1.88, \quad \frac{A_{361nm}}{A_{550nm}} = 3.15 \sim 3.45$$

如果测试样品规定的峰处吸光值或消光系数的比值又在规定范围内，则可以认为两者分子结构相同。

（二）纯度检测

纯化合物的吸收光谱特征与含杂质的不纯化合物（注意：所含杂质的吸收光谱特征与所测物质的吸收光谱有差别），可用分光光度法进行纯度判断。有的化合物在紫外-可见光区无明显的吸收峰，而所含杂质有较强的吸收峰，通过检测吸收峰可判断所含杂质的多寡。有的纯物质和不纯物质在某些波长吸光值的比值表现差异，通过比较吸光值的比值可以作为纯度判断标准，甚至可推算出杂质的含量。核酸在 260nm 的吸光值大于 280nm，蛋白质在 280nm 的吸光值大于 260nm。如果核酸内混杂有较多蛋白质时，280nm 与 260nm 吸光值之比上升；同理，蛋白质内混有核酸类物质，使得 280nm 与 260nm 吸光值之比则下降。纯 DNA 的 260nm 与 280nm 吸光值之比为 1.9，纯 RNA 的 260nm 与 280nm 吸光值之比为 2.0；而纯蛋白质的 280nm 与 260nm 吸光值之比为 1.8。通过 260nm 与 280nm 和 280nm 与 260nm 吸光值之比可用于鉴定核酸和蛋白质纯度。

（三）定量检测

1. 比色分析法 生物大分子在光谱分析中的定量测定，大多数在可见光区进行比色分析。根据有色溶液与单色光的互补原理，一个有色物质的溶液可与相应波长的单色光形成互补色，并且在溶液的一定浓度范围内，溶质的含量与溶液颜色的深浅成正比，而溶液的颜色深浅又与透过该溶液的光成反比，由此可确定该溶液的含量。这种分析方法称为比色分析法。

根据 Lambert-Beer 定律，待测溶液在一定浓度范围内吸光值的大小与浓度成正比。因此，只要测出待测溶液的吸光值和标准溶液的吸光值，可以推算出溶液中溶质的含量。在可见光区的比色分析中，主要考虑溶液颜色与单色光的互补性，只有选择最佳的互补性，才能得到好的测定值。

在生物大分子的定量分析的比色的溶液分两大类。一类是有色溶液，这是根据生物大分子与某些化学试剂反应生成的一类有色溶液，该溶液与单色光具有互补作用，生成互补色，利用光的互补原理进行比色测定。另一类是无显色溶液，是由于生物大分子中含有某些特殊的生色基团，如：核酸分子中含有碱基，使其在 260nm 处有最大吸收峰；蛋白质分子中含有芳香族氨基酸，使其在 280nm 处有最大吸收峰。可利用它们的最大吸收峰 λ_{max} 特性进行比色测定。

有色溶液种类繁多，概括起来主要有三类：第一类是本色溶液，这类溶液的待测分子中具有生色基团或显色离子，此溶液本身具有颜色，利用相应的浓度可进行直接比色，如血红蛋白溶液、铁蛋白溶液等。第二类是显色溶液，这类溶液的待测分子中没有显色基团，而是这些待测分子要与某些化学试剂（显色剂）反应产生比较稳定的颜色（如双缩脲、Folin–酚、茚三酮等试剂可与蛋白质分子反应产生比较稳定的颜色。），再进行比色测定。第三类是染色溶液，这类溶液的待测分子中没有显色基团，但某些染料（染色剂）对待测分子进行染色后可作比色测定。常用染色剂有考马斯亮蓝 G–250、考马斯亮蓝 R250、氨基黑 10B 等。

2. 比色分析的测定方法

（1）消光系数法 消光系数是物质的特征常数，只要测定条件（溶液酸碱度、样品浓度及单色光纯度等）不引起比耳定律的偏离，即可根据所测得的吸光值和消光系数，计算出浓度。

$$C = \frac{A}{EL}$$

式中的消光系数是比消光系数 $E_{1cm}^{1\%}$ 或摩尔消光系数 ε_{max}。

（2）标准曲线法 在吸光值与浓度成正比关系的浓度范围内，配制一系列浓度（由小到大）的标准溶液，在相同条件下分别测定这系列浓度的吸光值，然后以吸光值（A）为纵坐标，标准液浓度（C）为横坐标绘制 A–C 曲线，这条 A–C 曲线即为标准曲线或称工作曲线。制作标准曲线时，最少要选五种浓度递增的标准液，且测出的数据至少要三点落在一直线上，这样的标准曲线方可使用。

在标准曲线测定的相同条件下，测出样品的吸光值，再从标准曲线上直接查出其浓度，便可计算出样品的含量。

在无法知道待测样品消光系数或分析大批样品时，采用标准曲线法比较方便，由于有标准溶液对照，此法的准确度比较高。在固定仪器和实验条件下，标准曲线可供一段时间使用。

（3）回归分析法 此法是将制作标准曲线的各种标准溶液浓度的数值，与其相应的吸光值，用回归分析法求出一个回归方程式。以后只要测定条件不变，将测出的样品溶液的吸光值代入该回归方程式，即可计算出样品溶液的浓度。

例 设五个标准溶液的浓度分别为：2mg/100mL、4mg/100mL、6mg/100mL、8mg/100mL、10mg/100mL。测得的吸光值分别为：0.30、0.40、0.50、0.60、0.70。测得样品溶液的吸光值为 0.505，用回归分析法计算样品溶液的浓度。

设：y_i 代表标准溶液的各浓度，x_i 代表测得的标准溶液吸光值（表 17–3），y 代表样品溶液的浓度。所求回归方程式为直线方式，则其公式为：

$$y = bx + a$$

表 17–3 标准曲线制备

x_i	y_i	x_i^2	y_i^2	$x_i y_i$
0.30	2	0.09	4	0.6
0.40	4	0.16	16	1.6
0.50	6	0.25	36	3.0

续表

	x_i	y_i	x_i^2	y_i^2	x_iy_i
	0.60	8	0.36	64	4.8
	0.70	10	0.49	100	7.0
Σ	2.50	30	1.35	220	17.0

$$a = \frac{\sum x_i^2 \sum y_i - \sum x_i \sum x_iy_i}{n\sum x_i^2 - \left(\sum x_i\right)^2} = \frac{1.35 \times 30 - 2.5 \times 17}{5 \times 1.35 - 2.5^2} = -4$$

$$b = \frac{n\sum x_iy_i - \sum x_i \sum y_i}{n\sum x_i^2 - \left(\sum x_i\right)^2} = \frac{5 \times 17 - 2.5 \times 30}{5 \times 1.35 - 2.5^2} = 20$$

将所测得的样品溶液吸光值 0.505 代入该式，计算样品浓度：

$$y = 20 \times 0.505 + (-4) = 6.10$$

所以，该样品溶液浓度应为 6.10mg/100mL。

（4）标准管法（即标准比较法）　在相同的测定条件下，配制适合浓度标准溶液（浓度与标准溶液相近）和待测溶液，并测定它们的吸光值，从对两者吸光值的比较，得出待测样品的浓度。

$$待测样品溶液的浓度 = 标准液的浓度 \times \frac{待测样品的吸光值}{标准样品的吸光值}$$

标准管法可避免每次测定条件的变化可能带来的误差，比每次作标准曲线方便且又保证了测定准确性。

（5）标准系数法　多次测定标准溶液的吸光值，计算出平均值后，再按下式求出标准系数：

$$标准系数 = \frac{标准液浓度}{标准液平均吸光值}$$

用相同的条件测出待测液的吸光值，代入下式：

$$待测样品溶液的浓度 = 待测液吸光值 \times 标准系数$$

可计算出待测样品溶液的浓度。

此法比标准曲线和标准管法更为简便，但是它与标准管法一样要求标准液和待测液的浓度要接近，并且还要求每次测定条件相同，才能得到准确可靠的结果。

三、分光光度计及使用方法

（一）分光光度计的构造

1. 基本组成　分光光度计主要由五个部分组成，即光源、单色器、吸收池（样品池）、光电检测器、显示器，见图 17-6。

（1）光源　紫外–可见分光度计要求光源在整个紫外光区或可见光谱区可以发射连续光谱，具有足够的辐射强度、较好的稳定性、较长的使用寿命。常用的光源有两种，

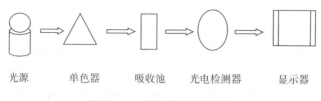

光源　　　单色器　　　吸收池　　　光电检测器　　　显示器

图 17-6　分光光度计的构造

即钨灯和氢灯（或氘灯）。在可见光区，近紫外区和近红外区常用钨灯，其光谱波长范围在 320 ~ 2500nm 之间。在紫外区用氢灯或氘灯。氢灯光谱波长在 190 ~ 360nm 之间，而氘灯光谱波长范围在 180 ~ 500nm 之间。一般情况下氘灯的辐射强度比氢灯大 3 ~ 5 倍，使用寿命也比氢灯长，目前大多数紫外区常使用氘灯。

（2）单色器　单色器的作用是将光源发射的复合光色散成单色光并可从中选出任一波长单色光的光学系统，常由入射狭缝、准直镜、色散元件、聚焦透镜、出射狭缝组成。

入射狭缝：光源的光由此进入单色器。

准直镜：透镜或反射镜使入射光成为平行光束。

色散元件：是光学系统的核心部分，起分光的作用。其性能直接影响入射光的单色性，影响测定灵敏度、选择性及校准曲线的线性关系等。常用的色散元件有棱镜和光栅。其中，棱镜是依据不同波长光通过棱镜时折射率不同而将不同波长的光分开，缺点是波长分布不均匀，分辨能力较低；而光栅是利用光的衍射与干涉作用制成，可用于紫外、可见及红外光域，而且在整个波长区具有几乎均匀一致的高分辨能力。光栅具有色散波长范围宽、分辨本领高、成本低、便于保存和易于制备等优点，缺点是各级光谱会重叠而产生干扰。

聚焦透镜：透镜或凹面反射镜，将分光后所得单色光聚焦至出射狭缝。

出射狭缝：经分光的单色光从此射出单色器。

（3）吸收池　又称比色皿或样品池。吸收池按材质不同主要分为有石英池和玻璃池两种。在紫外区须采用石英池，可见区一般用玻璃池。同时应注意，为保证吸光值测量的准确性，要求同一测量使用的比色池具有相同的透光特性和光程长度，两只比色池的透光率之差应小于 0.5%，否则应进行校正。使用时要保证透光面光洁，无磨损和污迹。

（4）检测器　利用光电效应将透过吸收池的光信号变成可测的电信号，常用的有光电管或光电倍增管：①光电管是由密封在玻璃管或石英管内的两个金属电极组成，但产生光电流很小，需放大才能检测，产生光电流的大小与入射光强度及外加电压有关。常用的光电管有蓝敏和红敏两种，蓝敏是在镍阴极表面镀锑和铯，适用波长范围为 210 ~ 625nm；红敏是在镍阴极表面镀银和氧化铯，适用波长范围为 625 ~ 1000nm。②光电倍增管与光电管相似，但光电倍增管的阴极表面涂有能发射电子的光敏材料，在光的照射下可发射电子，且阳极在最后所得到的倍增电流可进一步加以放大和测量，因此光电倍增管远比普通光电管优越。

（5）显示器　显示器主要由检流计、微安表、电位计、数字电压表、记录仪、示波器及计算机等组成，主要是进行仪器自动控制和结果处理。

2. 可见分光光度计的分类　紫外分光光度计的分类方式有两种，一种按仪器的光学系统分类：单光束分光光度计、双光束分光光度计、双波长分光光度计、双波长–双光束分光光度计、动力学分光光度计；另一种是按仪器的使用波长分类：真空紫外分光光度计（0.1～200nm）、可见分光光度计（350～700nm）、紫外–可见分光光度计（190～1100nm）、紫外–可见–红外分光光度计（190～2500nm）。现在，使用较多的分类方法常是光学系统分类法。

3. 紫外–可见分光光度计的特点

（1）单光束分光光度计　结构简单，价格较低，适于在给定波长处测量吸光度或透光度，一般不能作全波段光谱扫描，对光源和检测器的稳定性要求很高。

（2）双光束紫外–可见分光光度计　能自动记录，快速全波段扫描。可消除光源不稳定、检测器灵敏度变化等因素的影响，适用于结构分析。但仪器结构复杂，价格较高。

（3）双波长紫外–可见分光光度计　通过波长选择可方便地校正背景吸收，消除吸收光谱重叠的干扰，适合于混浊液和多组分化合物分析。此类型的分光光度计只使用一个吸收池，使参比溶液（即被测溶液）避免了单波长法中因被测溶液与参比溶液在组成、均匀性上的差异及两个吸收池之间的差异所引入的误差。

（4）双波长–双光束紫外–可见分光光度计　既能以双光束方式又能以双波长方式测量；既能扫描样品的吸收或透射光谱，又能记录样品反应的动力学过程。双波长方式适用于测量浑浊样品（如完整细胞的悬浮液）和光吸收峰相互重叠的多组分样品，比通常的单波长分光光度测定更灵敏更有选择性。

（5）动力学分光光度计　又称停留分光光度计，在光化学反应，辐射化学反应和酶催化反应中，都涉及快速反应及其动力学问题。分子吸收光能及电子相互传递、能量转换、酶的降解、生物合成等所引起的化学和生物化学反应都是瞬间完成的，用一般的单光束或双光束分光光度计来测定存在一定的困难，采用动力分光光度计则可以得到较好的测定结果。动力学分光光度计具有时间分辨的功能，可快速对分子吸收光谱进行扫描，测定生物化学瞬间反应产物的吸收光谱和随时间的变化值。

（二）分光光度计的使用方法

不同类型的分光光度计使用在仪器操作方面各有特点，但亦有一定的共同点，同时，仪器的校正和检验，对仪器条件的选择，显色反应条件的选择，参比溶液的选择等方面亦不尽相同。

1. 操作

（1）仪器使用前　仪器使用前，应该首先了解本仪器的结构和工作原理。以及各个操作旋钮之功能。在未接通电源前，应对仪器的安全性进行检查，电源线接线应牢固，接地要良好，各个调节旋钮的起始位置应该正确，然后再接通电源开关。仪器在使用前还应先检查一下干燥剂，如受潮变色，应更换干燥的蓝色硅胶或者倒出原硅胶，烘干后再用。

（2）预热仪器　为使测定稳定，将电源开关打开后，使仪器预热 20 分钟再使用。预热仪器是为了防止光电管疲劳，不要连续光照。应该注意的是预热仪器时和在不测定时应将比色皿暗箱盖打开，使光路切断。

（3）选定波长　根据实验要求，选择单光束光波长，或选择全波长扫描范围。

（4）测定　调节比色皿座架，使有色溶液进入光路，显示器将显示出该溶液的吸光度 A。读数后，打开比色皿暗箱盖。

（5）关机　仪器使用完毕，切断电源，将比色皿取出洗净，并将比色皿座架及暗箱用软纸擦净。

2. 仪器的校正和检验　由于环境因素对机械部分的影响，仪器进行全面校正检定外，还应于测定前校正测定波长，确定吸光度的准确性，对杂散光进行检测，选择合适的溶剂。

（1）波长　波长校正过程中，常用汞灯中的较强谱线 237.83nm、253.65nm、275.82nm、296.73nm、313.16nm、334.15nm、365.02nm、404.66nm、435.83nm、546.07nm 与 576.96nm；或用仪器中氘灯的 486.02nm 与 656.10nm 谱线进行校正；钬玻璃在波长 279.4nm、287.5nm、333.7nm、360.9nm、418.5nm、460.0nm、484.5nm、536.2nm、637.5nm 处有尖锐吸收峰，也可作波长校正用，但因来源不同或随着时间的推移会有微小的变化，使用时应注意；近年来，常使用高氯酸钬溶液校正双光束仪器。以 10% 高氯酸溶液为溶剂，配制含氧化钬 4% 的溶液。该溶液的吸收峰波长为 241.13nm、278.10nm、287.18nm、333.44nm、345.47nm、361.31nm、416.28nm、451.30nm、485.29nm、536.64nm 和 640.52nm。仪器波长的允许误差为：紫外区 ±1nm，500nm ±2nm，700nm ±4.8nm。

（2）吸光度的准确度　可用重铬酸钾的硫酸溶液检定。取 120℃ 干燥至恒重的基准重铬酸钾约 60mg，精密称定，用 0.005mol/L 硫酸溶液溶解并稀释至 1000mL，在规定的波长处测定并计算其吸收系数，并与规定的吸收系数比较，应符合表 17-4 中的规定。

表 17-4　吸光度的准确度检查

波长（nm）	235（最小）	257（最大）	313（最小）	350（最大）
$E_{1cm}^{1\%}$ 的规定值	124.5	144.0	48.6	106.6
$E_{1cm}^{1\%}$ 的许可范围	123.0 ~ 126.0	142.8 ~ 146.2	47.0 ~ 50.3	105.5 ~ 108.5

（3）杂散光的检查　杂散光的检查，可按表 17-5 所列的试剂和浓度，配制成水溶液，置 1cm 石英吸收池中，在规定的波长处测定透光率，应符合表 17-5 中的规定。

表 17-5　杂散光的检查

试剂	浓度%（g/mL）	测定用波长（nm）	透光率%
碘化钠	1.00	220	<0.8
亚硝酸钠	5.00	340	<0.8

（4）对溶剂的要求　含有杂原子的有机溶剂，通常均具有很强的末端吸收。因此，作为溶剂使用时，它们的使用范围均不能小于截止使用波长。例如甲醇、乙醇的截止使用波长为205nm。另外，当溶剂不纯时，也可能增加干扰吸收。因此，在测定供试品前，应先检查所用的溶剂在供试品所用的波长附近是否符合要求，即将溶剂置于1cm石英吸收池中，以空气为空白（空白光路中不置任何物质）测定其吸光度。溶剂和吸收池的吸光度，在220～240nm范围内不得超过0.40，在241～250nm范围内不得超过0.20，在251～300nm范围内不得超过0.10，在300nm以上时不得超过0.05。

3. 分析条件的选择

（1）选择适合的吸光度范围　根据朗伯-比尔定律可知 $A = 0.4343$ 时吸光度测量误差最小。最适宜的测量范围为0.2～0.8。

（2）入射光波长的选择　通常是根据被测组分的吸收光谱，选择最强吸收带的最大吸收波长为入射波长。但当最强吸收峰的峰形比较尖锐时，常选择吸收稍低，峰形稍平坦的次强峰或肩峰进行测定。

（3）狭缝宽度的选择　为了选择合适的狭缝宽度，应以减少狭缝宽度时试样的吸光度不再增加为准。一般来说，狭缝宽度大约是试样吸收峰半宽度的十分之一，否则测得的吸光度会偏低。

（4）显色反应条件的选择　对多种物质进行测定，常利用显色反应将被测组分转变为在一定波长范围有吸收的物质。常见的显色反应有配位反应、氧化还原反应等。这些显色反应，必须满足以下条件：①反应的生成物必须在紫外-可见光区有较强的吸光能力，即摩尔吸光系数较大；②反应有较高的选择性，即被测组分生成的化合物吸收曲线应与共存物质的吸收光谱有明显的差别；③反应生成的产物有足够的稳定性，以保证测量过程中溶液的吸光度不变；④反应生成物的组成恒定。

（5）参比溶液的选择　测定试样溶液的吸光度，需先用参比溶液调节透光度（吸光度为0）为100%，以消除其他成分及吸收池和溶剂等对光的反射和吸收带来的测定误差。参比溶液的选择视分析体系而定，具体有：溶剂参比：试样简单、共存其他成分对测定波长吸收弱，只考虑消除溶剂与吸收池等因素；试样参比：如果试样基体溶液在测定波长有吸收，而显色剂不与试样基体显色时，可按与显色反应相同的条件处理试样，只是不加入显色剂；试剂参比：如果显色剂或其他试剂在测定波长有吸收，按显色反应相同的条件，不加入试样，同样加入试剂和溶剂作为参比溶液；平行操作参比：用不含被测组分的试样，在相同的条件下与被测试样同时进行处理，由此得到平行操作参比溶液。

4. 分光光度计使用注意事项　要使紫外-可见吸收光谱分析方法有较高的灵敏度和准确度，应选择最佳测定条件，如良好性能的测量仪器，最好的显色反应条件和合适的参比溶液，紫外分光光度计使用注意事项如下。

（1）温度　在室温条件下，由于温度变化不大，对分子的吸光值影响不太，但是在低温时，邻近分子间的能量交换减少，使光吸收强度比室温时升高10%左右，有些化合物可增加50%。

（2）pH 氨基酸、蛋白质、核酸等许多两性化合物具有酸性或碱性可解离基团，在不同 pH 的溶液中有不同的解离形式，其吸光值会有所不同，其最大吸收峰和消光系数亦有所改变。同一物质在不同 pH 时，吸收峰的波长 λ_{max} 和吸收强度 ε_{max} 都可以不同。所以采用紫外-可见吸收光谱分析测定应注意选用溶液的合适的 pH。

（3）溶液浓度 待测液的浓度过高或过低可能使溶液中的某些分子发生变化，引起解离，聚合甚至沉淀等反应，而使物质在溶液中的存在形式发生变化，影响测定。也可能偏离比色测定的线性范围，引起测定误差。在高浓度时，不遵从比耳定律，浓度与吸光值不成直线关系，甚至吸收曲线发生改变，这可能是由于高浓度形成二聚体等原因。

（4）背景的吸收 当待测样品中混有的一些杂质在待测样品所测定的波长处也有较大的光吸收时，造成背景吸收的干扰，使待测样品的吸光值增加或引起吸收光谱相重叠。因此，待测样品纯度愈高，紫外-可见吸收光谱分析的准确性愈高。

雾状或混浊状液体给予太高的吸收值，甚至肉眼几乎看不出的轻微浊度也能引起读数上的严重误差，特别是紫外区，因为透过样品混浊液的一些光被散射了，从而不能达到光电管。因此要求测试样液澄清无混浊，检测细菌培养液光吸收例外。

第四节 层析技术

层析法是利用混合物各组分理化性质不同，在固定相和流动相之间的不均一分配，从而分离各组分的一种方法。层析有两个相，在层析时固定不动的称为固定相，在层析时移动的称为流动相。

层析技术是近代生物化学最常用的分离技术之一，由俄国植物学家茨维特（Tsvet）于 1903 年首创。最初用于分离植物色素，在层析柱上形成不同颜色的谱带，故层析法又叫色谱分析法。目前配合相应的光学、电学和电化学检测手段，可用于定性、定量和分离纯化某种性质极为相似、用一般化学方法难以分离的混合物，如各种氨基酸、核苷酸、糖、蛋白质等物质，其纯度高达 99%。层析法是分离率、灵敏度、选择性均高的一种分离方法，尤其适合样品含量少、杂质含量多的复杂生物样品的分析。

固定相可以是固体，也可以是液体，但此液体必须附载在某个固体物质上，该物质称载体或担体。同样，流动相可以是液体或是气体。

一、层析技术分类

（一）按层析原理分类

1. 吸附层析 固定相是固体吸附剂，利用各组分在吸附剂表面吸附能力的差别而分离。

2. 分配层析 固定相为液体，利用各组分在两液相中分配系数的差别或溶解度不同使物质分离。

3. 离子交换层析 固定相为离子交换剂，利用各组分对离子交换剂的亲和力不同而进行分离。

4. 凝胶层析 固定相为多孔凝胶，利用各组分在凝胶上受阻滞的程度不同而进行分离。

5. 亲和层析 根据生物特异性吸附进行分离，固定相只能和一种待分离组分，即有高度特异性的亲和力者结合，而与无结合能力的其他组分分离。

（二）按操作方式不同分类

1. 纸层析 以滤纸作为液体的载体，点样后，用流动相展开，以达到组分分离目的。

2. 薄层层析 以一定颗粒度的不溶性物质，均匀涂铺在薄板上，点样后，用流动相展开，使组分达到分离目的。

3. 柱层析 将固定相装柱后，使样品沿一个方向移动，以达到组分分离目的。

二、吸附层析

利用吸附剂（氧化铝、硅橡胶等）对混合物中各组分的吸附能力不同而将混合物分离的一种层析技术称为吸附层析。吸附能力主要取决于被分离物质的极性大小。根据操作方式不同，吸附层析分为柱层析和薄层层析两种。

（一）柱层析

柱层析是用一根玻璃柱，下端铺垫棉花或玻璃棉，管内加吸附剂粉末，用一种溶剂湿润后，即成为吸附柱，然后在柱顶部加入要分离的样品溶液。假如样品内含两种成分A与B，则两者被吸附在柱上端，形成色圈。样品溶液全部流入吸附柱中之后，就加入合适的溶剂洗脱，A与B也就随着溶剂的向下流动而移动，最后分离。在洗脱过程中，管内连续发生溶解、吸附、再溶解、再吸附的现象。例如，被吸附的A粒子被溶解随溶剂下移，但新的吸附剂又将A吸附，随后，新溶剂又使A溶解下移。按照同样道理，由于溶剂与吸附剂对A与B的溶解力与吸附力不完全相同，A与B移动的距离也不同，经过一定时间，如此反复地溶解与吸附，形成两个环带，每一环带是一种纯物质。如A与B有颜色，就可看到色层，如样品无色，可用其他方法使之显色。为了进一步鉴定，可将吸附剂从管中顶出来，用刀将各色层切开，然后分别洗脱。现在多采用溶剂洗脱法，即连续加入溶剂，连续分段收集洗脱液，直到各成分顺序全部从柱中洗出为止。

（二）薄层层析

薄层层析是将吸附剂在玻璃板上均匀地铺成薄层，把要分析的样品点加到薄层上，然后用合适的溶剂展开，以达到分离、鉴定的目的。因为层析是在薄板上进行的，故称为薄层层析。其优点是：①设备简单，操作容易；②层析展开时间短，只需数分钟至几小时，即可获得结果；③分离时几乎不受温度的影响；④可采用腐蚀性的显色剂，而且可以在高温下显色；⑤分离效率高。

薄板制备时选用玻璃板表面必须光滑、清洁，大小一般可为 4cm×20cm、2cm×10cm 的长方形，或 20cm×20cm、10cm×10cm 的正方形，可根据需要具体选用。

薄板的制备可分为干法制板和湿法制板 2 种。

1. 干法制板　最简单的制备方法是选用一根直径为 1～1.2cm 的玻璃管，根据薄层的厚度在玻璃管两端绕几圈胶布，胶布的厚度按所需的薄层厚度而定。常用的厚度为 0.4～1mm。把干的吸附剂倒在玻璃板上，将玻璃板的一端固定，防止玻璃管推时移动，然后将玻璃管压在玻璃板上，把吸附剂由一端推向另一端，即成薄板。制这样的薄层要求光滑、平整、厚度均匀，否则会影响分离效果。氧化铝、硅橡胶可直接采用此法制备薄板。干法制板的优点是比较简便，制出的薄板展开速度快，但展开后不能保存，薄层不牢固，喷显色剂时容易吹散。

2. 湿法制板　在吸附剂中加入少量黏合剂，加水调成糊状制板。将适当调好的吸附剂倒在 2 块 3mm 玻璃板中间所夹的一块 2mm 厚度的玻璃板上，然后用一块边缘光滑的玻璃片把吸附剂刮向一边，即成厚度一定的薄板。下面叙述氧化铝和硅橡胶硬板的制备方法。

（1）氧化铝硬板　称取氧化铝 G 25g（G 表示石膏，这种氧化铝中含 5% 煅石膏），加水 25mL，在烧杯中调成糊状，铺层，先在空气中干燥，后置于 200℃～220℃ 烘箱中烤 4 小时即可使用。

（2）硅橡胶硬板　称取硅橡胶 G 30g，加水 60～90mL，在烧杯中调成均匀糊状，立即铺层，室温干燥后置烘干箱中烘干。此外，也可用淀粉或羧甲基纤维素钠作黏合剂制板。

湿法制板的优点是薄层牢固，不易脱落，可成批制备，展开后便于保存。但制成的薄板要经阴干、活化等手续后使用。制成薄板后即可进行层析，其操作步骤包括点样、展开、显色。目前湿法制板得到了广泛应用。

三、分配层析

利用混合物在固定相和流动相两相之间的分配系数不同而进行分离的层析称为分配层析。分配系数是指固定相中一种组分的平衡浓度对移动相中同一物质浓度的比值。

分配层析相当于一种连续性的溶剂抽提方法，如用带水的材料（载体）作为固定相，加入与水不相混合或仅部分混合的溶剂作为流动相，则混合物各组分在两相间发生不同的分配现象而逐渐分开，形成色层。

载体在分配层析中只起负担固定相的作用，它们是一些吸附力小、反应性弱的惰性物质，如淀粉、纤维素粉、滤纸等。固定相除水外，还有稀硫酸、甲醇、仲酰胺等强极性溶液。流动相采用比固定相极性小或非极性的有机溶剂。纸层析法是最广泛应用的一种分配层析。

纸层析法以滤纸为载体，滤纸上吸附着水（含 20%～22%），是经常用的固定相。某些有机溶剂如醇、酚等为常用的流动相。把欲分离的物质加在纸的一端，使流动溶剂经此移动，这样就在两相间发生分配现象。由于物质分配系数的不同，就逐渐在纸上集中于不同的部位。在固定相中分配系数较大的成分，随流动相移动的速度就慢；反之，在流动相分配系数较大的成分，移动速度就快。物质在纸上移动的速度就可用 R_f 表示：

$$R_f = 色斑中心至原点中心的距离/溶剂前缘至原点中心的距离$$

物质在一定溶剂中的分配系数是一定的，故移动速度（R_f 值）也恒定，因此可以根据 R_f 值来鉴定被分离的物质。

纸层析法按操作方法分成两类，即垂直型和水平型。垂直型是将滤纸条悬起，使流动相向上或向下扩散。水平型是将圆形滤纸置于水平位，溶剂由中心向四周扩散。

垂直型使用较广，按分离物质的多寡，将滤纸截成长条，在某一端离边缘 2 ~ 4cm 处点样，待干后，将点样端边缘与溶液接触，在密盖的玻璃缸内进行展开。

四、离子交换层析

被分离的各组分在溶液中形成离子，这些离子与离子交换剂的解离基团发生静电作用，这种静电的相互作用就是离子交换。被分离混合物中各组分的离子交换能力取决于各组分电荷的差异。离子交换层析就是利用混合物中各组分与离子交换剂的交换能力不同而将混合物分离的一种层析技术。

离子交换剂种类很多，根据交换剂上面吸附的离子交换基团的不同，可以分为阳离子交换剂和阴离子交换剂。阳离子交换剂在分子骨架上结合有酸性基团，能交换阳离子；而阴离子交换树脂在分子骨架上结合有碱性基团，能交换阴离子。

阳离子交换树脂包括强酸性的磺酸基（$-SO_3H$）、酚羟基（$-OH$），弱酸性的羧基（$-COOH$）；阴离子交换树脂包括强碱性的季铵基（$-NR_4$），弱碱性的伯胺基（$-NH_2$）、仲胺基（$-NHR$）、叔胺基（$-NR_2$）。

作为离子交换剂骨架的则有树脂、纤维素、葡聚糖凝胶、聚丙烯酰胺凝胶、琼脂糖凝胶等，要视被分离纯化物质的性质而选择适宜的离子交换剂。

离子交换层析一般用柱层析方式进行。其步骤一般为：

1. 将离子交换剂用适宜的缓冲液进行平衡处理，然后装柱。

2. 将待分离的混合物上柱吸附样品，用上述平衡缓冲液洗去混合物中未吸附杂质。

3. 改用洗脱缓冲液，使被吸附在离子交换剂上的物质逐步洗脱下来，以达到分离各组分的目的。

4. 用适当的溶液洗柱，使离子交换剂再生，以备下次使用。

使用离子交换层析技术来分离纯化各种化学物质已有半个多世纪的历史，近 30 年来则广泛使用离子交换纤维素来分离纯化蛋白质，这是由于离子交换纤维素具有以下特点：①具有开放性的长链结构，因此有较大的表面积，所以对蛋白质的吸附容量较大；②纤维素上离子基团数量不多，排列疏散，对蛋白质分子吸附的不是太牢固，用温和的洗脱条件即可达到分离目的而不致引起蛋白质变性。

五、凝胶层析

被分离混合物中各组分分子的大小往往有差异，当它们通过固定相（如凝胶）时，由于多孔凝胶对不同大小分子的排阻效应，可以将混合物各组分分离。凝胶层析又称排阻层析或分子筛层析。

凝胶颗粒是多孔性的网络结构。凝胶作为一种层析介质，经过适当的溶剂平衡后，装入层析柱，构成一种层析床。当含有分子大小不一的混合物样品加在凝胶床表面时，样品随大量同种溶剂而下行，这时分子量大的物质就沿凝胶颗粒间孔隙随溶剂流动，流程短而移动速度快，先流出层析床；但分子量小的物质直径小于其凝胶颗粒网状结构的孔径，可渗入凝胶颗粒内部，流程长，移动速度慢，比分子大的物质迟流出层析床。

凝胶过滤法广泛用于生物高分子如蛋白质、酶、核酸等的分离和提纯（包括脱盐浓缩等），并应用于微量放射性物质的分离。目前使用的商品凝胶如琼脂糖凝胶可分离的分子量最大达 108kD，可用于分离巨分子量的核酸与蛋白质。凝胶过滤层析还可用来测定蛋白质的分子量。

六、亲和层析

亲和层析的"亲和力"是建立在生物化学的过程中，被分离物质与具有特异性质的配基相互作用的基础上。这种特异的相互作用产生在具有高度选择性反应的一对物质之间，例如，抗体和抗原彼此特异地结合在一起，酶与其底物起反应等。亲和层析中成对物质的结合具有专一性，同时是可逆的。

亲和层析的基本原理是：先把待提纯的某一蛋白质的配体通过适当的化学反应，共价地连接到像琼脂糖一类的多糖颗粒表面的功能团上，构成层析体。这种多糖材料在性能方面允许其他蛋白质自由通过。但能与配体结合的蛋白质则保留在柱内，然后改变洗脱条件，使蛋白质和配体分离，即可将蛋白质纯化。

第五节　PCR 技术

聚合酶链反应（polymerase chain reaction，PCR）具有敏感度高、特异性强、产率高、简便快速、重复性好、易自动化等优点，使人们在一支试管内将所要研究的目的基因或某一 DNA 片段于数小时内扩增至十万乃至百万倍，已成为分子生物学研究领域中应用最为广泛的方法。PCR 技术的建立使很多以往难以解决的分子生物学问题得以解决，极大地推动了生命科学研究的发展，是生命科学领域中的一项革命性创举和里程碑。

一、PCR 技术原理

PCR 是在试管内进行 DNA 合成的反应，基本原理类似于细胞内 DNA 的复制过程。但反应体系相对简单，包括拟扩增的 DNA 模板、特异性引物、dNTP 以及合适的缓冲液。其反应过程以拟扩增的 DNA 分子为模板，以一对分别与目的 DNA 互补的寡核苷酸为引物，在 DNA 聚合酶的催化下，按照半保留复制的机制合成新的 DNA 链，重复这一过程可使目的基因得到大量扩增。

（一）反应五要素及作用

1. 引物 PCR 反应成功扩增的一个关键条件是正确设计寡核苷酸引物。引物设计一般遵循以下原则：①引物长度：一般为 15～30bp，常用为 20bp 左右，引物太短，就可能同非靶序列杂交，得到不需要的扩增产物。②引物扩增跨度：以 200～500bp 为宜，特定条件下可扩增长至 10kb。③引物碱基：G＋C 含量以 40%～60% 为宜，G＋C 太少扩增效果不佳，G＋C 过多易出现非特异条带。ATGC 最好随机分布，避免 5 个以上的嘌呤或嘧啶核苷酸的成串排列。④避免引物内部出现二级结构：避免两条引物间互补，特别是 3′-末端的互补，否则会形成引物二聚体，产生非特异的扩增条带。⑤引物量：每条引物的浓度 0.1～0.5μmol/L，以最低引物量产生所需的结果为好。引物浓度偏高会引起错配和非特异性扩增，且可增加引物之间形成二聚体的机会。⑥引物的特异性：引物应与同一基因组中其他核酸序列无明显同源性，即只与目标 DNA 区段有较高的同源性。

引物的作用有两个：①按照碱基互补的原则，与模板 DNA 上的特定部位杂交，决定扩增目的序列的特异性；②两条引物结合位点之间的距离决定最后扩增产物的长度。

2. 模板 PCR 反应是以 DNA 为模板进行扩增，DNA 可以是单链分子，也可以是双链分子。可以是线状分子，也可以是环状分子，通常来说，线状分子比环状分子的扩增效果稍高。模板的数量和纯度是影响 PCR 的主要因素。在反应体系中，模板数量一般为 10^2～10^5 拷贝，1ng 的大肠杆菌 DNA 就相当于这一拷贝数。PCR 甚至可以从一个细胞、一根头发、一个孢子或一个精子提取的 DNA 中分析目的序列。模板量过多则可能增加非特异性产物。尽管模板 DNA 的长短不是 PCR 扩增的关键因素，但当用高分子量的 DNA（＞10kb）作模板时，可用限制性内切酶先行消化，扩增效果会更好。例如，用腺病毒载体（大小约为 30kb）为模板时，先用特异的限制性内切酶（PacI）消化处理后，PCR 扩增效果会明显提高。

单、双链 DNA 和 RNA 都可作为 PCR 的模板，如果起始模板为 RNA，需先通过逆转录得到第一条 cDNA 链后才能进行 PCR 扩增。

3. DNA 聚合酶 DNA 聚合酶（DNA polymerase）是推动 PCR 反应进行的机器，如果没有它的存在，PCR 反应就不可能进行。耐热 DNA 聚合酶包括 *Taq* DNA 聚合酶、*Tth* DNA 聚合酶、*Vent* DNA 聚合酶、*Sac* DNA 聚合酶以及修饰 *Taq* DNA 聚合酶等，以 *Taq* DNA 聚合酶应用最广泛。*Taq* DNA 聚合酶热稳定性好，在 75℃～80℃条件下每个酶分子每秒钟可聚合约 150 个核苷酸，是目前 PCR 中最为常用的聚合酶。一般 *Taq* DNA 聚合酶活性半衰期为 92.5℃ 130 分钟，95℃ 40 分钟，97℃ 5 分钟。酶的活性单位定义为 74℃下，30 分钟，掺入 10nmol/L dNTP 到核酸中所需的酶量。目前人们又发现许多新的耐热的 DNA 聚合酶，这些酶的活性在高温下可维持更长时间。

4. dNTP 脱氧核苷酸是 DNA 的基本组成元件，为 DNA 合成所必需。PCR 中使用脱氧核苷酸通常是 4 种脱氧核苷酸的等摩尔混合物，即 dATP（腺嘌呤脱氧核糖核苷三磷酸）、dGTP（鸟嘌呤脱氧核糖核苷三磷酸）、dCTP（胞嘧啶脱氧核糖核苷三磷酸）和

dTTP（胸腺嘧啶脱氧核糖核苷三磷酸），通常统称为 dNTP。

PCR 扩增效率和 dNTP 的质量与浓度有密切关系，dNTP 干粉呈颗粒状，如保存不当易变性失去生物学活性。dNTP 溶液呈酸性，使用时应配成高浓度，以 1mol/L NaOH 或 1mol/L Tris-HCl 的缓冲液为宜，pH 调节到 7.0 ~ 7.5，小量分装，-20℃ 冰冻保存。多次冻融会使 dNTP 降解。在 PCR 反应中，dNTP 应为 50 ~ 200μmol/L，尤其是注意 4 种 dNTP 的浓度要相等（等摩尔配制），如其中任何一种浓度不同于其他几种时（偏高或偏低），就会增加错配概率。dNTP 浓度过低又会降低 PCR 产物的产量。dNTP 能与 Mg^{2+} 结合，使游离的 Mg^{2+} 浓度降低。

5. Mg^{2+} 反应体系中游离 Mg^{2+} 浓度对 PCR 反应中耐热 DNA 聚合酶的活性、PCR 扩增的特异性和 PCR 产物量有显著的影响。反应体系中 Mg^{2+} 浓度低时，会降低 Taq DNA 聚合酶的催化活性，得不到足够的 PCR 反应产物；过高时，非特异性扩增增强。此外，Mg^{2+} 浓度还影响引物的退火、模板与 PCR 产物的解链温度、产物的特异性、引物二聚体的生成等。在标准的 PCR 反应中，Mg^{2+} 的适宜浓度为 1.5 ~ 2.0mmol/L。值得注意的是，由于 PCR 反应体系中的 DNA 模板、引物和 dNTP 磷酸基团均可与 Mg^{2+} 结合从而降低游离 Mg^{2+} 的实际浓度，故 Mg^{2+} 的总量应比 dNTP 的浓度高 0.2 ~ 2.5mmol/L。如果可能的话，制备 DNA 模板时尽量不要引入大剂量的螯合剂（即 EDTA）或负离子（如 PO_4^{3-}），因为它们会影响 Mg^{2+} 的浓度。

（二）PCR 反应的特点

1. 特异性强   决定 PCR 反应特异性的因素有：①引物与模板 DNA 特异正确的结合；②碱基配对原则；③Taq DNA 聚合酶合成反应的忠实性；④靶基因的特异性与保守性。其中引物与模板的正确结合是关键，它取决于所设计引物的特异性及退火温度。在引物确定的条件下，PCR 退火温度越高，扩增的特异性越好。Taq DNA 聚合酶的耐高温性质使反应中引物能在较高的温度下与模板退火，从而大大增加 PCR 反应的特异性。

2. 灵敏度高   从 PCR 的原理可知，PCR 产物的生成是以指数方式增加的，即使按 75% 的扩增效率计算，单拷贝基因经 25 次循环后，其基因拷贝数也在一百万倍以上，即可将极微量（pg 级）DNA，扩增到紫外光下可见的水平（μg 级）。

3. 简便快速   现已有多种类型的 PCR 自动扩增仪，只需把反应体系按一定比例混合，置于仪器上，反应便会按所输入的程序进行，整个 PCR 反应在数小时内就可完成。扩增产物的检测也比较简单，可用电泳分析，不用同位素，无放射性污染，易推广。

4. 对标本的纯度要求低   不需要分离病毒或细菌及培养细胞，DNA 粗制品及总 RNA 均可作为扩增模板。可直接用各种生物标本（如血液、体腔液、毛发、细胞、活组织等）的 DNA 粗制品扩增检测。

（三）反应步骤

PCR 全过程包括三个基本步骤，即双链 DNA 模板加热变性成单链（变性）；在低温下引物与单链 DNA 互补配对（退火）；在适宜温度下 Taq DNA 聚合酶以单链 DNA 为模板，利用4种脱氧核苷三磷酸（dNTP）催化引物引导的 DNA 合成（延伸）。这三个基本步骤构成的循环重复进行，可使特异性 DNA 扩增达到数百万倍。该过程见图 17-7。

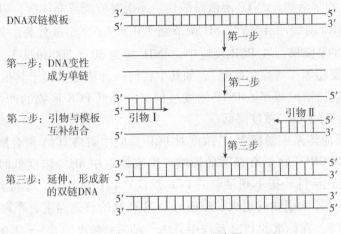

图 17-7　PCR 原理示意图

1. 变性　90℃～94℃的高温处理可使模板 DNA 双链间氢键断裂，解离成单链但不改变其化学性质，变性的时间一般为 30 秒，如果模板的 G + C 含量较高，变性时间可能延长。

2. 退火　退火的温度一般降低至 25℃～65℃。在退火过程中，引物分别与待扩增的 DNA 片段的两条链的 3′-末端互补配对。退火的温度取决于引物的 T_m 值，并通过预备试验来最后确定。一般引物越短，其 T_m 也越低，对于 10bp 左右的随机引物，退火温度在 37℃左右，反之则高。退火温度越高，引物与模板结合的特异性增强，非特异性的扩增概率降低，但扩增效率也随之降低。相反，随着温度的降低，引物与模板的非特异性结合的概率提高。引物的长度越长，其退火温度则越高，否则会发生非特异性结合，降低 PCR 产物对模板的忠实程度。退火时间一般为 30 秒。

3. 延伸　*Taq* DNA 聚合酶的最适温度为 70℃～74℃，在此温度下 *Taq* DNA 聚合酶以单链 DNA 链为模板，将单核苷酸逐个加入到引物的 3′-末端，使引物不断延长，从而合成新的 DNA 链。新合成的引物延伸链在下一轮循环时就可以作为模板。反应步骤的温度和时间可以根据实验要求自行设定，一般要经过 20～30 个循环，扩增产物需要经琼脂糖凝胶电泳进行鉴定。

二、PCR 技术分类

随着 PCR 技术的发展，通过对 PCR 技术的大量改进派生出了一些新的相关技术和改良方法，开发了 PCR 技术的许多新用途。

（一）逆转录 PCR

逆转录 PCR（reverse transcriptase PCR，RT-PCR）是一种 RNA 逆转录和 PCR 结合起来建立的 RNA 的聚合酶链反应。RT-PCR 使 RNA 检测的敏感性提高了几个数量级

［较 Northern 印迹杂交敏感（3～6）×10³倍］，也使一些极微量 RNA 样品分析成为可能。

RT-PCR 的关键步骤是 RNA 的逆转录，要求 RNA 模板必须是完整的，不含 DNA、蛋白质等杂质。用于该反应的引物可以是随机六聚核苷酸或寡聚脱氧胸苷酸（oligo dT），还可以是针对目的基因设计的特异性引物（GSP）。研究提示，使用随机六聚引物延伸法的结果较为恒定，并能引起靶序列的最大扩增。一般而言，1μg 细胞 RNA 足以用于扩增所有 mRNA 序列（1～10 拷贝/细胞）。一个典型的哺乳动物细胞含约 10pg RNA。1μg RNA 相当于 10 万个细胞的 RNA 总量。

1. 逆转录反应　①20μL 反应体系包括：1mmol/L dNTP；100mmol/L Tris-HCl，pH8.4；50mmol/L KCl，2.5mmol/L MgCl₂；100mg/mL BSA；100pmol 随机六聚寡核苷酸或 oligo dT 引物；1～9μL RNA 样品，80～200U 逆转录酶（M-MLV 或 AMV）。②混匀后，置室温 10 分钟，然后置 42℃，30～60 分钟。③若需重复一次逆转录反应，则 95℃ 3 分钟，然后补加 50U 逆转录酶后重复第②步。④95℃ 10 分钟灭活逆转录酶，并使 RNA-cDNA 杂交体解链。

2. PCR 操作　①将 20μL 逆转录物加入 80μL 含上、下游引物各 10～50pmol 的 PCR 缓冲液［100mmol/L Tris-HCl（pH8.4）；50mmol/L KCl；2.5mmol/L MgCl₂；100mg/mL BSA］中混匀。②加 1～2U Taq DNA 聚合酶和 100μL 石蜡油。③根据待分析 RNA 的丰度决定循环数的多少。④用 200～300μL TE 缓冲液饱和的氯仿抽提去除石蜡油。⑤离心，取上层水相 5～10μL，用凝胶电泳分析 PCR 产物。

RT-PCR 也可以在一个系统中进行，称为一步法扩增（One Step Amplification），它能检测低丰度 mRNA 的表达。即利用同一种缓冲液，在同一体系中加入逆转录酶、引物、Taq 酶、4 种 dNTP，直接进行 mRNA 逆转录与 PCR 扩增。由于发现 Taq 酶不但具有 DNA 聚合酶的作用，而且具有逆转录酶活性，因此在同一体系中直接使用 Taq 酶，以 mRNA 为模板进行逆转录和其后的 PCR 扩增，使 mRNA-PCR 步骤更为简化，所需样品量减少到最低限度，对临床少量样品的检测非常有利。用一步法扩增可检测出小于 1ng 的低丰度 mRNA。该法还可用于低丰度 mRNA 的 cDNA 文库的构建及特异 cDNA 的克隆，并有可能与 Taq 酶的测序技术相结合，使得自动逆转录、基因扩增与基因转录产物的测序在一个试管中进行。

（二）定量 PCR

随着 PCR 技术的发展与广泛应用，利用 PCR 的定量技术也取得了长足的发展。早期主要采用外参照的定量 PCR 方法，这种方法因影响因素较多，现已逐渐被内参照物定量方法和竞争 PCR 定量方法所取代，并在此基础上发展了荧光定量 PCR 方法，使 PCR 定量技术提升到新的水平。

1. 利用参照物的定量方法　参照物是在定量 PCR 过程中使用的一种含量已知的标准品模板。按其性质的不同可分为内参照和外参照。外参照是序列与检测样品相同的标准品模板，外参照物与待检样本的扩增分别在不同的管内进行。通过一系列不同稀释度的已知含量外参照的扩增，建立外参照扩增前含量与扩增产物含量之间的标准曲线，以此用于未知样品的定量。因此，外参照定量 PCR 属非竞争性定量 PCR。

利用内参照物的定量方法与上述方法不同，它是将参照物与待检样本加于同一反应管中，参照物作为标准品模板与待检样品共用或不共用同一对引物，进行 PCR 扩增。按照内参照在扩增中是否与待检样品共用同一对引物，两个模板的扩增是否存在竞争性，内参照又可分为竞争性内参照和非竞争性内参照。

若内参照与待检样本共用同一对引物，两模板的扩增存在竞争性，则称为竞争性内参照，在这种条件下进行的定量 PCR 称为竞争性定量 PCR。理想的竞争性内参照应具备以下特点：①竞争性内参照模板与检测样品能共用同一对引物；②内参照与待检样品长度相近，扩增效率相同；③内参照扩增产物能方便地与待检样本扩增产物分开。在竞争性 PCR 中，首先通过一系列不同稀释度的已知含量检测样品与已知含量的内参照混合共扩增，做出扩增前检测样品含量和内参照含量的比例与检测样品扩增产物含量的相关曲线，以此作为标准曲线用于待检样本的定量。若内参照与待检样本不共用同一对引物，两模板的扩增不存在竞争性，这时内参照又称为非竞争性内参照。这种 PCR 因其不存在竞争性，因而属于非竞争性 PCR。

2. 竞争性定量 PCR 采用内参照竞争性定量方法，在准确性方面优于外参照的定量方法，是目前较理想的一种定量方法。其产物分析可采用探针杂交法，或采用电泳法、HPLC 和荧光法等。由于采用内参照的竞争性定量，克服了常规 PCR 扩增效率不稳定的缺陷，各管间差异得以避免。

竞争性 PCR 方法的总策略是采用相同的引物，同时扩增靶 DNA 和已知浓度的竞争模板，竞争模板与靶 DNA 大致相同，但其内切酶位点或部分序列不同，用限制性内切酶消化 PCR 产物或用不同的探针进行杂交即可区分竞争模板与靶 DNA 的 PCR 产物，因竞争模板的起始浓度是已知的，通过测定竞争模板与靶 DNA 二者 PCR 产物便可对靶 DNA 进行定量。

利用竞争 PCR 亦可进行 mRNA 的定量。先以 mRNA 为模板合成 cDNA，再用竞争 PCR 对 cDNA 定量。但当逆转录效率低于 100% 时，通过测定样品中 cDNA 进行 mRNA 定量，则测定结果会偏低。

3. 荧光定量 PCR 荧光定量 PCR（FQ-PCR）是新近出现的一种定量 PCR 检测方法，可采用外参照的定量方法，也可采用内参照的定量方法。荧光定量 PCR 采用各种方法用荧光物质标记探针，通过 PCR 显示扩增产物的量。由于荧光探针标记方法的不同，可分为不同的方法，并可借助专用的仪器实时监测荧光强度的变化。因此，这种方法可以免除标本和产物的污染，且无复杂的产物后续处理过程，因而该方法准确、高效、快速。

早期荧光定量 PCR 有许多局限性，例如，不能准确定量或由于太灵敏而容易交叉污染，产生假阳性。直到最近，荧光能量传递技术（fluorescence resonance energy transfer, FRET）应用于 PCR 定量后，较好地解决了这些问题。FRET 是指通过供、受体发色团之间偶极-偶极相互作用，能量从供体发色团转移至受体发色团，使受体发光。以下介绍两种常用的测定方法。

（1）*TaqMan* 技术　*TaqMan* 是由 PE 公司开发的荧光定量 PCR 检测技术，它在普通 PCR 原有的一对引物基础上，增加了一条特异性的荧光双标记探针（*TaqMan* 探针）。*TaqMan* 技术的工作原理：PCR 反应系统中加入的荧光双标记探针，可与两引物包含序列内的 DNA 模板发生特异性杂交，探针的 5′-末端标以荧光发射基团 FAM（6-羧基荧光素，荧光发射峰值在 518nm 处），靠近 3′-末端标以荧光猝灭基团 TAMRA（6-羧基四甲基罗丹明，荧光发射峰值在 582nm 处），探针的 3′-末端被磷酸化，以防止探针在 PCR 扩增过程中被延伸。当探针保持完整时，猝灭基因抑制发射基团的荧光发射。发射基团一旦与猝灭基团发生分离，抑制作用即被解除，518nm 处的光密度增加而被荧光探测系统检测到。复性期探针与模板 DNA 发生杂交，延伸期 *Taq* 酶随引物延伸沿着 DNA 模板移动，当移动到探针结合的位置时，发挥其 5′-3′外切酶活性，将探针切断，猝灭作用被解除，荧光信号释放出来。荧光信号即被特殊的仪器接收。PCR 进行一个循环，合成了多少条新链，就水解了多少条探针，释放了相应数目的荧光基团，荧光信号的强度与 PCR 反应产物的量呈对应关系。随着 PCR 过程的进行，重复上述过程，PCR 产物呈指数形式增长，荧光信号也相应增长。如果每次测定 PCR 循环结束时的荧光信号与 PCR 循环次数作图，可得一条"S"形曲线。如果标本中不含阳性模板，则 PCR 过程不进行，探针不被水解，不产生荧光信号，其扩增曲线为一水平线。

TaqMan 技术中对探针有特殊要求：①探针长度应在 20 ~ 40 个碱基，以保证结合的特异性；②GC 含量在 40% ~ 60%，避免单核苷酸序列的重复；③避免与引物发生杂交或重叠；④探针与模板结合的稳定程度要大于引物与模板结合的稳定程度，因此探针的 T_m 值要比引物的 T_m 值至少高出 5℃。

TaqMan 技术在基因表达分析、血清病毒定量分析、人端粒酶 mRNA 定量分析及基因遗传突变分析等领域有广泛应用。但也存在缺陷，主要包括：①采用荧光猝灭及双末端标记技术，因此猝灭难以彻底，本底较高；②利用酶外切活性，因此定量时受酶性能影响；③探针标记成本较高，不便普及应用。

（2）分子信标技术　分子信标技术也是在同一探针的两末端分别标记荧光分子和猝灭分子。通常，分子信标探针长约 25 核苷酸，空间上呈茎环结构。与 *TaqMan* 探针不同的是分子信标探针的 5′-末端和 3′-末端自身形成一个 8 个碱基左右的发夹结构，此时荧光分子和猝灭分子邻近，因此不会产生荧光。当溶液中有特异模板时，该探针与模板杂交，从而使探针的发夹结构打开，于是溶液便产生荧光。荧光的强度与溶液中模板的量成正比，因此可用于 PCR 定量分析。该方法的特点是采用非荧光染料作为猝灭分子，因此荧光本底低。

常用的荧光猝灭分子对是 5′-（2′-氨乙基氨基奈-1-磺酸）（EDANS）和 4′-（4′-二甲基氨基叠氮苯）苯甲酸（DAB-CYL），采用 DAB-CYL 作猝灭剂是由于它对多种荧光素都有很强的猝灭效率。当受到 336nm 紫外光激发时，EDANS 发出波长为 490nm 的亮蓝荧光；DAB-CYL 是非荧光分子，但其吸收光谱与 EDANS 的发射荧光光谱重叠。只有分子信标时，EDANS 和 DAB-CYL 距离非常接近，足以发生 FRET，EDANS 受激发产生的荧光转移给 DAB-CYL 并以热的形式散发，不能检测到荧光；相反，当有靶核酸存在时才可检测到荧光。

分子信标技术不足之处是：①杂交时探针不能完全与模板结合，因此稳定性差；②探针合成时标记较复杂。分子信标技术结合不同荧光标记，可用于基因多突变位点的同时分析。

（三）重组 PCR

重组 PCR（Recombinant PCR，R-PCR）可用 PCR 法在 DNA 片段上进行定点突变，突变的产物（即扩增物）中含有与模板核苷酸序列相异的碱基，用 PCR 介导产生核苷酸的突变包括碱基替代、缺失或插入等。

重组 PCR 操作需要 2 对引物："左方" PCR 的一对引物为 a 和 b′，b′中含有一个"突变碱基"；"右方" PCR 一对引物 b 和 c，b 中含有一个和引物 b′中的"突变碱基"相互补的碱基。先用 2 对引物分别对模板进行扩增。除去引物后将 2 种扩增产物混合，变性并复性后进行延伸，然后再加入外侧引物 a 和 c，经常规的 PCR 循环后，便能得到中间部位发生特定突变的 DNA 片段。重组 PCR 造成 DNA 片段的插入或缺失与其造成特定碱基的置换在操作上相类似。重组 PCR 可制备克隆突变体，用作研究基因的功能。

（四）反向 PCR

常规 PCR 是扩增两引物之间的 DNA 片段，反向 PCR（Reverse PCR）是用引物来扩增两引物以外的 DNA 片段。一般先用限制性内切酶酶解 DNA（目的基因中不存在该酶的酶切位点，且片段应短于 2 ~ 3kb），然后用连接酶使带有黏性末端的靶片段自身环化，最后用一对反向引物进行 PCR，得到的线性 DNA 将含有两引物外侧的未知序列。该技术可对未知序列扩增后进行分析，如探索邻接已知 DNA 片段的序列。反向 PCR 已成功地用于仅知部分序列的全长 cDNA 克隆。

（五）不对称 PCR

不对称 PCR 的基本原理是采用不等量的一对引物，经若干次循环后，低浓度的引物被消耗尽，以后的循环只产生高浓度引物的延伸产物，结果产生大量的单链 DNA（ssDNA）。这两种引物分别称为限制性引物和非限制性引物，其最佳比例一般是 1/50 ~ 1/100，因为 PCR 反应中使用的两种引物浓度不同，因此称为不对称 PCR。

不对称 PCR 主要为测序制备 ssDNA，其优点是不必在测序之前除去剩余引物，因为量很少的限制性引物已经耗尽。多数学者认为，用 cDNA 经不对称 PCR 进行 DNA 序列分析是研究真核 DNA 外显子的好方法。

除上述各种 PCR 以外，还有复合 PCR、着色互补 PCR、锚定 PCR、原位 PCR、膜结合 PCR、固着 PCR、增效 PCR 等等。每种 PCR 都有其适应范围、优点和不足，因此，在实际实践过程中，根据需要选取最佳方法十分重要。

三、PCR 技术的应用

（一）遗传病的基因诊断

到目前为止已发现 4000 多种遗传病。以地中海贫血为例，其主要病因是由于基因的缺失，单个或少数核苷酸的缺失、插入或置换而造成基因的不表达或表达水平低下，或导致 RNA 加工、成熟和翻译异常或无功能 mRNA，或合成不稳定的珠蛋白。用 PCR 进行诊断，由于其成本低、快速和对样品质量和数量要求不高等特点，使得可在怀孕早期取得少量样品（如羊水、绒毛）进行操作，发现异常胎儿可早期终止妊娠。用 PCR 对遗传病进行诊断的前提是对致病基因的结构必须部分或全部清楚。例如，利用 PCR-RFLP 或 Amp-FLP 对遗传病家系进行连锁分析，进而作出基因诊断。

（二）传染病的诊断

以乙型肝炎病毒（HBV）的 PCR 检测为例来说，荧光定量 PCR 方法多采用 TaqMan 探针，一般根据 HBV 基因中的保守序列来设计，能够检测少至 10 拷贝/毫升的 HBV DNA。检测限范围宽为 $250 \sim 2.5 \times 10^9$ 拷贝/毫升。

（三）癌基因检测

与临床诊断有关的癌基因可分为三类，即肿瘤非特异性癌基因、肿瘤特异性癌基因和暂未证明临床意义的癌基因。用于临床诊断的癌基因主要是前两类，包括致癌基因与抗癌基因，转移基因和转移抑制基因。目前 PCR 在临床上主要用于：①检测血液系统恶性肿瘤染色体易位，尤其对微小残余病灶的检测，有助于判断白血病的疗效。②通过对活化的癌基因的监测，来快速分析肿瘤的预后。③检测肿瘤相关病毒，发现与人类癌基因相关的病毒，并对其进行分析，以指导治疗。④检测肿瘤的抑制基因的改变，分析肿瘤发生机理及判断预后。⑤用于肿瘤的抗药性基因分析，为肿瘤的化疗提供选择方案。⑥通过对转移基因及转移抑制基因检测，判断肿瘤有无转移，为手术治疗提供依据。

（四）法医学上的应用

由于 PCR 技术的高度灵敏性，即使多年残存的痕量 DNA 也能够被检测出来。近年来，在 PCR 基础上，又发展出许多基因位点分型系统，用于法医物证的 DNA 分析。PCR 的应用，给法医学科带来了一场深刻的变革，展示出了广阔前景。

（五）DNA 测序

目前广泛采用的 DNA 测序方法有化学法和双脱氧法两种，它们对模板的需要量比较大。利用 PCR 方法可以比较容易的测定位于两个引物之间的序列。利用 PCR 测序有下列几种方法。

1. 双链直接测序　将 PCR 产物进行电泳回收或利用分子筛等方法除去小分子物质。采用热变性或碱变性的方法使双链 DNA 变成单链，与某一方向引物退火，在 PCR 系统中加入测序引物和 4 种中各有一种双脱氧核苷三磷酸（ddNTP）的底物，即可按 Sanger 的双氧链终止法测定 DNA 序列。这种方法测序时，一次测定的距离较短，同时容易出现假带。

2. 双链克隆后测序　为避免双链直接测序的缺点，可以将 PCR 扩增产物直接克隆到 M_{13} 载体中，通过提取单链后进行序列测定。

3. 基因扩增转录序列　在 PCR 时，使用一个 5′-末端带有 T_7 启动子的序列，扩增后在 T_7 RNA 酶作用下合成 mRNA 作为模板，可逆转录酶测序。

4. 不对称 PCR 产生单链测序　在 PCR 反应中加入不等量的一对引物，经过若干循环后，其中一种引物被消耗尽，在随后的循环里，只有一种引物参与反应，结果合成了单链。

（六）基因克隆

运用 PCR 技术与基因克隆和亚克隆比传统的方法具有更大的优点。由于一次 PCR 可以对单拷贝的基因放大百万倍，产生微克（μg）级的特异 DNA 片段，从而可省略从基因组 DNA 中克隆某一特定基因片段所必须经过的繁琐的实验步骤。例如，DNA 的酶切、连接到载体 DNA 上、转化、建立 DNA 文库及基因的筛选、鉴定、亚克隆等。

只要知道目的基因的两侧序列，通过一对和模板 DNA 互补的引物，可以有效地从基因组 DNA 中、mRNA 序列中或已克隆到某一载体上的基因片段中扩增出所需的 DNA 序列。与传统的 DNA 克隆方法相比，采用 PCR 的 DNA 克隆方法省时省力，但它需要知道目的基因两侧序列的信息。

（七）引入基因点突变

PCR 技术十分容易用于基因定位诱变。利用寡核苷酸引物可在扩增 DNA 片段末端引入附加序列，或造成碱基的取代、缺失和插入。设计引物时应使与模板不配对的碱基安置在引物中间或是 5′-末端，在不配对碱基的 3′-末端必有 15 个以上配对碱基。PCR 的引物通常总是在扩增 DNA 片段的两端，但有时需要诱变的部分在片段的中间，这时可在 DNA 片段中间设置引物，引入变异，然后在变异位点外侧再用引物延伸，此称为嵌套式 PCR（nested PCR）。

（八）基因融合

将两个不同的基因融合在一起，通过 PCR 反应可以比较容易的实现。在两个 PCR 扩增体系中，两对引物分别有其中之一在其 5′-末端和 3′-末端引物带上一段互补的序列。混合两种 PCR 扩增产物，经变性和复性，两组 PCR 产物通过互补序列发生粘连，其中一条重组杂化链能在 PCR 条件下发生延伸反应，产生一个包含两个不同基因的杂化基因。

（九）基因定量

采用 PCR 技术可以定量检测标本中靶基因的拷贝数。这在研究基因的扩增等方面具有重要意义。它是将目的基因和一个单拷贝的参照基因置于同一个试管中进行 PCR 扩增。电泳分离后呈两条区带，比较两条区带的丰度，或在 5′端标记上放射性同位素，通过检测两条区带放射性强度即可测出目的基因的拷贝数，利用差示 PCR 还可以对模板 DNA（或 RNA）的含量进行测定，在一系列 PCR 反应中，分别加入待测模板 DNA 和参照 DNA 片段。参照 DNA 片段基本上按照待测 DNA 的方式进行构建，只是在其基因上增加了一小段内部连接顺序，这样使得两种 DNA 片段的 PCR 产物可在凝胶电泳上分开。由于这两种不同的 DNA 片段可以在同一种寡核苷酸引物作用下同步扩增，因此可以避免因使用不同的引物所引起的可能误差。这两种扩增产物的相对量就反映了在起始反应混合物中的目的 DNA 和参照 DNA 的相对浓度。RQ-PCR 技术是在常规 PCR 基础上加入荧光染料或荧光标记探针然后通过荧光定量 PCR 仪检测 PCR 过程中荧光强度的变化，达到对样品靶序列进行定量检测的目的。

（十）其他

还有如鉴定与调控蛋白结合的 DNA 序列；转座子插入位点的绘图；检测基因的修饰；合成基因的构建以及构建克隆或表达载体等。

四、PCR 注意事项及解决方案

（一）PCR 污染

PCR 技术的敏感性极高，极微量的污染即可导致假阳性的产生，因此了解 PCR 污染的原因，采取相应措施预防和消除 PCR 污染就十分重要。PCR 污染主要是随机污染，包括 PCR 反应前污染及反应后污染。

1. PCR 反应前污染　主要是样品 DNA 的交叉污染。提取 DNA 使用的仪器上残留的杂质 DNA 或反应管中残留的 PCR 产物、PCR 操作者皮肤或头发等均可引起样品污染。其中 PCR 产物的污染，也称残留污染，是引起样品交叉污染的主要因素。明胶、*Taq* DNA 聚合酶等 PCR 反应试剂等均有可能带有杂质 DNA，因此也可导致 PCR 反应前污染。

2. PCR 反应后污染　PCR 反应后污染主要来自于 PCR 产物检测过程，例如，电泳时的上样、点杂交点样时加样器吸头之间的污染等。

3. 潜在的 PCR 污染源　主要包括：①仪器设备的污染，样品收集器、微量加样器、点杂交器、离心管、离心机、切片机、pH 计、水浴锅、高压锅及 PCR 仪等的污染。②试剂污染，乙醇、液氮、氯仿、酶及其他生物制品（如明胶等）的污染。③操作者的污染，操作者的皮肤、头发等均可引起 PCR 污染。

（二）污染的预防

进行 PCR 反应时，遵照下列规则有助于防止 PCR 的污染。

1. PCR 的前处理和后处理在不同的房间或不同的隔离工作台上进行。即整个 PCR 操作要在不同的隔离区（标本处理区，PCR 扩增区，产物分析区）进行，特别是阳性对照需在另一个隔离环境中贮存、加入。

2. 试剂要分装，每次取完试剂后盖紧塞子。PCR 反应时将反应成分制备成混合液，然后再分装到不同的反应管中，这样可减少操作，避免污染。

3. 改进实验操作，戴一次性手套，PCR 实验应配置专用的微量可调加样器，这套加样器绝不能用于 PCR 反应产物的分析。用一次性移液器吸头、反应管，避免反应液的飞溅等。

4. 检查结果的重复性。

5. 经常处理仪器设备等潜在的 PCR 污染源，减少污染可能。

（三）实验中的对照

每一次试验都需要设置严格的对照。阳性模板作为阳性对照；阴性模板或不加模板作为阴性对照。

（四）扩增反应总是阴性结果（无产物）时应采取的措施

1. 取 $10\mu L$ 扩增混合液作模板再进行 PCR 扩增。

2. 增加 Taq DNA 聚合酶的浓度。

3. 增加靶 DNA 的量。

4. 若模板为粗制品，提纯样品。

5. 增加扩增循环次数。

（五）PCR 产物纯化

PCR 反应完成靶 DNA 的扩增后，PCR 产物可以用于进一步的研究，例如用于 DNA 测序、克隆、分析基因的功能和表达等。然而，通过 PCR 反应后体系中仍然存在具有活性的 DNA 聚合酶，剩余的 dNTP、引物以及反应缓冲体系中的各种金属离子等。因此，我们必须通过一定的方法从反应体系中提纯 PCR 反应的扩增产物，才有利于进一步的分析研究。然而，实验表明使用常规的苯酚/氯仿、乙醇沉淀等提取法并不能分离和灭活耐热 DNA 聚合酶。而这些存活的 DNA 聚合酶对后续的 PCR 产物的克隆等研究造成不同程度的影响，例如，DNA 聚合酶会使由限制性内切酶消化产生的 $3'$-末端凹陷被重新填充，因此耐热的 DNA 聚合酶的灭活分离一度成为多个实验室克隆 PCR 扩增产物中遇到的一大难题。常规的 PCR 产物纯化的基本过程如下：首先使用琼脂糖凝胶电泳分离除去反应体系中靶序列的非特异性扩增片段，然后使用蛋白酶 K 灭活耐热的 DNA 聚合酶，此后使用常规的苯酚/氯仿抽提法除去剩余的 dNTP，离心、乙醇洗脱后干燥，最后使用高效液相色谱或者凝胶电泳分离反应体系中剩余的引物和引物二聚体。通过琼脂糖凝胶电泳–溴化乙啶染色可以鉴定所提纯的 PCR 反应产物的纯度。

（六）假阳性

出现的 PCR 扩增条带与目的靶序列条带一致，有时其条带更整齐，亮度更高。产生原因有①引物设计不合适：选择的扩增序列与非目的扩增序列有同源性，因而在进行 PCR 扩增时，扩增出的 PCR 产物为非目的序列。②靶序列太短或引物太短。③靶序列或扩增产物的交叉污染。解决方法有：操作轻柔，防止靶序列吸入加样枪内或溅出离心管外造成污染。除酶及不能耐高温的物质外，所有试剂或器材应高压消毒。离心管及加样枪吸头等应一次性使用。必要时，可在加标本前，反应管和试剂用紫外线照射，以破坏存在的核酸。

（七）假阴性

不出现特异扩增带的可能：引物设计不合理、酶失活或酶量不足、模板量太少、退火温度不适、循环次数过少、产物未及时电泳检测等方面的任何一个或多个环节。根据实际情况选择不同的解决方法。例如，重新设计引物，增加酶量或调换酶，增加模板量，调整退火温度，增加循环次数，及时检测扩增产物，一般在 48 小时以内进行。

第十八章　基础生物化学实验项目

实验一　温度、pH、激活剂、抑制剂对酶活性的影响

【实验目的与要求】

验证温度、pH、激活剂、抑制剂对酶活性的影响

（一）温度对酶活性的影响

【实验原理】

温度对酶活性有显著影响，温度降低，酶促反应速度降低以至完全停止。随着温度升高，反应速度逐渐加快。当上升至某一温度时，酶促反应速度达最大值，此温度称酶作用的最适温度。温度继续升高，反应速度反而下降。人体内大多数酶的最适温度在37℃左右。

本实验以唾液淀粉酶为例。唾液淀粉酶催化淀粉水解。利用碘与淀粉及其水解产物的颜色反应，来比较唾液淀粉酶在不同温度下催化淀粉水解的速度。

淀粉　⟶　糊精　⟶　麦芽糖

加碘：呈蓝色　　呈紫色至红色　　不呈色

【试剂】

1. 0.2% 淀粉溶液、0.5% 淀粉液。

2. 0.85% NaCl 溶液、0.3% NaCl 溶液。

3. 1% $CuSO_4$ 溶液。

4. 1% Na_2SO_4 溶液。

5. pH6.8 柠檬酸-磷酸氢二钠缓冲液（0.1mol/L 柠檬酸 22.75mL，0.2mol/L 磷酸氢二钠 77.25mL）。

不同 pH 值缓冲液的配制　①1/15mol/L KH_2PO_4 液：称取 KH_2PO_4 9.078g 加蒸馏水溶解并稀释成 1000mL。②1/15mol/L Na_2HPO_4 液：称取 Na_2HPO_4 11.815g，加蒸馏水溶解并稀释成 1000mL。

两液按表 18-1 比例混合均匀，即可得各 pH 的缓冲液。

表 18-1　不同 pH 值磷酸盐缓冲液的配制

pH	4.92	6.81	8.67
1/15mol/L KH$_2$PO$_4$	9.90	5.0	0.10
1/15mol/L Na$_2$HPO$_4$	0.10	5.0	9.90

【实验操作】

1. 制备稀释唾液　用清水漱口，含蒸馏水少许行咀嚼动作以刺激唾液分泌。取小漏斗 1 个，垫小块薄层脱脂棉，直接将唾液吐入漏斗过滤，取过滤的唾液约 1mL，加蒸馏水 9mL，混匀备用。

2. 操作　取小试管 3 支，编号，按表 18-2 依次加入各种试剂。

表 18-2　温度对酶活性影响操作步骤

试管号	1	2	3
0.5% 淀粉液（滴）	10	10	10
pH6.8 缓冲液（滴）	3	3	3
0.3% NaCl 溶液（滴）	3	3	3

3. 酶促反应　混匀后将 1 号、2 号、3 号试管分别置于沸水浴、温水浴（37℃~40℃）和冰水浴中 5 分钟，向各管加入稀释唾液 3 滴，继续在原水浴中放置。

4. 过程观察　每隔 1 分钟从 2 号试管中取出 2 滴试液于白瓷盘上，加碘液 1 滴，观察颜色变化，直到颜色呈现碘溶液本色时，进行下步操作。

5. 结果观察　每管取出 2 滴试液在白瓷板上，加碘液 1 滴，观察颜色并记录之。

6. 验证实验　然后再将 1、3 两管置于 37℃ 水浴 5 分钟，各管中加碘液 1 滴，观察颜色变化并分析之。

（二）pH、激活剂、抑制剂对酶活性的影响

【实验原理】

酶活性与其作用环境的 pH 密切相关。pH 既影响酶蛋白本身，也影响底物的解离程度，从而改变酶与底物的结合和催化作用。在某一定 pH 时，酶活性达最大值，称为酶的最适 pH。不同的酶最适 pH 不尽相同。人体多数酶的最适 pH 在 7.0 左右。例如唾液淀粉酶的最适 pH 为 6.8。氯离子对该酶的活性有激活作用，铜离子则有抑制作用。

本实验以唾液淀粉酶为例，观察 pH、激活剂、抑制剂对酶活性的影响，观察淀粉水解的方法同前。

【实验操作】

1. 稀释唾液制备　制备方法与实验（一）温度对酶活性的影响的制备方法相同。

2. 操作 取试管 7 支，编号，按表 18-3 加入试剂。

表 18-3 pH、激活剂、抑制剂对酶活性影响操作步骤

试管号	1	2	3	4	5	6	7	8
0.2% 淀粉液（滴）	10		10	10	10	10	10	10
pH4.92 缓冲液（滴）	-	-	5	-	-	-	-	-
pH6.81 缓冲液（滴）	5	5	-	5	-	5	5	5
pH8.67 缓冲液（滴）	-	-	-	-	5	-	-	-
0.85% NaCl（滴）	-	-	-	-	-	5	-	-
1% CuSO$_4$（滴）	-	-	-	-	-	-	5	-
1% Na$_2$SO$_4$（滴）	-	-	-	-	-	-	-	5
稀释唾液（滴）	-	5	5	5	5	5	5	5
H$_2$O（滴）	10	15	5	5	5	-	-	-

3. 结果观察 将各管混匀后，同时置于 37℃ ~ 40℃ 水浴中保温。1 分钟后，从第 3 管取出 1 滴置于白瓷板上做碘反应，观察颜色，呈棕色（如为蓝色，则仍每间隔 1 分钟做一次碘反应，直到呈棕色），将各管取出，各加碘液 2 滴，摇匀，观察并解释其结果。

【注意事项】

注意反应进行程度的判断是试验成功与否的关键。

实验二 血清蛋白醋酸纤维薄膜电泳

【实验目的与要求】

1. 掌握醋酸薄膜电泳分离血清蛋白的方法。
2. 熟悉电泳的原理及影响因素。

【实验原理】

带电颗粒在电场作用下，向着与其电性相反的电极移动，称为电泳。血清蛋白质的等电点均低于 pH 7.0，电泳时常采用 pH 8.6 的缓冲液。此时，各蛋白质解离成负离子，在电场中向正极移动。因各种血清蛋白的等电点不同，在同一 pH 下带电数量不同，各蛋白质的分子大小、形态也有差别，故在电场中的移动速度不同。分子小而带电荷多的蛋白质泳动较快，分子大而带电荷少的泳动较慢，从而可将血清蛋白分离成数条区带。

醋酸纤维薄膜具有均一的泡沫状结构（厚约 120μm），渗透性强，对分子移动无阻力，用它作区带电泳的支持物，具有用样量少、分离清晰、无吸附作用、应用范围广和快速简便等优点。目前已广泛用于血清蛋白、脂蛋白、血红蛋白、糖蛋白、酶的分离和免疫电泳等方面。

醋酸纤维薄膜电泳可把血清蛋白分离为：清蛋白及 α_1-球蛋白、α_2-球蛋白、β-球蛋白、γ-球蛋白等 5 条区带。将薄膜置于染色液中使蛋白质固定并染色后，不仅可看到清晰的色带，并可将色带分别溶于碱溶液再进行比色测定，从而计算出血清蛋白的百分含量。

【试剂】

1. **巴比妥缓冲液（pH 8.6，离子强度 0.06）**　称取巴比妥酸钠 12.7g，巴比妥 1.66g 置于烧杯中，加蒸馏水 400 ~ 500mL，加热溶解，冷却后用蒸馏水稀释至 1000mL。

2. **染色液**　氨基黑 10B 0.5g、甲醇 50mL、冰醋酸 10mL、蒸馏水 40mL，混匀。

3. **漂洗液**　甲醇或乙醇 45mL，冰醋酸 5mL、蒸馏水 50mL，混匀。

洗脱液：0.4mol/L NaOH 溶液。

透明液：冰醋酸 25mL、95% 乙醇 75mL，混匀。

【仪器及器材】

醋酸纤维薄膜、电泳仪、电泳槽。

【实验操作】

1. **准备与点样**　将 2.5cm×8cm 之醋酸纤维薄膜条没入巴比妥缓冲液中充分浸透后取出，用滤纸吸干，于无光泽面，距醋酸纤维薄膜一端约 1.5cm 处用点样器蘸上血清（量不可太多）后，在点样线上迅速地压一下，使血清通过点样器印吸在薄膜上。点样时用力须均匀。待血清渗入薄膜后，将薄膜两端紧贴在电泳槽的四层滤纸桥上，点样面须向下，加盖，平衡 2 ~ 3 分钟，然后通电。

2. **电泳**　调节电压 110 ~ 160V；电流 0.4 ~ 0.6mA/cm 宽；时间 45 ~ 60 分钟。

3. **染色**　电泳完毕后，关闭电源将薄膜取出，直接浸于氨基黑 10B 染色液中 3 ~ 5 分钟；然后取出用漂洗液浸洗 3 ~ 4 次，至背景完全无色为止。

4. **定量**　取长试管 6 支，编号，将漂洗后的薄膜夹于滤纸中吸干，剪下各蛋白区带，分别置于各试管中。每管加入 0.4mol/L NaOH 4.0mL，37℃ 水浴中反复振摇使之充分洗脱，用 600nm 波长比色，以空白管调整吸光度到零点，读取各管的吸光度，求百分率。

【计算】

血清蛋白构成比的计算方法如下：

吸光度总和（T）：$T = T_A + T_{\alpha 1} + T_{\alpha 2} + T_\beta + T_\gamma$

清蛋白（A）$\% = T_A / T \times 100\%$ ；$\alpha_1\% = T_{\alpha 1} / T \times 100\%$ ；$\alpha_2\% = T_{\alpha 2} / T \times 100\%$ ；$\beta\% = T_\beta / T \times 100\%$ ；$\gamma\% = T_\gamma / T \times 100\%$

【注意事项】

1. 血清标本要新鲜，不可溶血。

2. 血清样品点于醋酸纤维素薄膜的毛面。

3. 电泳时醋酸纤维素薄膜的点样端置于负极。

【临床意义】

1. 血清蛋白各个部分的构成比为：清蛋白61% ~ 71%、α_1-球蛋白3% ~ 4%、α_2-球蛋白6% ~ 10%、β-球蛋白7% ~ 11%、γ-球蛋白9% ~ 18%。

2. 肝硬化时清蛋白降低，γ-球蛋白升高2 ~ 3倍。肾病综合征时白蛋白降低，α_2-球蛋白、β-球蛋白升高。

【附】

如需保存电泳结果，可将染色后的干燥薄膜浸于透明液中20分钟，取出平贴于干净玻璃片上，待干燥即得背景透明的电泳图谱。此透明薄膜可经光密度计扫描绘出电泳曲线，并可根据曲线的面积得出各组分的百分比。

实验三 凝胶层析法分离蛋白质

【实验目的与要求】

1. 了解凝胶柱层析的原理及应用。

2. 掌握凝胶柱层析的基本操作技术。

【实验原理】

凝胶层析又称凝胶过滤，是根据样品中各种物质分子量不同，将样品通过凝胶柱来达到分离目的（图18-1）。

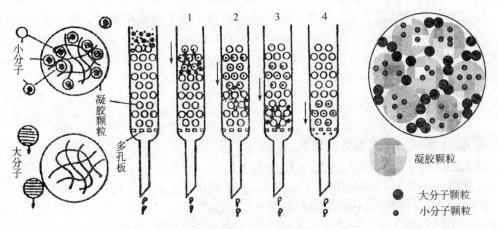

图 18-1 凝胶层析分离原理示意图

凝胶颗粒是多孔性的网络结构，凝胶孔隙均匀地分布在凝胶颗粒上。各种分子筛的孔隙大小分布有一定范围，分子直径比凝胶最大孔隙直径大的，就会全部被排阻在凝胶颗粒之外，直径比凝胶最小孔直径小的分子能进入凝胶的全部孔隙。因此，当被分离物质的各组分通过凝胶柱时，分子直径小的将完全渗入凝胶颗粒内部，分子直径大的不能进入凝胶的内孔，分子大小适中的能进入凝胶内相应大小的孔隙。因此，小分子组分随着流动相沿凝胶网眼孔道移动，从一个颗粒的网眼流出，又进入另一颗粒的网眼，因而流程长、阻力大、流速慢；相反地，大分子组分不能进入胶粒内部，只能通过凝胶颗粒间的孔隙而流出，所以其流程短、阻力小、流速快。于是分子较大的先通过凝胶床，分子较小的后通过凝胶床，从而使不同大小的分子得以分离。

用于凝胶层析的凝胶均为人工合成的产品，主要有交联葡聚糖（Sephadex）、聚丙烯酰胺（Bio-Gel）、琼脂糖（Sepharose）等。各种凝胶都是三维空间的网状高聚物，具有一定的孔径和交联度。根据被分离物质的分子大小、形状，可选不同类型的凝胶。交联度愈小，则孔径（网眼）愈大，能进入凝胶的分子就愈大。常用凝胶的交联度和被分离物质的分子量关系见表18-4。

本实验使用 Sephadex G-50 为层析固相支持物，用蒸馏水为流动相，将血红蛋白（红色，分子量64500左右）与硫酸铜从混合液中分开。血红蛋白红色，分子量较大，可观察到较快地洗脱，硫酸铜分子量小，洗脱较慢。

表 18-4　常用凝胶的交联度和被分离物质的分子量

商品名	型号	分离蛋白质的分子量范围	商品名	型号	分离蛋白质的分子量范围
交联葡聚糖凝胶	G-10	~ 700	聚丙烯酰胺	P-2	200 ~ 1800
	G-16	~ 1500		P-4	800 ~ 4000
	G-25	1000 ~ 5000		P-6	1000 ~ 6000
	G-50	1500 ~ 30000		P-10	1500 ~ 20000
	G-75	3000 ~ 70000		P-30	2500 ~ 40000
	G-100	4000 ~ 150000		P-60	3000 ~ 60000
	G-150	5000 ~ 400000		P-100	5000 ~ 100000
	G-200	5000 ~ 800000		P-150	15000 ~ 150000
琼脂糖	6B	4×10^4		P-200	30000 ~ 200000
	4B	$10^4 ~ 2 \times 10^7$		P-300	60000 ~ 400000
	2B	$10^4 ~ 4 \times 10^7$			

【仪器及器材】

层析柱、滴定架、交联葡聚糖。

【实验操作】

1. 凝胶的准备　称取 Sephadex G-50 2 ~ 4g 置于锥形瓶中，加蒸馏水 30mL，于沸水浴中煮沸1小时（此为加热法膨胀，如在室温时膨胀，需放置3小时），取出，待冷至室温时再填柱。

2. 装柱 取直径为0.8~1.5cm、长度为17~20cm的层析柱一支，自顶部缓缓加入SephadexG-50悬液，打开出口，保持加入悬液速度与液体流出速度一致，使凝胶逐层上升，加至距上端3cm左右即可。操作过程中，应防止气泡与分层现象的发生。如表层凝胶凹陷不平时，可用细玻璃棒轻轻搅动表面层，让凝胶自然沉降，使表层平整。

3. 加样 加样时先将出口打开，使表层凝胶面以上的蒸馏水流出，待液面几乎平齐凝胶表层时，关闭出口（不可使凝胶表层干掉）用滴管将样品（约0.3mL）缓缓地沿层析柱内壁小心加于床表面，注意尽量不使床面扰动，然后打开流出口，使样品进入床内，直到床面重新露出。用上法加少量蒸馏水，使样品全部进入床内。

4. 洗脱 打开流出口，用试管收集洗脱液，调节流速约20滴/分钟，每管20滴。同时不断加入蒸馏水。洗脱过程应连续，直至两带分开。

5. 最后将硫酸铜完全洗出（凝胶柱中无蓝颜色），回收凝胶。

【注意事项】

1. 交联葡聚糖价格昂贵，应尽量避免损失。
2. 装柱时要均匀连续将凝胶加到所需的柱床高度。
3. 灌好胶后发现"纹路"、分层等现象时，要重新装柱，以免影响层析效果。
4. 始终保持柱内液面高于凝胶表面，否则水分挥发，凝胶变干。
5. 实验完毕后，将凝胶全部回收，以备下次实验使用，严禁将凝胶丢弃或倒入水池中。

第十九章　临床常用生物化学实验项目

实验四　血清总蛋白的测定（双缩脲法）

【实验目的与要求】

1. 理解双缩脲法测定血清总蛋白的原理和方法。
2. 掌握血清总蛋白测定的临床意义。

【实验原理】

血清中蛋白质的肽键（–CO–NH–）在碱性溶液中能与 Cu^{2+} 络合成稳定的紫红色化合物。此反应和两分子尿素缩合生成双缩脲（$H_2N-OC-NH-CO-NH_2$），并在碱性溶液中与 Cu^{2+} 作用形成紫红色化合物的反应相似，故也称之为双缩脲反应。这种紫红色化合物颜色的深浅与蛋白质的含量呈正比。经与同样处理的蛋白质标准液相比，即可计算出血清总蛋白的含量。

【试剂】

1. **氢氧化钠溶液（6mol/L）**　称取氢氧化钠120g，溶于400mL蒸馏水中，冷却后稀释至500mL。

2. **蛋白质标准液（60～70g/L）**　酪蛋白用凯氏定氮法测定蛋白质含量，并根据纯度称量，用0.05mol/L氢氧化钠溶液配制后加叠氮钠防腐，于冰箱冷冻保存，也可用试剂盒中的蛋白质标准液。

3. **双缩脲试剂**　称取硫酸铜（$CuSO_4 \cdot 5H_2O$）3g，溶于500mL蒸馏水中，再加入酒石酸钾钠9g、碘化钾5g，完全溶解后，边搅拌边加入6mol/L氢氧化钠溶液100mL，再用蒸馏水稀释至1000mL。此试剂在室温下可稳定半年，如出现黑色沉淀，则需重新配置。

4. **双缩脲空白试剂**　即双缩脲试剂中除去硫酸铜后的成分。

【实验器材】

试管、刻度移液管、微量进样器、恒温水浴箱、可见分光光度计。

【实验操作】

1. 取四支试管并编号，按表 19-1 操作。

表 19-1　双缩脲法测定血清总蛋白操作步骤

加入物（mL）	测定管（U）	标准管（S）	标本空白管（B）	试剂空白管（RB）
血清	0.1	-	0.1	-
蛋白质标准液	-	0.1	-	-
蒸馏水	-	-	-	0.1
双缩脲空白试剂	-	-	5	-
双缩脲试剂	5	5	-	5

2. 混匀各试管，置于 37℃水浴中保温 10 分钟，用蒸馏水调零，于波长 540nm 处测定各管的吸光度值。

3. 按下式计算血清总蛋白浓度：

$$血清总蛋白（g/L）= \frac{A_U - A_{RB} - A_B}{A_S - A_{RB} - A_B} \times 蛋白质标准液浓度$$

【正常参考范围】

正常成人为 60 ~ 80g/L；长久卧床者为 60 ~ 78g/L；60 岁以上者比正常成人约低 2g/L；新生儿为 46 ~ 70g/L，随月龄增加会逐渐上升，1 岁后会达到成人水平。

【注意事项】

1. 高脂血症的血清浑浊会干扰比色，可用以下方法消除：取两支离心管，各加入 0.1mL 待测血清，再加 0.5mL 蒸馏水和 10mL 丙酮，盖紧并颠倒混匀 10 次，离心并弃去上清液。将离心管倒立于滤纸上吸去残余液体，向沉淀中加入双缩脲试剂和双缩脲空白试剂，再进行与上述相同的其他操作。

2. 黄疸血清、严重溶血、葡萄糖、酚酞及溴磺酸钠对本法有明显干扰，因此用标本空白管来消除。但如果标本空白管吸光度太高，则会影响测定的准确度。

【临床意义】

蛋白质是血浆的主要成分，正常成人血清总蛋白含量为 60 ~ 80g/L，大部分都是由肝细胞合成。当肝脏发生病变时，肝细胞合成蛋白质的功能减退，会引起血清蛋白质的质和量的变化。这种变化可协助诊断肝脏以及免疫系统疾病。

1. 血清总蛋白浓度升高

（1）各种原因引起的血液浓缩，可导致总蛋白浓度相对增高。如严重腹泻、呕吐、高热等；又如慢性肾上腺皮质功能减退，由于钠的丢失而致水分丢失，使血液浓缩。

（2）血清蛋白质合成量增加。主要见于球蛋白的增加，如多发性骨髓瘤、系统性红斑狼疮等。

2. 血清总蛋白浓度降低

（1）各种原因引起的血液稀释，可导致总蛋白浓度相对降低。如因各种原因引起的水钠潴留。

（2）营养不良或消耗增加。如食物中蛋白含量不足或慢性胃肠道疾病所引起的消化吸收不良，或某些消耗性疾病，如严重结核病，甲状腺功能亢进，恶性肿瘤等，均可使血清总蛋白浓度降低。

（3）蛋白质合成障碍。主要是肝功能障碍，使蛋白质的合成量减少，如慢性肝炎、急性肝细胞坏死、肝硬化等。

（4）蛋白质丢失。如严重烧伤时，大量血浆渗出或大量失血，肾病综合征时大量蛋白尿使大量蛋白质丢失，溃疡性结肠炎时可从粪便中长期丢失一定量的蛋白质，这些病理改变均可使血清总蛋白浓度降低。

实验五　血清淀粉酶测定（碘–淀粉比色法）

【实验目的与要求】

1. 理解"碘–淀粉比色法"测定淀粉酶的原理和方法。
2. 熟悉血清淀粉酶的正常值及临床意义。

【实验原理】

血清中的 α-淀粉酶可水解淀粉分子中的 α-1,4 糖苷键，生成葡萄糖、麦芽糖和含有 α-1,6 糖苷键的糊精。在底物（已知浓度的缓冲淀粉溶液）充足的条件下，在血清淀粉酶催化后的溶液中会有未被水解的淀粉，并可以与碘结合成蓝色的复合物。通过与未经酶促反应的空白管相比，即可推算出血清淀粉酶的酶活力（100mL 血清中的淀粉酶在 37℃ 条件下，15 分钟水解 5mg 淀粉为 1 个苏式单位）。

【试剂】

1. 0.4g/L 缓冲淀粉溶液（pH7.0 ±0.1）　称取氯化钠 9g、无水磷酸氢二钠 22.6g（或 $Na_2HPO_4 \cdot 12H_2O$ 56.94g）、磷酸二氢钾 12.5g，溶于 500mL 蒸馏水中，并加热至沸腾。称取 0.4g 可溶性淀粉，加入 10mL 蒸馏水，调成糊状后，加入上述沸腾的溶液中，再用少量蒸馏水清洗烧杯并倒入沸腾的溶液中。冷却至室温后，再加入 37% 的甲醛溶液 5mL，用蒸馏水稀释至 1000mL，置 4℃ 冰箱保存。

2. 0.1mol/L 碘储存液　称取碘酸钾 1.7835g 和碘化钾 22.5g，溶于 400mL 蒸馏水中，缓慢加入浓盐酸 4.5mL，边加边搅拌，再用蒸馏水稀释至 500mL，储存于棕色瓶中。

3. 0.01mol/L 碘应用液　取碘储存液，用蒸馏水稀释 10 倍后即可。

【实验器材】

试管、刻度移液管、微量进样器、恒温水浴箱、可见分光光度计

【实验操作】

1. 取两支试管并编号，按表19-2操作。

表19-2　碘-淀粉比色法测定淀粉酶操作步骤

加入物（mL）	测定管	空白管
稀释血清	0.2	-
缓冲淀粉溶液（37℃预温5分钟）	1.0	1.0
混匀，置于37℃水浴中保温7.5分钟		
蒸馏水	6.0	6.2
碘应用液	1.0	1.0

2. 混匀各试管，以蒸馏水调零，于波长660nm处测定空白管的吸光度值（A_B）和测定管的吸光度值（A_U）。

3. 按下式计算血清淀粉酶酶活力：

$$血清淀粉酶（苏式单位）= \frac{A_B - A_U}{A_B} \times 800$$

【正常参考范围】

血清淀粉酶为80 ~ 180苏式单位。

【注意事项】

1. 血清淀粉酶和淀粉的反应时间应准确（7.5分钟）。

2. 淀粉酶活性在400苏式单位以下时，才与底物的水解量呈线性关系。当血清淀粉酶活力大于400苏氏单位或$A_U < 1/2 A_B$时，应将血清稀释后再用，或减少稀释血清加入量，测定结果需乘以稀释倍数。

3. 加入碘应用液后应立即比色，否则会导致结果偏高。

【临床意义】

淀粉酶是由唾液腺和胰腺分泌的。血清淀粉酶和尿淀粉酶的测定是胰腺疾病最常用的诊断方法。

1. 血清淀粉酶活性升高，常见于急性胰腺炎。从发病后2 ~ 12小时活性开始迅速升高，12 ~ 72小时达峰值，3 ~ 4天后恢复正常。淀粉酶活性升高的程度与患急性胰腺炎成正相关，在对急性胰腺炎进行诊断时，应对患者血清和尿淀粉酶活性作连续动态观察，还可结合胰脂肪酶、胰蛋白酶等测定来作出诊断。

慢性胰腺炎淀粉酶上升不如急性胰腺炎时显著；胰腺癌患者的淀粉酶活性一般在早期增高，晚期降低。淀粉酶活性中度或轻度升高常见于非胰腺疾病，如急腹症（如胃、十二指肠穿孔、肠梗阻、急性腹膜炎、腹部手术后等）；此外流行性腮腺炎时血清淀粉酶也可轻度升高。

2. 血清淀粉酶活性降低，主要见于肝脏疾病和肾功能障碍。

实验六　血糖的测定（葡萄糖氧化酶法）

【实验目的与要求】

1. 掌握葡萄糖氧化酶法测定血糖的原理与方法。
2. 了解血糖正常值及临床意义。

【实验原理】

正常人血液中的葡萄糖水平在神经、激素的调节下相对恒定。但在某些病理情况下，可使血糖增高或降低。因此测定血糖是诊断某些疾病的辅助手段。本实验是通过葡萄糖氧化酶法来测定血清葡萄糖浓度。葡萄糖氧化酶催化葡萄糖生成葡萄糖酸和过氧化氢，在过氧化物酶催化下使供氢体、4-氨基安替比林与苯酚反应生成红色的醌亚胺，并测定吸光度值（A）。醌亚胺的生成量与血清中葡萄糖的含量成正比，因此再测定同样处理的葡萄糖标准液的吸光度值，即可计算出样品中的葡萄糖浓度。反应如下：

$$葡萄糖 + O_2 + H_2O \xrightarrow{葡萄糖氧化酶} 葡萄糖酸 + H_2O_2$$
$$H_2O_2 + 4\text{-}氨基安替比林 + 苯酚 \xrightarrow{过氧化物酶} 醌亚胺 + H_2O$$

【试剂】

血糖测定试剂盒（4℃冰箱内保存）。

【实验器材】

试管、刻度移液管、微量进样器、恒温水浴箱、可见分光光度计。

【实验操作】

1. 取三支试管并编号，按表19-3操作。

表 19-3　葡萄糖氧化酶法测定血糖操作步骤

加入物（mL）	测定管	标准管	空白管
血清	0.02	–	–
葡萄糖标准液	–	0.02	–
蒸馏水	–	–	0.02
酶酚混合试剂	3	3	3

2. 混匀各试管，置于37℃水浴中保温15分钟，以空白管调零，于波长505nm处测定标准管和测定管的吸光度值。

3. 按下式计算血糖浓度：

$$血糖（mmol/L）= \frac{A_{测}}{A_{标}} \times 标准液浓度$$

【正常参考范围】

空腹血糖为3.3 ~ 5.6mmol/L。

【注意事项】

1. 葡萄糖氧化酶对β-D葡萄糖具有高度特异性，而新配置的葡萄糖标准液主要是α型，须放置2小时以上（最好过夜），待变旋平衡后才可应用。

2. 当样本是严重溶血、黄疸时，应先制备无蛋白血滤液，再进行测定。

【临床意义】

血糖是指血液中的葡萄糖，正常人空腹血糖浓度为3.3 ~ 5.6 mmol/L。血糖检测是目前诊断糖代谢异常相关疾病的主要依据。

1. 低血糖 空腹血糖浓度低于3.00mmol/L。

（1）生理性低血糖 例如，长时间饥饿、持续的剧烈运动、空腹大量饮酒时，会使血糖浓度降低。

（2）病理性低血糖 即在某些病理条件下引起的低血糖，如胰岛β细胞增生或胰岛α细胞功能低下时，导致降低血糖的激素分泌增加或升高血糖的激素分泌减少。

2. 高血糖 空腹血糖浓度高于6.9mmol/L。

（1）生理性高血糖 例如，高糖饮食；情绪紧张时导致肾上腺素分泌增加。

（2）病理性高血糖 例如，糖尿病，胰岛素分泌不足；甲状腺功能亢进或肾上腺皮质功能亢进时，会引起升高血糖的激素增加；颅内出血、脑膜炎会使颅内压增高，刺激血糖中枢。

实验七 尿液蛋白质定性实验（磺基水杨酸法）

【实验目的与要求】

1. 理解尿液蛋白质定性实验的原理和方法。
2. 熟悉尿液蛋白质定性实验的临床意义。

【实验原理】

磺基水杨酸是生物碱试剂，带负电荷，而蛋白质在低于蛋白质等电点的pH溶液中带正电荷。带负电荷的磺基水杨酸会与蛋白质中带有正电荷的氨基相结合，并生成白色不溶性蛋白质盐。可根据混浊、沉淀和凝固的程度不同，对尿液蛋白质做出定性判断。

【试剂】

1. 正常尿液和肾炎患者尿液。

2. 20%磺基水杨酸乙醇溶液 称取磺基水杨酸20g，加蒸馏水100mL，再取此溶液与等量的95%乙醇溶液混合即得磺基水杨酸乙醇溶液。

【实验器材】

试管、刻度移液管、滴管。

【实验操作】

1. 取两支试管并编号，按表19-4操作。

表19-4 尿液蛋白质定性实验操作步骤

加入物	1号	2号
正常尿液（mL）	3	–
肾炎患者尿液（mL）	–	3
磺基水杨酸乙醇溶液（滴）	10	10

2. 混匀各试管，并观察有无沉淀出现。

3. 根据混浊、沉淀和凝固的程度不同，写出定性判定的结果（见表19-5）。

表19-5 尿液蛋白质定性实验的判断标准

定性	反应情况	尿蛋白（相当含g/L）
–（无蛋白）	尿液清晰，无浑浊	<0.1
±（微量蛋白）	白色轻度混浊，仅在黑色背景时可以看到	0.1～0.2
+（少量蛋白）	白色轻度混浊，无絮状颗粒出现	0.2～1.0
++（中等量蛋白）	明显白色沉淀	1.0～2.0
+++（多量蛋白）	絮状白色沉淀	2.0～4.0
++++（大量蛋白）	立刻出现凝固成块或凝胶状	>4.0

【注意事项】

1. 在高浓度尿酸或某些药物如青霉素钾盐存在时，可呈假阳性反应，但加热煮沸后会消失。

2. 当尿液呈碱性时，应加入5%醋酸使尿呈弱酸性，否则会出现假阴性。

【临床意义】

健康人尿中蛋白质的含量很少，尿蛋白定性检查时，呈阴性反应。当尿中蛋白质含量增加时，定性检查呈阳性反应，称为蛋白尿。蛋白尿分为生理性和病理性两类，蛋白尿是诊断泌尿系统疾病的重要指标。

1. 生理性蛋白尿　常见于高蛋白饮食，情绪紧张、剧烈运动、长时间受凉、妊娠等，都可能出现暂时性的蛋白尿，但尿蛋白定性一般不超过＋。

2. 病理性蛋白尿

（1）肾性蛋白尿　如肾小球肾炎、肾病综合征、肾盂肾炎、急性肾功能衰竭等。高血压性肾病、糖尿病肾病、红斑狼疮性肾炎等。

（2）非肾性蛋白尿　如多发性骨髓瘤、泌尿系统感染等。

实验八　尿中酮体的定性测定（Lange 法）

【实验目的与要求】

1. 理解尿中酮体定性测定的实验原理。
2. 熟悉尿中酮体定性测定的操作方法。
3. 了解尿中酮体定性测定的临床意义。

【实验原理】

酮体包括乙酰乙酸、丙酮和 β-羟丁酸，其中乙酰乙酸和丙酮在碱性条件下能与亚硝基铁氰化钠反应生成紫色的化合物（β-羟丁酸不发生此反应）。利用此原理即可检测出尿中是否含有酮体，也可根据紫色出现的快慢和颜色深浅来判断尿中酮体的含量。

【试剂】

1. 正常尿液和糖尿病酮症患者尿液。
2. 冰醋酸。
3. 5% 亚硝基铁氰化钠（新鲜配制）：称取亚硝基铁氰化钠 5g，溶于 100mL 蒸馏水中。
4. 浓氨水。

【实验器材】

试管、刻度移液管、滴管。

【实验操作】

1. 取两支试管并编号，按表 19-6 操作。

表 19-6　尿中酮体定性测定实验操作步骤

加入物	1 号	2 号
正常尿液（mL）	2	-
糖尿病酮症患者尿液（mL）	-	2
冰醋酸（滴）	4	4
亚硝基铁氰化钠（滴）	4	4

2. 混匀各试管，再分别将各个试管倾斜并沿试管壁缓慢滴加 10 滴浓氨水。

3. 观察两支试管的颜色变化，并根据表 19-7 写出定性测定结果。

表 19-7　尿中酮体定性测定实验的判断标准

定性	反应情况	酮体（相当含量：mmol/L）
-（阴性）	10 分钟后无紫色环	-
±（微量）	10 分钟内只出现淡紫色环	0.5
+（弱阳性）	10 分钟内逐渐出现紫色环	1.5
+ +（阳性）	较快出现紫色环	3.9
+ + + ~ + + + +（强阳性）	立即出现紫色环	7.8 ~ 15.6

【注意事项】

1. 加浓氨水时要倾斜试管并沿着试管壁缓慢滴入。

2. 冰醋酸和浓氨水都有腐蚀性，应小心使用。

【临床意义】

尿中的酮体是脂肪代谢的中间产物。正常情况下产生量极少，通常正常人酮体定性试验为阴性。但在饥饿或糖代谢发生障碍、脂分解增加及糖尿病酮症酸中毒（糖利用减少，分解脂肪产生酮体增加而引起酮症）时，可出现酮血症，发生酮尿。

实验九　血清谷丙转氨酶（GPT）活性的测定

【实验目的与要求】

1. 理解血清 GPT 活性测定的基本原理和方法。

2. 了解血清 GPT 活性测定的临床意义。

【实验原理】

谷丙转氨酶又称丙氨酸氨基转移酶（ALT）。血清中谷丙转氨酶在一定的反应条件下，作用于丙氨酸及 α-酮戊二酸生成一定量的谷氨酸和丙酮酸。2,4-二硝基苯肼能与产生的丙酮酸反应生成丙酮酸二硝基苯腙，在碱性条件下呈红棕色。取已知浓度的丙酮酸标准液在同样条件下与2,4-二硝基苯肼反应并显色，颜色的深浅与丙酮酸的生成量成正比。可用比色法测出血清谷丙转氨酶催化生成丙酮酸的量，从而推算出酶活力（以1mL血清与足量的底物液于37℃保温30分钟，产生2.55μg丙酮酸，称为1U）。其反应式如下：

$$丙氨酸+\alpha-酮戊二酸\rightarrow 谷氨酸+丙酮酸$$
$$丙酮酸+2,4-二硝基苯肼\rightarrow 丙酮酸二硝基苯腙+水$$

【试剂】

1. 0.067mol/L 磷酸缓冲液（pH7.4） 称取磷酸氢二钠7.66g，溶于800mL蒸馏水中；磷酸二氢钾1.83g，溶于200mL蒸馏水中，将两种溶液混合即可。

2. 底物液

（1）储存液 称取α-酮戊二酸0.3g，DL-α-丙氨酸8.9g，溶于5mL 10mol/L氢氧化钠溶液后，再加4mL浓盐酸，用蒸馏水稀释至100mL，混匀并调节pH到7.4。加氯仿0.1mL防腐，振摇，放于冰箱保存。

（2）应用液 取储存液，用0.067mol/L磷酸缓冲液稀释10倍，加氯仿数滴，振摇后于冰箱保存。

3. 丙酮酸标准液

（1）储存液 称取丙酮酸钠0.2g，溶于100mL 0.067mol/L磷酸缓冲液中。

（2）应用液 将储存液用0.067mol/L磷酸缓冲液稀释20倍即可。

4. 2,4-二硝基苯肼溶液 称取2,4-二硝基苯肼0.04g，溶于10mL 10mol/L盐酸溶液中，再用蒸馏水稀释至100mL。

5. 0.4mol/L 氢氧化钠溶液 称取氢氧化钠1.6g，溶于100mL蒸馏水中。

【实验器材】

试管、刻度移液管、微量进样器、恒温水浴箱、可见分光光度计。

【实验操作】

1. 取4支试管并编号，按表19-8操作。

表19-8 血清谷丙转氨酶活力测定操作步骤

加入物（mL）	1号	2号	3号	4号
底物液（应用液）	0.5	0.5	-	-
0.067mol/L磷酸缓冲液	-	-	0.5	0.5
丙酮酸标准液（应用液）	-	-	0.1	-
血清	0.1	-	-	-
混匀，置于37℃水浴保温30分钟				
2,4-二硝基苯肼溶液	0.5	0.5	0.5	0.5
血清	-	0.1	-	-

续表

加入物（mL）	1 号	2 号	3 号	4 号
混匀，置于 37℃ 水浴保温 20 分钟				
0.4mol/L 氢氧化钠溶液	6	6	6	6

2. 混匀，静置 5 分钟，以 4 号管调零，于波长 520nm 处测定各管的吸光度值。

3. 按下式计算谷丙转氨酶酶活力：

$$血清\ ALT\ (U/mL) = (\frac{A_1 - A_2}{A_3} \times 10 \times 1/0.1) / 2.25$$

【正常参考范围】

酶活力 1 ～ 38U。

【注意事项】

1. 血清标本不能溶血，否则会导致结果大幅偏高，且最好在采血当日进行测定，如不能当日操作，可储于冰箱中 1 ～ 2 天。

2. 加氢氧化钠溶液时，速度要一致，速度不同会导致吸光度值有差异。

3. 2,4-二硝基苯肼对眼和皮肤有刺激性并易被皮肤吸收，可引起高铁血红蛋白血症，操作时应避免接触皮肤。

【临床意义】

谷丙转氨酶广泛存在于各种组织细胞中，但以肝细胞含量最多，心肌细胞其次，正常人血清中此酶活力极低。

1. 当各种原因引起肝损伤时（如肝炎、中毒性肝细胞坏死等），血清中 ALT 活性增高，其增高程度可反映肝细胞损害和坏死的程度，因此血清 ALT 是判断肝损伤的重要指标之一。ALT 显著增高主要见于各种急性肝炎及药物中毒性肝细胞坏死患者，中等程度增高见于肝硬化、慢性肝炎及心肌梗死患者，轻度增高则见于阻塞性黄疸及胆道炎等疾病的患者。

2. 其他疾病如骨骼肌损伤、多发性肌炎、心肌梗死、肌营养不良患者亦可引起转氨酶活性升高。

实验十　血清尿素测定（二乙酰一肟法）

【实验目的与要求】

1. 理解血清尿素测定的原理和方法。

2. 掌握血清尿素测定的临床意义。

【实验原理】

二乙酰一肟在强酸条件下分解成二乙酰，血清中的尿素与二乙酰缩合成红色的二嗪化合物，测定其吸光度值。而二嗪化合物的生成量与尿素的含量成正比，因此与同样处理的尿素标准液吸光度值对比，即可计算出血清尿素的含量。

【试剂】

1. 尿素标准储存液（100mmol/L） 称取干燥纯尿素 0.6g，溶解于蒸馏水中并稀释至 100mL，加 0.1g 叠氮钠防腐，于 4℃保存。

2. 尿素标准应用液（5mmol/L） 取尿素标准储存液 5mL 于 100mL 容量瓶中，加蒸馏水定容。

3. 二乙酰一肟溶液 取二乙酰一肟 9.1g 加蒸馏水溶解后，再加蒸馏水至 500mL，置于棕色瓶中 4℃保存。

4. 酸性试剂 在三角烧瓶中加入蒸馏水 100mL，再缓慢加入浓硫酸 44mL、85%磷酸 66mL，混匀并冷却至室温，加入氨基硫脲 50mg 及硫酸镉（$CdSO_4 \cdot 8H_2O$）2g，溶解后用蒸馏水稀释至 1000mL，置于棕色瓶中 4℃保存。

【实验器材】

试管、刻度移液管、微量进样器、烧杯、电子炉、可见分光光度计。

【实验操作】

1. 取 3 支试管并编号，按表 19-9 操作。

表 19-9　二乙酰一肟法测定血清尿素操作步骤

加入物（mL）	测定管	标准管	空白管
血清	0.02	-	-
尿素标准应用液	-	0.02	-
蒸馏水	-	-	0.02
二乙酰一肟溶液	0.5	0.5	0.5
酸性试剂	5	5	5

2. 混匀各试管，置于沸水浴中加热 12 分钟，在冷水中冷却 5 分钟，以空白管调零，于波长 540nm 处测定标准管和测定管的吸光度值。

3. 按下式计算血清尿素浓度：

$$血糖尿素（mmol/L）= \frac{A_测}{A_标} \times 5$$

【正常参考范围】

血清尿素浓度 1.78 ~ 7.14mmol/L。

【注意事项】

1. 本实验结果易受煮沸时间和液体蒸发量的影响，因此测定时所用试管口径和煮沸时间应一致。

2. 红色二嗪化合物对光不稳定，加入氨基硫脲和硫酸镉能增加显色稳定性和显色强度，但仍会发生轻度褪色，因此最好应在冷却后 20 ~ 30 分钟内测定。

【临床意义】

尿素是人体内氨基酸分解代谢的终产物之一。氨基酸经脱氨基作用产生的氨，在肝脏经鸟氨酸循环合成尿素，再经肾脏排泄。因此测定血清尿素的含量可推测肾脏的排泄功能。

1. 血清尿素浓度增高

（1）生理性增高，如高蛋白饮食。

（2）病理性增高，增高的原因分为肾性、肾前性和肾后性三方面。肾性，如急性肾小球肾炎、慢性肾盂肾炎、肾结核等，使肾小球滤过率下降，血清尿素增高；肾前性，如剧烈呕吐、腹泻引起的脱水、水肿、腹水等，使肾血流量减少，肾小球滤过率降低；肾后性，如尿路结石、前列腺肥大、肿瘤等引起的尿路梗阻。

2. 血清尿素浓度降低（临床较少见）

（1）生理性降低，如营养不良。

（2）病理性降低，如肝硬化，中毒性肝炎等严重肝病时，大量肝细胞坏死，使尿素合成量减少，则血清尿素降低。

主要参考书目

1. 程伟．生物化学．北京：科学出版社，2006

2. 马如骏．生物化学．北京：人民卫生出版社，2008

3. 孙树秦．生物化学．北京：人民卫生出版社，2004

4. 周秀贞，何立望．生物化学．贵阳：贵州科技出版社，1993

5. 查锡良．生物化学．北京：人民卫生出版社，2008

6. 周爱儒．生物化学．北京：人民卫生出版社，2004

7. 潘文干．生物化学．北京：人民卫生出版社，2008

8. 李宗根．生物化学．北京：人民卫生出版社，2006

9. 黄富生．生物化学．北京：北京大学医学出版社，2004

10. 罗永富，张炳全，邵红英．生物化学．西安：世界图书出版西安公司，2010

11. 朱玉贤，李毅，郑晓峰．现代分子生物学．第3版．北京：高等教育出版社，2008

12. 王继峰．生物化学．北京：中国中医药出版社，2003

13. 吕文华．生物化学．北京：高等教育出版社，2006

14. 鲁文胜．生物化学．南京：东南大学出版社，2006

15. 程伟．生物化学基础．郑州：郑州大学出版社，2007

16. 吴伟平．生物化学．南昌：江西科学技术出版社，2007

17. 张惠中．临床生物化学．北京：人民卫生出版社，2009